T0254402

Study Nurse / Studienassistenz

Christine Fiedler

Bettina Raddatz

(Hrsg.)

Study Nurse / Studienassistenz

Das Kompendium für die Weiterbildung und Praxis

Mit 41 Abbildungen

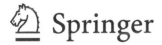 Springer

Herausgeber
Christine Fiedler
Wilhelm Löhe Hochschule Fürth
Universitätsklinikum Erlangen

Bettina Raddatz
Universitätsklinikum Erlangen

ISBN 978-3-662-45422-0 ISBN 978-3-662-45423-7 (eBook)
DOI 10.1007/978-3-662-45423-7

Die Deutsche Nationalbibliothek verzeichnet diese Publikation in der Deutschen Nationalbibliografie;
detaillierte bibliografische Daten sind im Internet über http://dnb.d-nb.de abrufbar.

Springer Verlag
© Springer-Verlag Berlin Heidelberg 2015

Umschlaggestaltung: deblik Berlin
Fotonachweis Umschlag: © AnnaFrajtova\Thinkstock
Herstellung: Crest Premedia Solutions (P) Ltd., Pune, India

Gedruckt auf säurefreiem und chlorfrei gebleichtem Papier

Springer Verlag ist Teil der Fachverlagsgruppe Springer Science+Business Media
www.springer.com

Geleitwort

Die Studienassistenz ist ein vergleichsweise junges Berufsbild im Bereich des Gesundheitswesens. Es hat sich in den letzten 50 Jahren aus den stetig steigenden Anforderungen der klinisch medizinischen Forschung entwickelt und ist heute aus dem Umfeld der Arzneimitteluntersuchungen und anderen wissenschaftlichen Studien am Menschen nicht mehr wegzudenken.

In der Geschichte der medizinischen Forschung standen lange Zeit Beobachtungen und persönliche Überzeugungen einzelner Heiler, Ärzte oder nichtärztlicher Behandler und Pflegender im Vordergrund der Beurteilung von Therapieverfahren. Eine systematische Betrachtung im Sinne klassischer Experimente war über lange Zeit nicht existent. Dies hat sich bis heute grundlegend geändert, nicht zuletzt durch die exponentielle Zunahme von innovativen Therapieformen im Bereich der modernen Medizin. Ein wichtiger historischer Aspekt fokussiert dabei auch auf die in Deutschland – aber nicht nur hier – in der jüngeren Geschichte stattgefunden zweifelhaften Experimente, die gegen jegliche ethische Grundsätze verstoßen haben.

Nahezu zwingend haben sich mittlerweile moderne Richtlinien entwickelt, die die Rahmenbedingungen der heutigen Medizinforschung vorgeben. Die wichtigsten fußen auf der Deklaration von Helsinki oder werden durch die GCP-Richtlinien und die verschiedenen Formen der Arzneimittel- und Medizinproduktegesetze vorgegeben. In diesen Dokumenten und Gesetzen spiegelt sich der Ansatz wieder, die Wirkungen von Therapieformen nicht nur standardisiert zu erfassen, sondern dies auch mit ethisch maßvollem und menschenwürdigem Handeln zu praktizieren. Dabei sollen Wirkungen und Nebenwirkungen – also Vor- und Nachteile umfassend erfasst und wissenschaftlich valide untersucht werden. Dazu gehören neben den ethischen Aspekten wie z. B. Aufklärung und Einverständnis des informierten Probanden bzw. Patienten auch die Einhaltung von Qualitätsstandards und das rechtschaffene wissenschaftliche Arbeiten.

Damit steigt aber in gleichem Maße wie die Ansprüche und Anforderungen hinsichtlich der qualitativen Durchführung von Studien auch der administrative Aufwand. Wurden früher solche Untersuchungen von einzelnen Ärzten mehr oder weniger im Alleingang bewältigt, so ist dies heute unmöglich. Neben der exponentiellen Zunahme administrativer Anforderungen kommt hinzu, dass Ärzte in der jüngeren Vergangenheit zunehmend mehr Aufgaben zu bewältigen haben, sodass die Delegation vieler der nicht direkt ärztlichen Tätigkeiten zwingende Folge dieser Entwicklung ist. Dies betrifft auch die Durchführung bestimmter Teilaufgaben im Bereich klinischer Prüfungen.

In Deutschland hat der Aufbau von Studienzentralen schwerpunktmäßig Ende der 1990er Jahre begonnen. Dabei spielte neben den gestiegenen Anforderungen und der Erkenntnis diese nur in geordneten Strukturen zu bewältigen, auch die Idee eine wichtige Rolle, Deutschland im Bereich der klinischen Therapiestudien wettbewerbsfähiger zu machen. Ein zentraler Bestandteil der personellen Ausstattung von Studienzentren besteht – neben den ärztlichen Mitarbeitern – aus der Berufsgruppe der Studienassistenz, deren Tätigkeitsinhalte erst in den letzten Jahren definiert, ausgearbeitet, erweitert und beschrieben werden konnten. Umso erfreulicher und wichtig ist es, dass mit diesem Buch erstmals eine umfassende Übersicht der Anforderungen an die Berufsgruppe Studienassistenz verfügbar ist und ein Kompendium über das inhaltliche Umfeld wissenschaftlicher Untersuchungen am Menschen präsentiert wird. Dies ist dringend notwendig, weil dadurch eine Grundlage für die einheitliche und gelebte Definition des Berufsbildes geboten wird. Dies wird nicht nur den bereits im Beruf tätigen Mitarbeitern nutzen, sondern auch bei der Gewinnung neuer, interessierter Mitarbeiter helfen.

Prof. Dr. med. Dr. h. c. Jürgen Schüttler
Dekan der Medizinischen Fakultät
Universität Erlangen-Nürnberg

Vorwort

Wir behalten von unseren Studien
am Ende doch nur das,
was wir praktisch anwenden.
Johann Wolfgang von Goethe (1749–1832)

Wie kam es zu diesem Buch? Ganz einfach – es war an der Zeit ein Buch über die Aufgaben und Inhalte des Berufsfelds der Studienassistenz zu schreiben. Bei der Konzeption legten wir Wert auf folgende Leitgedanken:

Das Buch sollte ein praktisches Buch für Studienassistenten werden. Die Grundlagen über die theoretischen Hintergründe dürften nicht zu kurz kommen. Darüber hinaus stellten wir uns ein Nachschlagewerk mit Tipps und Hinweisen auf »Stolperfallen« vor.

Oder kurz – wie der Titel: Study Nurse/Studienassistenz – ein Kompendium für die Weiterbildung und Praxis.

Das Erfreuliche zu Beginn des Werks war, dass sich schnell viele Menschen diesen Gedanken öffneten. Den Autoren sei an dieser Stelle für Ihre fachkundigen Beiträge, ihrer Gewissenhaftigkeit und der sehr guten Zusammenarbeit gedankt.

Das Aufgabengebiet und die Akteure, mit denen Sie als Studienassistenz zusammenarbeiten, sind vielfältig. So war es ein weiteres Anliegen die verschiedenen Disziplinen »zu Wort kommen« zu lassen. Wir sind stolz darauf, Ihnen den »bunten Strauß« des Studienassistenzlebens überreichen zu können. Das Buch beginnt mit Ihrem Berufsbild und endet mit dem Praktischen, in Form von Übungen.

Bezeichnet wird die Studienassistenz als »Study Nurse«, »Studienkoordinator/in«, »Research Nurse«, »Studienassistent/in« oder »Studienschwester«. Im Buch werden Sie überwiegend den Begriff Studienassistenz finden. Aus Gründen der besseren Lesbarkeit wird auf die gleichzeitige Verwendung männlicher und weiblicher Sprachformen verzichtet. Wir tragen es selbstbewusst, da wir wissen, dass die Studienassistenz eine vorwiegend weibliche Domäne ist.

Wir wünschen uns, liebe Leserinnen und Leser, dass das Buch für Sie ein sinnvoller Begleiter in Theorie und Praxis wird.

Christine Fiedler, Bettina Raddatz
Erlangen 2015

Abkürzungsverzeichnis

AE	Adverse Event (unerwünschtes Ereignis)
AMG	Arzneimittelgesetz
AMNOG	Gesetz zur Neuordnung des Arzneimittelmarkts
BfArM	Bundesinstitut für Arzneimittel und Medizinprodukte
BfS	Bundesamt für Strahlenschutz
BMG	Bundesministerium für Gesundheit
BOB	Bundesoberbehörde
CIOMS	Council for International Organizations of Medical Sciences
COI	Conflict of Interest
COV	Close Out Visit, Abschlussbesuch des Monitors
CRA	Clinical Research Associate (Monitor)
CRF	Case Report Forms, Dokumentationsbögen
CRO	Clinical Research Organization, Auftragsforschungsunternehmen
CS	Clinically Significant
CTC	Common Toxicity Criteria
CV	Curriculum Vitae
DFG	Deutsche Forschungsgemeinschaft
DILI	Drug-induced Liver Injury
DSMB	Data and Safety Monitoring Board
eCRF	Electronical Case Report Form (elektronische Dokumentationsbögen)
ECRIN	European Clinical Research Infrastructures Network
EK	Ethikkommission
EMA	European Medicines Agency (europäische Arzneimittelagentur)
EUDRA-CT	European Union Drug Regulating Authorities Clinical Trials
FDA	Food and Drug Administration (USA)
FDF	Financial Disclosure Form (Auskunft bzgl. studien- oder firmenbezogener, finanzieller Engagements)
FPI	First Patient In
GCP	Good Clinical Practice (Gute Klinische Praxis)
GCP-V	Verordnung über die Anwendung der Guten Klinischen Praxis
GMP	Good Manufacturing Practice
IATA	International Air Transport Association (Internationale Flugtransportgesellschaft)
IB	Investigator's Brochure
IC	Informed Consent
ICF	Informed Consent Form (Einwilligungserklärung)
ICH	International Conference on Harmonization
ICP-GCP	Richtline zur Guten Klinischen Praxis
IF	Investigator Folder
IIT	Investigator Initiated Trial
IRS	Interactive Response System
ISF	Investigator Site File
ISO	International Organization for Standardization
IST	Investigator Sponsored Trial (prüfarztgesponserte Studie)
IV	Initiation Visit (Einweisungsbesuch)
IVRS	Interactive Voice Response System (interaktives Telefondialogsystem zur Medikationszuweisung)
IWRS	Interactive Web Response System (Interaktives internetbasierendes System zur Medikationszuweisung)
KKS	Klinische Koordinationszentren
LKP	Leiter der klinischen Prüfung
LPI	Last Patient In
LPO	Last Patient Out
vMedGV	Medizingeräteverordnung
MPG	Medizinproduktegesetz
NCS	Not Clinically Significant
NIS	Nichtinterventionelle Studien
ODV	Originaldatenvergleich
ORI	Other Reportable Information, Other Reaction of Interest
PEI	Paul-Ehrlich-Institut
PMV	Periodic Monitoring (regelmäßige Monitorvisiten)
PSV	Pre Study Visit, Pre Selection Visit (Qualifizierungsbesuch vor Studienbeginn)
RöV	Röntgenverordnung
SAE	Serious Adverse Event (schwerwiegendes unerwünschtes Ereignis)

SD	Source Data (Originaldokument, Quelldokument)		gendes unerwartetes Ereignis)
SDLL	Source Data Location List (Liste zur Festlegung der Quelldatenherkunft)	SUSAR	Suspicious Unexpected Serious Averse Reaction (Verdachtsfall einer schwerwiegenden unerwarteten Nebenwirkung)
SDV	Source Data Verification (Datenabgleich, Monitoring)	TMF	Trial Master File
SMO	Site Management Organisation	UAW	Unerwartete Arzneimittelwirkung
SOP	Standard Operation Procedure (Standardarbeitsanweisung)	UE	Unexpected Event (Unerwartetes Ereignis)
StrlSchV	Strahlenschutzverordnung	VfA	Verband der forschenden Pharmaunternehmen
SUE	Serious Unexpected Event (schwerwie-	ZKS	Zentren für Klinische Studien

Die Herausgeberinnen

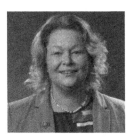

Prof. Dr. Christine Fiedler
Pflegewissenschaftlerin, Leiterin der Fortbildung Studienassistenz, Mitarbeiterin in der Pflegedirektion am Universitätsklinikum Erlangen, Professur an der WLH Fürth

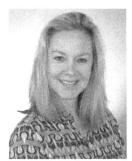

Bettina Raddatz
Krankenschwester und Studienassistentin in der Studienambulanz Medizinische Klinik 3, Rheumatologie und Immunologie, Universitätsklinikum Erlangen

Inhaltsverzeichnis

Serviceteil

Autorenverzeichnis

Heike Devrient
Zentrenkoordinatorin
Klinikum Fürth
Jakob-Henle-Straße 1
90766 Fürth
Deutschland
Email: Heike.Devrient@klinikum-fuerth.de

Dr. rer. nat. Melanie Eckert
Winicker Norimed GmbH
Medizinische Forschung
Deutschherrnstraße 15-19
90429 Nürnberg
Deutschland
Email: Melanie.Eckert@winicker-norimed.com

Prof. Dr. rer. medic. Christine Fiedler
Pflegedirektion
Universitätsklinikum Erlangen
Krankenhausstraße 12
91054 Erlangen
Deutschland
Email: Christine.Fiedler@uk-erlangen.de

Kathrin Flunkert B. A.
Institut für Biometrie OE 8410
Medizinische Hochschule Hannover
Carl-Neuberg-Straße 1
30625 Hannover
Deutschland
Email: Flunkert.Kathrin@mh-hannover.de

Prof. Dr. med. Andreas Frewer
Institut für Geschichte und Ethik der Medizin
Universität Erlangen-Nürnberg
Glückstraße 10
91054 Erlangen
Deutschland
Email: Andreas.Frewer@fau.de

Dr. med. Bernd Gebhardt
Center for Clinical Studies CCS
Universitätsklinikum Erlangen
Krankenhausstraße 12
91054 Erlangen
Deutschland
Email: Bernd.Gebhardt.extern@uk-erlangen.de

Josef Goderbauer
Schiffner Consult GbR
Boschstraße 17
94405 Landau
Deutschland
Email: Josef.Goderbauer@schiffner-gefahrgut.de

Volker Hermanspann M. A.
Mannhardtstraße 4
80538 München
Deutschland
Email: Volker.Hermanspann@gmx.de

Prof. Dr. sc. hum. Armin Koch
Institut für Biometrie OE 8410
Medizinische Hochschule Hannover
Carl-Neuberg-Straße 1
30625 Hannover
Deutschland
Email: Koch.Armin@mh-hannover.de

Catherina Kühl
Medizinische Klinik 3 – Studienambulanz
Rheumatologie
Universitätsklinikum Erlangen
Ulmenweg 18
91054 Erlangen
Deutschland
Email: Catherina.Kuehl@uk-erlangen.de

Anna Maria Lehner
Adam-Klein-Straße 19
90429 Nürnberg
Deutschland
Email: Anna-Maria.Lehner@gmx.de

Dr. rer. nat. Kerstin Lorz
Winicker Norimed GmbH
Medizinische Forschung
Deutschherrnstraße 15-19
90429 Nürnberg
Deutschland
Email: Kerstin.Lorz@winicker-norimed.com

Dr. med. Steffen P. Luntz
Koordinierungszentrum für Klinische Studien
Heidelberg (KKS Heidelberg)
Universitätsklinikum Heidelberg
Voßstraße 2
69115 Heidelberg
Deutschland
Email: Steffen.Luntz@med.uni-heidelberg.de

Dr. rer. nat. Monika Maier-Peuschel
Novartis Pharma GmbH
Roonstraße 25
90429 Nürnberg
Deutschland
Email: Monika.Maier-peuschel@novartis.com

Florinda Mihaescu
Corneliusstraße 40
51107 Köln
Deutschland
Email: Florinda.Mihaescu@nopqa.com

Dr. rer. nat. Ralf Müller
Geschäftsstelle der Ethikkommission
Universität Erlangen-Nürnberg
Krankenhausstraße 12
91054 Erlangen
Deutschland
Email: Ralf.Mueller@fau.de

Dr. oec. troph. Renate Otto
Freelance CRA & GCP consultant
Julius-Hoepfner-Straße 37
35394 Giessen
Deutschland
Email: Renate.a.otto@arcor.de

PD Dr. med. Christian Plank
Privatpraxis für Kinderheilkunde und Jugendmedizin
Allee am Röthelheimpark 6
91052 Erlangen
www.kinderarzt-plank.de

Dr. rer. nat. Regina Pöhhacker
Center for Clinical Studies (CCS)
Universitätsklinikum Erlangen
Krankenhausstraße 12
91054 Erlangen
Deutschland
Email: Regina.Poehhacker@uk-erlangen.de

Bettina Raddatz
Medizinische Klinik 3 - Studienambulanz
Rheumatologie
Universitätsklinikum Erlangen
Ulmenweg 18
91054 Erlangen
Deutschland
Email: Bettina.Raddatz@uk-erlangen.de

Dr. med. Jürgen Rech
Medizinische Klinik 3 – Rheumatologie und
Immunologie
Universitätsklinikum Erlangen
Ulmenweg 18
91054 Erlangen
Deutschland
Email: Juergen.Rech@uk-erlangen.de

Michaela Reis
Herzchirurgische Klinik
Universitätsklinikum Erlangen
Östliche Stadtmauerstraße 27
91054 Erlangen
Deutschland
Email: Michaela.Reis@uk-erlangen.de

Jörg Ritter
Winicker Norimed GmbH
Medizinische Forschung
Deutschherrnstraße 15-19
90429 Nürnberg
Deutschland
Email: Joerg.Ritter@winicker-norimed.de

Marc Schönefeld

Winicker Norimed GmbH
Medizinische Forschung
Deutschherrnstraße 15-19
90429 Nürnberg
Deutschland
Email: Marc.Schoenefeld@winicker-norimed.com

Dr. rer. nat. Heidrun Sippel- Rühaak

Staatliche Berufsfachschule für Krankenpflege am
Universitätsklinikum Erlangen
Universitätsstraße 42-44
91054 Erlangen
Deutschland
Email: Heidiruehaak@gmail.com

PD Dr. rer. medic. Stephanie Stiel

Palliativmedizinische Abteilung
Universitätsklinikum Erlangen
Krankenhausstraße 12
91054 Erlangen
Deutschland
Email: Stephanie.Stiel@uk-erlangen.de

Kirsten Welz

Burgstraße 33
52393 Huertgenwald
Deutschland
Email: Kirsten.Welz@lighthouse-monitoring.de

Stephanie Wolff

Geschäftsstelle KKS-Netzwerk
c/o Uniklinik Köln
Kerpener Straße 62
50937 Köln
Deutschland
Email: Stephanie.Wolff@kks-netzwerk.de;
Stephanie.Wolff@uk-koeln.de

Berufsbild und Ausbildung der Studienassistenz

Christine Fiedler, Bettina Raddatz

C. Fiedler, B. Raddatz (Hrsg.), *Study Nurse / Studienassistenz*,
DOI 10.1007/978-3-662-45423-7_1, © Springer-Verlag Berlin Heidelberg 2015

1.1 Berufsbild der Studienassistenz

Aus einer modernen Studienambulanz ist die Unterstützung durch eine ausgebildete Fachkraft für Studienassistenz nicht mehr wegzudenken. Die Zeit, in der Prüfer »Einzelkämpfer« waren und die Studientätigkeit nebenbei erledigten, gehört in den meisten Prüfstellen der Vergangenheit an. In der heutigen Zeit ist die Studienassistenz ein festes Mitglied in einer Studienambulanz. Sie ist der Knotenpunkt des Geschehens und Ansprechpartner für alle Beteiligten.

Bezeichnet wird die Studienassistenz als »Study Nurse«, »Studienkoordinatorin«, »Research Nurse«, »Studienassistentin« oder »Studienschwester«. Die unterschiedlichen Ausdrücke weisen auf die verschiedenen Einsatzgebiete hin.

In den USA z. B. ist eine »Studienkoordinatorin« eine Person, die bei Studien ausschließlich Verwaltungstätigkeiten übernimmt. Ihre primäre Ausbildung basiert meist auf einer administrativen Qualifikation. Sie hat keinen direkten Patientenkontakt. Die »Study Nurse« hingegen ist direkt am Patienten, nimmt Blut ab, verabreicht die Studienmedikation usw.

In Deutschland gibt es keine strenge Unterscheidung. Das Aufgabenspektrum einer Studienassistenz in Deutschland beginnt beim ausschließlichen Dokumentieren im Sinne eines medizinischen Dokumentars und endet bei der allumfassenden Betreuung klinischer Studien mit Patientenversorgung.

Primär ist die Studienassistenz eine Schnittstelle zwischen Patient, Prüfer, Monitoren (von CROs oder Pharmafirmen) und ggf. Behörden oder Ethikkommissionen.

Die Aufgaben und somit die Berufsbilder der Studienassistenz sind in Deutschland sehr unterschiedlich. Selbst innerhalb einer Institution (z. B. eines Universitätsklinikums) variieren die Funktionen erheblich. Es ist daher nicht möglich »den Aufgabenbereich« einer Studienassistenz darzustellen.

Deshalb werden nachfolgend drei verschiedene Einsatzbereiche aufgezeigt.

 Unabhängig vom Einsatzbereich wird gemäß der geltenden Studienprotokolle, den GCP-, AMG-, IATA- und MPG-Vorschriften gearbeitet.

1.1.1 Aufgaben der Studienassistenz bei pharmageführten Studien in einer Studienambulanz

Vor- und Nachbereitung der Studienvisiten:
- Vorbereitung der CRFs für die jeweilige Visite,
- sämtliche Einträge in Datenbänke (eCRF, Query-Bearbeitung),
- Bearbeitung und Versendung von Studienblut (oder anderem menschlichen Material).

Vor-und Nachbereitung der Monitorvisiten:
- enge Zusammenarbeit mit Prüfer (AEs, Con-Meds, Query-Lösung),
- To-do-Listen der Monitore abarbeiten.

Durchführung der Studienvisiten mit Patient und Prüfer:
- Patientenfragebögen austeilen, evtl. Unterstützung beim Ausfüllen,
- Blutabnahmen,
- EKGs, Lungenfunktionen usw. protokollgerecht durchführen,
- PADs, elektronische Stifte und sonstige moderne Arbeitsmittel bedienen,
- Korrespondenz (z. T. englisch) mit Sponsor, Labor, EKG-Zentrale in den USA usw.

Sonstiges:
- Terminmanagement (Studien- und Monitorvisiten),
- fristgerechtes Melden von SAEs und Protokollabweichungen,
- Verwaltung von Studien- und Prüferordnern,
- Management der Prüfmedikation (korrekte Lagerung, Verwaltung, Applikation),
- Vorbereitung, Begleitung, Nachbereitung von Inspektionen und Audits,
- Archivierung der Studienunterlagen.

1.1.2 Aufgaben der Studienassistenz für IITs in einer Studienambulanz

In diesem Bereich führt die Studienassistenz die o. g. Aufgaben bei »eigenen« Studienvisiten der IIT (Investigator Initiated Trials) durch. Ferner begibt sich die Studienassistenz auf Monitorvisiten zu den kooperierenden Prüfstellen (inkl. Initialisierungsvisite) und bereitet sämtliche Einreichungen (z. B. Behörden, EK) vor. Weitere Aufgaben sind:

- Quelldatenabgleich bei multizentrischen Studien,
- SAE-Management (ggf. mit der Pharmakovigilanzabteilung),
- enge Zusammenarbeit mit dem CCS, das wiederum Monitoraufgaben an der »eigenen« Prüfstelle übernimmt,
- prüfstellenübergreifendes Datenmanagement,
- Unterstützung bei der Studienauswertung (in Zusammenarbeit mit dem Statistiker),
- Aktualisierung sämtlicher Prüfgruppen an den mitwirkenden Prüfstellen,
- Rekrutierung neuer Prüfstellen inkl. der Verschickung von Informationen,
- Management der Prüfmedikation für alle beteiligten Prüfstellen (in Kooperation mit der Apotheke).

1.1.3 Aufgaben der Studienassistenz in der Radiologie

Vorrausetzung für die Studienassistenz in der Radiologie ist die Berufsqualifikation zum medizinisch-technischen Radiologieassistenten (MTRA). Das Aufgabenspektrum umfasst in diesem Bereich:

- das protokollgerechte Anfertigen der Aufnahmen (Röntgen, CT, MRT),
- Korrespondenz mit den Sponsoren,
- Versendung der Bildmaterialien (Hard- oder Software),
- Verwaltung der Studienordner,
- Datenmanagement,
- Vertragsmanagement,
- Abrechnungen,
- Begleitung von Monitoring und Audits.

> **Praxistipp**
>
> Neueinsteiger oder Interessenten wünschen sich klare Strukturen und Vorgaben bzgl. des Berufsbilds. Auf den ersten Blick ist das heterogene Berufsbild verwirrend oder auch frustrierend. Der große Vorteil ist jedoch, dass es im Feld der Studienassistenz viele Bereiche und Möglichkeiten gibt, sich zu verwirklichen. Sie haben durch Ihre Entscheidung für ein Einsatzgebiet Einfluss auf Ihre Tätigkeiten.

Gehalt Die Personen, die als Studienassistenz arbeiten, kommen aus unterschiedlichen Berufsgruppen. Somit ist die Gehälterlandschaft ebenfalls heterogen. Meist lehnt sich das Gehalt am ursprünglichen Beruf (z. B. Krankenschwester oder medizinische Dokumentarin, MTRA usw.) an. Im öffentlichen Dienst bedeutet dies eine tarifliche Bezahlung. In der freien Wirtschaft wird sich gelegentlich daran angelehnt. Zusätzliche Boni können ausgehandelt werden. Der Erfolg liegt in der Flexibilität des Unternehmens sowie am Mut und/oder dem Verhandlungsgeschick der Studienassistenz. Pharmafirmen stellen gerne erfahrene Studienassistenten aus Studienambulanzen als Monitore ein. Der Beruf des Monitors ist von selbständigem Arbeiten und vielen Reisen geprägt. Da sie keinen Patientenkontakt haben, eignet sich der Beruf daher besonders für Individualisten.

Pharmafirmen erwarten meist, dass in der Prüfstelle eine qualifizierte Studienassistenz zur Verfügung steht. Aus diesem Grund bieten heutzutage viele Universitätskliniken und private Dienstleister Qualifikationsmöglichkeiten für die Studienassistenz an.

1.2 Ausbildung zur Studienassistenz

1.2.1 Voraussetzungen

Die Qualifizierung richtet sich in erster Linie an Personen mit einer Ausbildung in einem Gesundheitsfachberuf bzw. medizinischen Assistenzberuf wie z. B.

- Gesundheits- und Krankenpflege,
- medizinische Fachangestellte (MTA, MTRA, MFA etc.).

Eine Absolvierung des Kurses ist für Angehörige anderer Berufsgruppen und Quereinsteiger grundsätzlich denkbar. Dies entscheidet im Einzelfall die Kursleitung.

> **Praxistipp** ▮
>
> Sollten Sie sich nicht sicher sein, ob Ihre Qualifikation ausreichend oder passend ist, lassen Sie sich einen Beratungstermin bei der Kursleitung geben. Im Gespräch lassen sich diese Fragen klären. In einigen Einrichtungen ist eine Hospitation in einer Studienambulanz vor dem Kursbeginn möglich. So können Sie Einblick in den Arbeitsalltag einer Studienassistenz nehmen und besser entscheiden, ob dieses Arbeitsfeld für Sie geeignet ist.

Berufserfahrung im Arbeitsfeld der klinischen Forschung ist von Vorteil, aber nicht zwingend notwendig. Grundsätzlich muss die Bereitschaft, sich mit der englischen Sprache auseinander zu setzen, vorhanden sein. Englisch ist die internationale Wissenschaftssprache. Viele Besprechungen, Mailkontakte und Telefonate werden in Englisch geführt. Ebenfalls werden Sie mit Formularen und Protokollen, die in Englisch verfasst sind, arbeiten müssen.

> ❯ Bedenken Sie, dass die akkurate Dokumentation eine Grundkompetenz der Studienassistenz ist. Der Beruf verlangt zudem strukturiertes Vorgehen und das Handeln nach Protokollen/Vorgaben. Moderne Arbeitsmittel wie z. B. Touchpads oder elektronische Stifte sind in Studienambulanzen eine Selbstverständlichkeit.

1.2.2 Inhalte einer Fortbildung

Die Fortbildung ist nicht einheitlich geregelt. Daher gibt es unterschiedliche Varianten betreffend der Dauer und Durchführungsform. Es werden Kurse angeboten, bei denen die Unterrichtsblöcke an einem oder mehreren Standorten erfolgen. Es gibt Angebote mit Präsenzpflicht und/oder die Option des Fernstudiums.

> **Praxistipp** ▮
>
> Orientieren Sie sich bei den Angeboten nicht nur an der Nähe zum Wohnort. Das Wichtigste ist, Inhalte und Qualität der Fortbildung zu betrachten, die Unterschiede sind teilweise erheblich. Jede gut geführte Fortbildungseinrichtung bietet Ihnen weiterführende Informationen oder eine persönliche Beratung an.

Das Netzwerk der Koordinierungszentren für Klinische Studien (KKS-Netzwerk) hat bereits in den frühen Jahren seines Bestehens (im Rahmen der damaligen Arbeitsgemeinschaft in den Jahren 1999/2000) Mindestanforderungen an die Weiterbildung zum Studienassistenten definiert.

Das Curriculum für die Weiterbildung Studienassistenz sieht insgesamt 120 Stunden Vor-Ort-Kurs vor. Für alle Teilnehmer ohne oder mit weniger als 3 Monaten beruflicher Tätigkeit als Studienassistent kommt ein 10-tägiges Praktikum in einer externen studiendurchführenden Einrichtung/Abteilung (Klinikstation, Praxis, Belegbettenabteilung eines pharmazeutischen Unternehmens) hinzu, das vom Teilnehmer eigenverantwortlich organisiert wird (▶ http://www.kks-netzwerk.de/uploads/download/2012_08_27_Curriculum_Studienassistenz-aktualisiert_01.pdf; Abrufdatum 05.08.2014).

Die Verteilung der Stunden empfiehlt das KKS-Netzwerk wie folgt (▶ http://www.kks-netzwerk.de/uploads/download/2012_08_27_Curriculum_Studienassistenz-aktualisiert_01.pdf; Abrufdatum 05.08.2014):

Themen	Stunden
Allgemeine Grundlagen klinischer Studien	12
Ethische und rechtliche Grundlagen	8
Richt-/Leitlinien (z. B. zu GCP)	10
SOPs	4
Medizinische Dokumentation	6
Ablauf einer klinischen Studie (mit Übungen zu Monitoring, Audit etc.)	38
Informationsbereitstellung	4
Studienmanagement (mit Übungen)	16
Grundlagen der Statistik	4
Klausur inkl. Vorbereitung und Besprechung	6
Zusätzliche Inhalte	12
Gesamtstunden	120

Innerhalb dieses Rahmens können sich die Einrichtungen, die nach den Vorgaben des KKS-Netzwerks ausbilden, bewegen.

Der Aufbau der Studienassistenzausbildung am Universitätsklinikum Erlangen orientiert sich an den Vorgaben des KKS-Netzwerks. Zur Information der Kursteilnehmer und zur gezielten Dozentengewinnung wurden die Themen des theoretischen Unterrichts präzisiert und in 10 Module gegliedert, die wie folgt aufgebaut sind:

- **Modul 1:** Grundprinzipien klinischer Studien:
  - Einführung: Grundbegriffe, Aufgaben, Zielsetzung,
  - Studientypen, spezielle Studiendesigns,
  - Grundprinzipien kontrollierter klinischer Studien,
  - multizentrische Studien.
- **Modul 2:** Ethische und gesetzliche Grundlagen klinischer Studien:
  - theoretische Grundlagen der Forschungsethik,
  - Aufklärung und Einwilligung von Studienteilnehmern (Informed Consent),
  - Studien an nichteinwilligungsfähigen Patienten (z. B. Pädiatrie, Psychiatrie, Notfallmedizin),
  - Bioethikkonvention,
  - Betreuungsgesetz,
  - Aufgaben der Ethikkommissionen,
  - rechtliche Grundlagen:
    - – Arzneimittelgesetz, Medizinproduktegesetz,
    - – Deklaration von Helsinki, ICH-GCP, EU-GCP,
    - – Datenschutzgesetz, Strahlenschutzgesetz,
  - Patientenversicherungen,
  - Aufsichtsbehörden.
- **Modul 3:** Standard Operating Procedures (SOP) und Qualitätsmanagement:
  - Ziele, Inhalte und Einsatz in der Praxis.
- **Modul 4:** Medizinische Dokumentation:
  - Dokumentationsbögen (CRF),
  - elektronisches CRF,
  - Queries,
  - Quelldokumente (Source Data),
  - Monitoring,
  - Audits, Inspektionen,
  - Ordnungssysteme in der Medizin.
- **Modul 5:** Ablauf einer klinischen Studie:
  - theoretische Grundlagen eines Studienplans,
  - Aufbau eines Standardprüfplans,
  - Inhalt und Ordnungsprinzip eines Prüferordners,
  - Vorbereitung einer Studie,
  - Studiendurchführung – Aufgaben einer Studienassistentin.
- **Modul 6:** Klinische Studien in unterschiedlichen Fachgebieten, wie z. B.
  - Pädiatrie,
  - Palliativmedizin.
- **Modul 7:** Kommunikationstraining und Organisation von klinischen Studien:
  - Rollenverständnis,
  - Überzeugungs- und Argumentationshilfen,
  - schwierige Gesprächssituationen
  - Umgang mit Studienteilnehmern, Monitor, Prüfer, Prüfstelle, Auftraggebern,
  - Umgang mit Prüfmedikation.
- **Modul 8:** Statistische Grundbegriffe:
  - Grundlagen der Statistik,
  - Aufbereitung von Datensätzen,
  - Analyse von Datensätzen,
  - Fallzahlberechnung.
- **Modul 9:** Klinische Aspekte und Laborarbeiten:
  - Erkennung von Notfällen, Erstmaßnahmen,
  - Durchführung von diagnostischen Untersuchungen,
  - Kennzeichnung von Proben,
  - Logistik und Sicherheit des Probentransports, Laborzertifikate, Methodenbeschreibung, Ringversuche, Messmethoden,
  - Probenanalytik.
- **Modul 10:** Grundlagen der klinischen Pharmakologie:
  - Grundlagen der Pharmakologie,
  - AMG-Phasen I–IV,
  - Grundbegriffe der Pharmakokinetik,
  - Kinetikmessungen am Einzelnen, Populationskinetik,
  - Arzneimittelinteraktionen.

Akademie für
Gesundheits- und Pflegeberufe

Universitätsklinikum
Erlangen

Hospitationsbescheinigung
für die Fortbildung zum/zur Studienassistent/in

Mit der Unterschrift bestätigen Sie, dass

Herr/Frau ....

an den angegeben Tagen in der Studienambulanz hospitiert hat.

Datum	Hospitationsort	Unterschrift/Stempel

Abb. 1.1 Hospitationsnachweis des Universitätsklinikums Erlangen (Mit freundl. Genehmigung des Universitätsklinikum Erlangen)

1.2.3   Hospitationen

Die Hospitationen sollen Einblicke in den Arbeitsalltag von Studienassistenten und künftigen Kooperationspartnern (Studienzentralen, klinischen Monitoren, CROs) geben. Meist werden 10 Hospitationstage gefordert, berechnet an einer Vollzeitbeschäftigung. Möchten Sie Ihre Hospitation halbtags absolvieren, verlängert sich die Zeit entsprechend. Ob eine Hospitation auch »halbtags« absolviert werden kann, hängt vom Hospitationsort ab.

Die Hospitationstage werden meist eigenverantwortlich organisiert. Gute Fortbildungseinrichtungen verfügen über Listen möglicher Einsatzorte. Die absolvierten Hospitationen sind schriftlich nachzuweisen. Die genaue Regelung obliegt der Fortbildungsstätte. In der »Akademie für Gesundheitsberufe« am Universitätsklinikum Erlangen gibt es für die Teilnehmer ein entsprechendes

Formular (**Abb. 1.1**), das spätestens am letzten Kurstag vollständig ausgefüllt vorliegen muss.

Praxistipp

Für Kursteilnehmer, die noch keine oder nur wenig Studienambulanzerfahrung nachweisen können, dient die Hospitation primär dem Ziel, die Grundlagen des Arbeitsfelds kennenzulernen. Es ist ihnen daher zu empfehlen, eine Hospitation in einer Einrichtung zu absolvieren, die ein ähnliches Tätigkeitsspektrum aufweist.

Für Kursteilnehmer, die bereits Erfahrung in der klinischen Forschung gesammelt haben, dient die Hospitation dazu, den Erfahrungsschatz in anderen Feldern zu erweitern. Ihnen ist eine Hospitation bei einem klinischen Monitor, einer CRO oder einer Pharmafirma zu empfehlen.

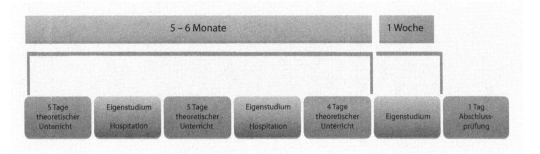

Abb. 1.2 Kursaufbau am Universitätsklinikum Erlangen

1.2.4 Kursaufbau

Je nach Konzeption des Kursaufbaues vergehen bis zu 6 Monate von Kursbeginn bis Kursabschluss.

Am Universitätsklinikum Erlangen ist der Kurs in theoretische und praktische Blöcke gegliedert (■ Abb. 1.2). Die theoretischen Blöcke sind in 3 Schulungswochen aufgeteilt. Zwischen den jeweiligen Blockwochen liegen Zeiträume, in denen die Teilnehmer Möglichkeiten für Hospitationen und Eigenstudium haben.

Die praktische und theoretische Ausbildung führen zu einem Zertifikat. Der theoretische Block wird mit einer schriftlichen Klausur abgeschlossen. Die Vergabe des Zertifikats erfolgt nach bestandener Prüfung und Abgabe des Nachweises der Hospitationen.

Nach Auswertung der von den Teilnehmern vorzunehmenden Evaluation des Kurses kann ein zusätzliches Zertifikat für den Kurs durch das KKS-Netzwerk ausgestellt werden. Dies muss von der Fortbildungsstätte bei der Geschäftsstelle des KKS-Netzwerks beantragt werden. Fortbildungsstätten, die nicht Mitglieder des KKS-Netzwerks sind, können bei Erfüllung der Kursvorgaben eine Äquivalenzbescheinigung beantragen.

Die bis dahin beschriebene Fortbildung ist als Basisvermittlung zu verstehen. Wie in jedem modernen Beruf ist eine kontinuierliche Weiterbildung unerlässlich. So werden z. B. IATA-Gefahrgutschulung, GCP-Grundkurs, GCP-Refresherkurs, English for Study Nurses, SOP-Workshops usw. angeboten.

In den letzten Jahren haben sich zudem zahlreiche Tagungen und Kongresse für Studienassis-

tenten etabliert. Genannt sei hier stellvertretend der »Bundeskongress der Studienassistenten«, der jährlich in Deutschland stattfindet. Informationen finden Sie unter ▶ http://www.buveba.de.

Literatur

Fisk B, Beier J (2007) Study Nurses in Deutschland – Eine Untersuchung ihrer Tätigkeiten bei der Durchführung klinischer Studien. Pflege 20: 293–299
▶ http://www.buveba.de
▶ http://www.kks-netzwerk.de

Organisation einer Studienambulanz und prüfstellenspezifische Formalitäten

Jürgen Rech

C. Fiedler, B. Raddatz (Hrsg.), *Study Nurse / Studienassistenz*,
DOI 10.1007/978-3-662-45423-7_2, © Springer-Verlag Berlin Heidelberg 2015

2.1   Struktur einer Studienambulanz

Die Struktur und die organisatorischen Abläufe im Rahmen von klinischen Studien können sich nach Art der Prüfstelle wie z. B. in einer Klinik oder niedergelassenen Praxis klar unterscheiden.

> **Die Vorgaben seitens der Behörden (Ethik, BOB) oder dem Sponsor (Prüfplan) sind für alle Prüfstellen gleich bindend.**

Die anfallenden Aufgaben und Pflichten im Rahmen einer Studie müssen oft neben der klinischen Tätigkeit bzw. der Tätigkeit in einer Praxis erledigt werden.

Es empfiehlt sich daher, eigene Strukturen, Abläufe sowie Verantwortlichkeiten in einer Prüfstelle zu schaffen und festzulegen. Dies kann durch SOPs geschehen. Die Erstellung und Pflege ist allerdings zeitaufwendig und erfordert Knowhow. Die erarbeiteten Strukturen sind die Grundlage, für die aktuellen sowie die zukünftigen Anforderungen. Die Prüfstellen sollten festlegen, welche Art von Studien durchgeführt bzw. angenommen werden können und sollen (▶ Abschn. 2.4).

2.2   Fragen, die vor Studienannahme zu klären sind

Grundsätzlich empfiehlt es sich, **vor** einer Studienannahme sich Gedanken über folgende Punkte zu machen. Es sollte frühzeitig Kontakt zum Klinikdirektor, Praxisinhaber bzw. Verantwortlichen der Studieneinrichtung hergestellt werden.

> **Praxistipp**
>
> Die Benutzung eines Worksheets für die Abarbeitung der jeweiligen Fragen ist für die interne Dokumentation von Vorteil und dient später als Beweis bei einem Audit.

Fragen, die vor Studienannahme geklärt werden sollten:

- Welche Studie wird angeboten z. B. Arzneimittelstudie, Indikation?
- Welche Arten von Studien (Phasen I, II, III, IV, NIS, IIS) sollen durchgeführt werden?
- Wer übernimmt die Position des verantwortlichen Prüfers?
- Wer ist der Stellvertreter grundsätzlich bzw. in der jeweiligen Studie?
- Sind Prüfer/Stellvertreter aktuell GCP geschult?
- Ist der Prüfer weisungsbefugt gegenüber dem Team?
- Ist der Prüfer in der klinischen Prüfung tätig?
- Stehen Prüfer und/oder Stellvertreter den Studienassistenten, den Monitoren und bei Audits und Behördeninspektionen zur Verfügung?
- Sind Prüfer/Stellvertreter erfahren im Teammanagement?
- Welches Personal (Anzahl der Studienassistenten; verblindetes (z. B. verblindet in Bezug auf Medikation, Laborergebnisse) oder nicht verblindetes Personal ist notwendig?
- Sind Teammitglieder ICH-GCP- und IATA-geschult bzw. haben seit wann Erfahrung mit Studien?
  - Festlegung, wann eine Erneuerung von ICH-GCP-/IATA-Schulungen notwendig sind?
- Wie werden Teammitglieder angeleitet?
  - Einarbeitung in Prüfplan und Prüferinformation (Dokumentation z. B. in Teamsitzungen).
  - Es sollte vorher einheitlich in der jeweiligen Studiengruppe festgelegt und für »Dritte« nachvollziehbar dokumentiert werden.
- Wie sind die Aufgaben/Zuständigkeiten in der Prüfgruppe verteilt?
  - In der Delegationsliste werden die Aufgaben festgelegt.
- Wie erfolgt die Überwachung der Teammitglieder durch den Prüfer? Anleitung der Teammitglieder, Teambesprechungen (Dokumentation der Teambesprechungen bzw. Darstellung des Teams anhand z. B. eines Organigramms)?
- Gibt es ausreichend Kapazitäten seitens des Personals, der Infrastruktur, der Geräte (Kühlschrank, Gefrierschrank, Zentrifuge, Infusions- bzw. Beobachtungsplätze)?
- Sind genügend Patienten für die Studienrekrutierung vorhanden?

- Wer trifft die Auswahl der Studien?
- Wer beantwortet die Machbarkeitsanalyse der CRO/des Sponsors?
- Wer macht die Begehung beim Pre-Study-Visit?
- Wer bearbeitet/verhandelt den Vertrag mit CRO/Sponsor?
- Wer strukturiert und vervollständigt die notwendigen Unterlagen (Lebensläufe, GCP-Zertifikate, etc.) der Studienmitglieder?
- Wer ist der Ansprechpartner für die Verwaltung (ggf. Rücksprache mit Anwalt/Justiziar/Drittmittelstelle/Steuerberater)?
- Welche Ethikkommission ist zuständig? Wie oft findet ein Treffen statt? Wann ist der nächste Termin?
- Welche Abteilungen sind zu involvieren (Ansprechpartner z. B. Radiologie)?
- Wie viele Verträge sind notwendig?
- Wer nimmt am Investigator-Meeting teil?
- Ist ausreichend Lagerungsplatz für Blut-Kits, CRFs, Versandmaterial, gefrorene Blutproben vorhanden?
- Ist die Materiallagerung unter hygienischer bzw. feuerpolizeilicher Sicht gesichert?
- Sind ein Arbeitsplatz für den Monitor sowie ein PC mit Internetzugang vorhanden?
- Benötigt der Monitor einen Zugang für elektronisch verwaltete Akten? Wer ist dafür verantwortlich? Welche hausinterne Vorgaben/Richtlinien existieren?
- Wo erfolgt nach Studienende die Archivierung?

> **Die Aspekte des Datenschutzes sind zu beachten. Es muss gesichert sein, das Dritte (z. B. Monitor) keine Einsicht auf Patientendaten haben, die nicht die Studie betreffen.**

2.2.1 Prüfer

Ein Prüfer ist in der Regel ein für die Durchführung der klinischen Prüfung bei Menschen in einer Prüfstelle verantwortlicher Arzt. Ein Facharztstatus ist nicht zwingend erforderlich, aber wünschenswert. Üblicherweise wird eine zweijährige Studienerfahrung vorausgesetzt bzw. gewünscht. In begrün-

deten Ausnahmefällen kann eine andere Person, deren Beruf auf Grund seiner wissenschaftlichen Anforderungen und der seine Ausübung voraussetzenden Erfahrungen in der Patientenbetreuung für die Durchführung von Forschungen am Menschen qualifiziert sein. Wird eine klinische Prüfung in einer Prüfstelle von einer Gruppe von Personen durchgeführt, so ist der Prüfer der für die Durchführung verantwortliche Leiter dieser Gruppe. Der Prüfer hat mindestens einen Stellvertreter mit vergleichbarer Qualifikation zu benennen. Wird eine Prüfung in mehreren Prüfstellen durchgeführt, wird vom Sponsor ein Prüfer als Leiter der klinischen Prüfung benannt (§4 AMG).

Aufgaben Prüfer

- Repräsentant nach außen (Verhandlungspartner gegenüber dem Sponsor/CRO hinsichtlich Studienannahme, Vertrag, Durchführung der Studie nach ICH-GCP),
- (Mit)entscheidung zur Teilnahme (Bearbeitung Machbarkeitsfragebogen vom Sponsor/CRO),
- (fach)ärztliche Expertise für die jeweilige Indikation,
- (ggf. wissenschaftliche Leitung der Gesamtstudie),
- Benennung eines Stellvertreters mit vergleichbarer Qualifikation (vergleichbare Qualifikation ist im AMG nicht näher definiert. Die Bewertung über die Vergleichbarkeit der Qualifikation fällt in den Zuständigkeitsbereich der Ethikkommission). Der Stellvertreter des Prüfers muss von der Ethikkommission zustimmend bewertet werden (§7 Abs. 3a GCP-V) und ist gegenüber der zuständigen Behörde namentlich zu benennen (§67 Abs. 1 Satz 6 AMG). Prinzipiell kann der Stellvertreter auch aus einer anderen Einrichtung kommen (Begründung zu Artikel 1 Nr. 36 des Zweiten Gesetzes zur Änderung arzneimittelrechtlicher und anderer Vorschriften).
- Delegation von Aufgaben/Überwachung (ICH-GCP 1.34/§ 40 Abs. 1a), z. B. Verantwortung für das/die Prüfpräparat(e) in der Prüfstelle:
    - evtl. Delegation an Apotheker oder andere geeignete Person,

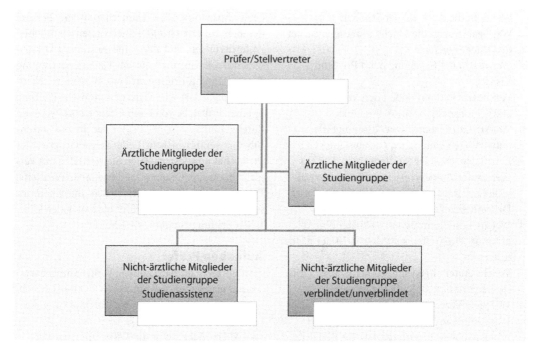

■ Abb. 2.1 Organigramm Prüfstelle. Das Organigramm ist so konzipiert, dass Sie dieses als Vorlage verwenden können. Tragen Sie die Personennamen in die leeren Kästchen

▬ Anzeige bei der Behörde nach §67 Absatz 1.
▬ Kontaktperson zwischen Behörde, Ethikkommission und Sponsor,
▬ Vertragscontrolling, Budget-, Finanz- und Personalmanagement.

> ❯ **Wer eine klinische Prüfung durchführt, ohne einen Stellvertreter benannt zu haben, handelt ordnungswidrig (§97 Abs. 2 Nr. 9a AMG).**

2.2.2 Prüfgruppe

Vom Prüfer werden qualifizierte Mitglieder (ärztliche und nichtärztliche Mitglieder) für die Prüfgruppe bestimmt (■ Abb. 2.1). Der Prüfer ist verantwortlich sie anzuleiten, zu überwachen sowie ihnen die für ihre Tätigkeit im Rahmen der Durchführung der klinischen Prüfung erforderlichen Informationen, insbesondere den Prüfplan und die Prüferinformation, zur Verfügung zu stellen. Eine Prüfung der Prüfgruppe sowie ggf. Änderungen der Prüfgruppe (mit Ausnahme Änderungen des

verantwortlichen Arztes bzw. seines Stellvertreters) durch die Ethikkommission erfolgt nicht (§40 AMG).

Aufgaben Prüfer und ärztliche Mitglieder der Prüfgruppe:
▬ Aufklärung über Wesen, Bedeutung, Risiken, Alternativen und Tragweite der klinischen Prüfung und Einholung der Einwilligung nach Aufklärung.
▬ Überprüfung/Beurteilung der Ein-, Ausschluss- und Abbruchkriterien und diesbezügliche Entscheidung.
▬ Beurteilung von unerwünschten Ereignissen/ Arzneimittelwirkungen und Meldung an den Sponsor.
▬ Entscheidung/Beurteilung möglicher Konsequenzen bei einer notwendigen Entblindung.
▬ Entscheidung über diagnostische und therapeutische Maßnahmen einschließlich einer Änderung der Therapie, z. B. am Studienende.
▬ Ärztliche Untersuchungen und Durchführung.
▬ Information an den Hausarzt.

2.2.3 Studienassistent/-in/ Studienkoordinator/-in

► Kap. 1

2.3 Patientenrekrutierung

Die Prüfstellen in Deutschland befinden sich in einem Spannungsfeld aus Vorurteilen der Gesellschaft, Erwartungen der Patienten bzw. der Sponsoren sowie der Regierungsbehörden.

Insgesamt werden ca. 60% aller Studien außerhalb der vom Sponsor geplanten Zeit abgeschlossen. Etwa 30% der gemeldeten Prüfstellen schließen keinen geeigneten Patienten in eine Studie ein.

Der wichtigste Faktor »vor« und »während« einer Studie bleibt immer der Patient. Die Kommunikation, Aufklärung, Information und Einbindung in Entscheidungen bzgl. all seiner Therapiemöglichkeiten sollte grundsätzlich vorab erfolgen.

Es gilt folgende Vorteile bei Teilnahme an einer Studie zu erläutern: Engmaschige Überwachung, gleiche, kompetente Ansprechpartner, feste Termine, zügige Untersuchung, parallele Beurteilung hinsichtlich klinischer, laborserologischer sowie Lebensqualitätsparameter, Weitergabe von Erfahrung an andere Betroffene (Patient profitiert von vorherigen Studienpatienten). Wichtig im Aufklärungsprozess sind die Familie und der Hausarzt des Studienpatienten, da sie einen erheblichen Anteil an der Entscheidungsfindung ausmachen können.

> ❯ Entscheidende Faktoren, geeignete Patienten für klinische Studien zu rekrutieren und diese durch den gesamten Studienzeitraum zu begleiten, sind der persönliche Kontakt und das Vertrauensverhältnis zu den Studienassistenten sowie zu allen an der Studie beteiligten Mitarbeitern.

Unterschiedliche Medien können, z. B. bei schleppender Rekrutierung, genutzt werden, um Patienten über eine geplante oder laufende Studie zu informieren:

- Werbung in Tageszeitungen, der Apotheken-Umschau, Bezirkszeitungen, Selbsthilfegruppen, Internet,
- Netzwerk: Zusammenarbeit und Nutzung von Kontakten mit niedergelassenen Haus- und Fachärzten,
- Selbsthilfegruppen: Durchführung von Informationsveranstaltungen,
- einen Aushang in Apotheken,
- Faltblätter,
- Vorträge,
- Homepage der Prüfstelle,
- Veranstaltungen in der Prüfstelle wie z. B. Tag der offenen Tür,
- Datenbank: Nutzung eigener Datenbanken bzw. Nutzung von KIS (Krankenhausinformationssystem),
- Presse/Fernsehen.

2.4 Ressourcenplanung für klinische Studien

Die Ressourcenplanung sollte so früh als möglich und kontinuierlich erfolgen. Die Gegebenheiten in einer Klinik oder Praxis verändern sich kontinuierlich. Einfluss auf die Ressourcenplanung nehmen z. B. Rekrutierungsende einzelner Studien, Close outs stehen an, neue Studien beginnen, Veränderungen bei den Räumlichkeiten und Personal.

Die Überprüfung der Ressourcen inkludiert die materiellen, personellen, räumlichen, zeitlichen, technischen und diagnostischen Voraussetzungen sowie die Patientenzahlen.

> ❯ Für die Ressourcenplanung gilt:
> Was? Wer? Wann? Wo? Wie viel? Warum? = Kosten
> Der wichtigste Faktor für die erfolgreiche Durchführung von Studien ist ausreichendes und v. a. motiviertes Personal.
> Der Zeitfaktor, der seitens des Personals für die Durchführung einer Studie notwendig ist, wird meistens unterschätzt und findet somit oft keinen bzw. einen zu geringen Eingang in die Kostenkalkulation für das Budget einer Studie.

Der Faktor Zeit schlägt mit den Vorgesprächen und der Bearbeitung des Machbarkeitsfragebogens bereits schon beim Angebot einer Studie »zu Buche«.

Nachdem grundsätzlich beide Seiten (Prüfstelle und Sponsor) Interesse haben zusammenzuarbeiten, dient die Machbarkeitsanalyse als Grundlage und ist somit als »kostenlose Vorausleistung« von der Prüfstelle anzusehen.

Die Vorleistungen können anteilig in das zu verhandelnde Budget einbezogen werden wie z. B.:

- den Sponsor/CRO durch die Räumlichkeiten bei einem Pre-Study-Visit zu führen,
- Trainings, die vorab von den Studienmitgliedern absolviert werden müssen,
- Erstellung von Work-Sheets.

Im weiteren Studienverlauf ist der Faktor »Zeit« nicht nur beim direkten Kontakt zum Studienpatient zu sehen. Bedacht werden müssen im Zeitbudget die Vorbereitung und Nachbereitung jeder Visite, die Dateneingabe und die Bearbeitung der Queries. Die regelmäßigen Monitorvisiten inklusive Vor- bzw. Nachbereitung sollten zeitlich nicht unterschätzt werden.

2.5   Ausstattung einer Studienambulanz

Für die Durchführung von Phase-I–V-Studien und IITs nach AMG ist folgendes Equipment notwendig:

- EKG Gerät,
- RR-Messgerät, Ohrthermometer, Personenwaage,
- Gerät zur Messung der Sauerstoffsättigung,
- Kühlschrank/-schränke (2–8°C); temperaturüberwacht, abschließbar,
- Gefrierschrank (-20°C bzw. -70/80°C) temperaturüberwacht,
- gekühlte Zentrifuge,
- Wärmeschrank,
- Raumtemperaturschrank (für Studienmedikation bis 25°C), temperaturüberwacht, abschließbar,
- Infusionsstühle/Überwachungsplätze,
- Notfallequipment,
- Anbindung an eine Notfalleinrichtung,
- abschließbare und gekennzeichnete Schränke für die Studienunterlagen, d. h. nicht zugänglich für nicht autorisierte Personen.

> **Alle medizinischen Geräte und Hilfsmittel müssen geeicht und regelmäßig auf ihre Funktion und Sicherheit überprüft werden. Für alle Geräte ist ein Gerätebuch mit Angabe der letzten Wartung und ggf. Eichung zu führen. Dieses soll griffbereit, d. h. an einem vorher definierten Ort, verwahrt werden.**

Zudem wird ein PC-Arbeitsplatz (internetgängig) für das Monitoring benötigt. Steht dies nicht zur Verfügung muss der Monitor darüber informiert sein, einen Laptop mit Internetzugang mitzubringen.

2.6   Prüfstellenspezifische Formalitäten

Prüfstellenspezifische Unterlagen sollten in einem Prüfgruppenordner strukturiert abgelegt werden. Als Register empfiehlt sich folgende Struktur:

- CVs,
- GCP-Kurs-Teilnahmezertifikate,
- Trainingsunterlagen,
- Financial-disclosure-Formblätter usw.

In diesem Ordner werden zudem die aktuellen Delegationslisten abgeheftet. Im Falle eines Audits bzw. einer Inspektion sind die Unterlagen sofort griffbereit.

Im ISV (Investigator Site File) werden studienspezifische Unterlagen verwahrt (► Kap. 14).

2.7   Monitor

► Kap. 12

2.8   Archivierung von Studienunterlagen

Das Verwalten und Vorhalten von Archiven für papierbasierte Patientenakten verursacht hohe laufende Kosten. Viele Gesundheitsversorger sind daher dazu übergegangen, ihre Papierakten in einem Scan-Prozess zu digitalisieren und die Originalakten anschließend zu vernichten.

Zum gegenwärtigen Zeitpunkt ist jedoch unklar, unter welchen Voraussetzungen Krankenakten von Patienten, die an klinischen Studien teilnehmen, nach dem Digitalisieren vernichtet werden dürfen. Die papierbasierten Originalakten (TMF, Source Daten, Krankenakten etc.) dürfen nur dann vernichtet werden, wenn deren digitale Kopien von Sponsoren und Behörden als Quelldokumente anerkannt werden. Eine solche Anerkennung sollte nach Auffassung des Autors möglich sein, wenn die gescannten Papierakten die Anforderungen an beglaubigte Kopien entsprechend der Note for Guidance CPMP/ICH/135/95 (ICH-GCP) erfüllen. Dies setzt voraus, dass auf der Basis bestehender Regelungen jederzeit nachgewiesen werden kann, dass der Digitalisierungsprozess klar geregelt ist, dessen Ergebnisqualität regelmäßig überprüft wird und ausreichend hoch ist.

Literatur

Drews N (2006) KliFo Praxis, DZKF 5/6: 75–77

Kohl CD, Bruns I, Freudigmann M et al. (2013) Digitale Archivierung papierbasierter Krankenakten von Studienpatienten - Eckpunktepapier des KKSN, der GMDS und der TMF unter Mitwirkung des BfArM und der Landesüberwachungsbehörde Nordrhein-Westfalen. GMS Medizinische Informatik, Biometrie und Epidemiologie (MIBE). Vol. 9 (3); ISSN 1860–9171

Kohl CD, Bruns I, Freudigmann M et al. (2013) GCP-compliant digital archiving of paper-based patient records of clinical trial subjects: a key issues paper. Clinical Investigation 3 (5): 451–465

Prokosch HU, Ganslandt T (2009) Perspectives for Medical Informatics: Reusing the Electronic Medical Record for ClinicalResearch. MethodsInfMed 48: 38–44, doi: 10.3414/ME9132

Internetlinks
► http://ichgcp.net/de/ (ICH-GCP)
► https://clinicaltrials.gov (Datenbank klinischer Studien)
► http://www.ak-med-ethik-komm.de/formulare.html (Arbeitskreis medizinischer Ethikkommissionen), Mustertexte und Checklisten für die Probanden-/Patienteninformation und –einwilligung, Unterlagen, Formulare und Informationen für Anträge auf zustimmende Bewertung klinischer Prüfungen nach dem Arzneimittelgesetz, Mustertexte für den internen und externen Schriftverkehr von Ethik-Kommissionen bei Arzneimittelprüfungen
► http://www.bfarm.de/cln_103/DE/Home/home_node. html (BOB)

► http://www.ecranproject.eu/de/node/227 (BMBF-Projekt)
► http://www.gmp-compliance.org/guidemgr/files/ AMG%202012%2007.PDF (GMP)
► http://www.ich.org (ICH-Webseite)
► http://www.kks-netzwerk.de/ecran/ecran-trickfilm.html (Trickfilm über klinische Studien)
► http://www.tmf-ev.de (TMF) (Grundlagen für SOP`s)

Zentrale Studienorganisationen

Steffen P. Luntz, Stephanie Wolff

C. Fiedler, B. Raddatz (Hrsg.), *Study Nurse / Studienassistenz,*
DOI 10.1007/978-3-662-45423-7_3, © Springer-Verlag Berlin Heidelberg 2015

3.1   Koordinierungszentren für Klinische Studien

Die universitären Koordinierungszentren für Klinische Studien (KKS) bzw. Zentren für Klinische Studien (ZKS) haben die Aufgabe, die Planung und Durchführung medizinischer Forschungsprojekte am Menschen zu unterstützen. Sie tragen dazu bei, klinische Studien an Medizinischen Fakultäten/Universitätskliniken und angeschlossenen Krankenhäusern zu realisieren, insbesondere auch wissenschaftlich initiierte Forschungsprojekte (Investigator Initiated Trials, kurz IITs). Die KKS/ZKS bieten konkreten Studiensupport im Rahmen der Entwicklung neuer Arzneimittel, Medizinprodukte und Therapieprinzipien für nationale und internationale Studienprojekte an. Als wissenschaftliche Einrichtungen stellen sie am Ort der Krankenversorgung, Forschung und Lehre personelle, räumliche und logistische Ressourcen für die medizinische Forschung zur Verfügung, um sowohl wissenschaftsinitiierte als auch kommerzielle klinische Studien fachgerecht zu begleiten.

Grundlegendes Ziel ist es, alle Prozesse klinischer Studien mit der jeweils notwendigen Unterstützung erfolgreich zu koordinieren und qualitativ hochwertige Studien nach internationalen Standards zu realisieren. Die KKS/ZKS unterstützen darüber hinaus die Universitäten bei der Wahrnehmung ihrer Sponsorfunktion gemäß Arzneimittel- bzw. Medizinprodukterecht und helfen den medizinischen Hochschulen in Deutschland dabei, ein international anerkanntes Qualitätsmanagement für klinische Studien zu implementieren.

Das nicht kommerziell ausgerichtete Angebot richtet sich primär an Ärzte und Wissenschaftler in Kliniken und Praxen sowie an öffentliche Einrichtungen und Institutionen. Die KKS/ZKS kooperieren zudem mit nationalen und internationalen Studiengruppen und Fachgesellschaften, aber auch mit Unternehmen der pharmazeutischen und medizintechnischen Industrie.

Mittlerweile haben sich ein Großteil der KKS/ZKS sowie ein auf chirurgische Fragestellungen fokussierter Verbund von Regionalzentren (CHIRNet) zu einem Netzwerk zusammengeschlossen. So können qualitativ hochwertige Studien nach einheitlichen Qualitätsstandards an deutschen Universitäten durchgeführt und Synergien im Verbund genutzt werden. Auch die Aus-, Fort- und Weiterbildung von Studienpersonal in Präsenzkursen, Workshops und berufsbegleitenden Masterstudiengängen gehört zum Aufgabengebiet der Zentren, die sich zudem gemeinsam politisch für forschungsfreundliche Rahmenbedingungen engagieren.

3.1.1   Entwicklungsgeschichte der KKS/ZKS

Die Planung, Durchführung und Auswertung klinischer Studien erfordert hohe klinische und methodische Kompetenz. Bis in die Mitte der 1990er Jahre existierte meist keine professionelle Infrastruktur und Logistik für klinische Forschung an deutschen Universitäten. Die Notwendigkeit professioneller Strukturen für die Forschung innerhalb der Hochschulen wurde gesehen, um den Anschluss an die internationale klinische Forschung nicht zu verlieren. Das Bundesministerium für Bildung und Forschung (BMBF) unterstützte deshalb von 1999 bis 2009 mit einer Gesamtsumme von rund 29 Mio. € den Aufbau von insgesamt 13 »Koordinierungszentren für Klinische Studien« (KKS), um einen qualifizierten Studiensupport für klinische Forschung im deutschen Hochschulsystem zu verankern. Die KKS waren von Beginn an dem Ziel verpflichtet, patientenorientierte klinische Forschung in Deutschland nachhaltig zu verbessern und die Durchführung klinischer Studien nach den internationalen GCP-Standards (Good Clinical Practice) sicherzustellen. Diesen Auftrag verfolgen sie auch nach Auslaufen der Förderung konsequent weiter.

In den Jahren 2007–2015 fördert das BMBF einzelne klinische Studienzentren mit weiteren 45 Mio. € zum Aufbau nachhaltiger Strukturen für die Koordination und Durchführung der patientenbezogenen klinischen Forschung an der Prüfstelle. Gefördert werden die Ausstattung der beteiligten Kliniken mit den erforderlichen Ressourcen, der Ausbau der Studienkompetenz durch dezentrale Studieneinheiten und die Ausbildung von Studienpersonal. Die Entwicklung der klinischen Stu-

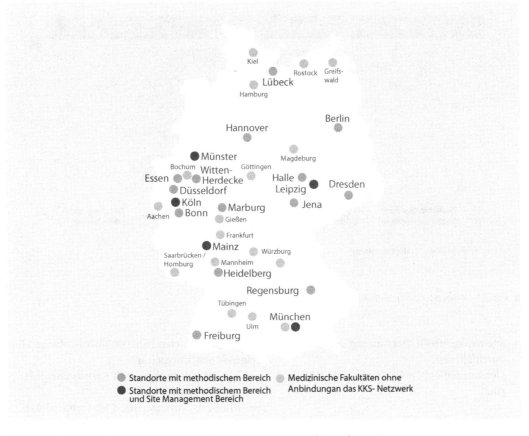

Kiel

Rostock Greifs-
wald

Lübeck

Hamburg

Berlin

Hannover

Münster Magdeburg

Bochum Witten- Göttingen
Essen Herdecke Halle
Düsseldorf Leipzig Dresden

Köln Jena
Aachen Bonn Marburg
Gießen

Frankfurt

Mainz
Saarbrücken / Würzburg
Homburg Mannheim
Heidelberg

Regensburg

Tübingen
München
Ulm
Freiburg

● Standorte mit methodischem Bereich ● Medizinische Fakultäten ohne
● Standorte mit methodischem Bereich Anbindungan das KKS- Netzwerk
und Site Management Bereich

◘ Abb. 3.1 KKS/ZKS sowie chirurgische Regionalzentren im KKS-Netzwerk (Stand: 6/2014)

dienzentren erfolgt meist unter Leitung der schon existierenden lokalen KKS.

Inzwischen sind auch an vielen primär nicht geförderten Standorten der 37 medizinischen Fakultäten in Deutschland Koordinierungszentren oder vergleichbare Einrichtungen nach Vorbild der KKS/ZKS etabliert worden, von denen einige dem Netzwerk der Koordinierungszentren für Klinische Studien (KKS-Netzwerk) beigetreten sind (◘ Abb. 3.1).

3.1.2 Organisation und Tätigkeits- schwerpunkte der KKS/ZKS

Die wissenschaftlichen Dienstleistungen der KKS/ZKS im Rahmen der klinischen Erforschung der Wirksamkeit und/oder Sicherheit von Arznei-

mitteln, Medizinprodukten oder neuartigen Therapieprinzipien sind vielfältig. Die nachfolgende Auflistung gibt einen Überblick über das generelle Leistungsspektrum:

- Beratung, Studienplanung und -koordination,
- Einschätzung der Machbarkeit/Durchführbarkeit der Studien in Kliniken/Praxen (»feasibility«),
- Budgetplanung, Finanzierungs- und Förderberatung,
- Behörden- und Ethikeinreichungen,
- Projektmanagement,
- Qualitätsmanagement inkl. Monitoring und Unterstützung zur Vorbereitung auf Audits und Inspektionen,
- Biometrie und Datenmanagement,
- Bereitstellung validierter IT-Systeme,
- SAE-Management/Pharmakovigilanz,

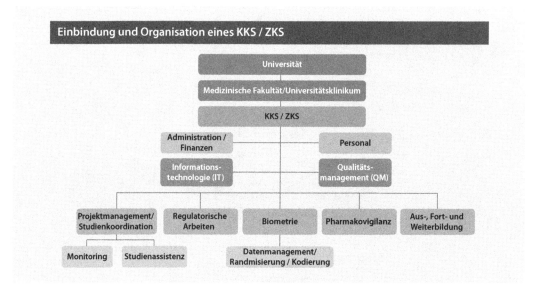

Abb. 3.2   Beispiel für die Einbindung und Organisation eines KKS/ZKS

— Sitemanagement/Unterstützung der Studiendurchführung,
— Dokumentation, Publikation und Archivierung.

Alle Leistungen der KKS/ZKS für Planung, Durchführung, Auswertung und Bericht werden projekt-
abhängig individuell berücksichtigt, je nachdem,
welche Unterstützung ein Wissenschaftler tatsächlich benötigt.

Das nachfolgende Organigramm (◘ Abb. 3.2)
zeigt repräsentativ, wie ein akademisch verankertes
KKS/ZKS strukturiert ist. Schwerpunktmäßig
arbeiten die KKS/ZKS mit den Universitätskliniken zusammen, aber auch Partner im außeruni-
versitären Bereich, wie Studienzentren und Praxis-
netzwerke, sind eingebunden oder gehören zu den
Auftraggebern. Aus dem jeweiligen universitären
Kontext ergeben sich spezifische Kooperationen
am Forschungsstandort, z. B. zu statistischen und/
oder epidemiologischen Instituten oder speziellen
Forschungseinheiten. Auch die Ausgestaltung der
Wahrnehmung der universitären Sponsorfunktion
in Kooperation mit dem KKS/ZKS kann von Ort
zu Ort variieren. Die unterschiedlichen Aufgaben-
bereiche des Studiensupports sind in einzelne Abteilungen gegliedert.

KKS/ZKS bieten hauptsächlich Leistungen für
folgende Studientypen an:
— Klinische Prüfungen nach Arzneimittelgesetz
der Phasen I–IV,
— Klinische Prüfungen nach Medizinproduktegesetz (MPG),
— Studien gemäß Berufsordnung für Ärzte wie
z. B.:
  — Therapiestudien zu nichtmedikamentösen
  Therapieformen, z. B. in der Chirurgie
  oder Psychotherapie,
  — Studien zur Evaluation diagnostischer Verfahren,
  — Studien zur Prognose von Erkrankungen,
  — methodische Fragestellungen der klinischen Forschung.

Schwerpunktmäßig unterstützen und begleiten die
KKS/ZKS Arzneimittelstudien (56% im Jahr 2013).
Aber auch Non-AMG-/Non-MPG-Studien (35%)
und Medizinproduktestudien (9%) gehören zum
Tätigkeitsspektrum der KKS/ZKS (◘ Abb. 3.3).

Die meisten der von den KKS/ZKS betreuten
Projekte sind wissenschaftsinitiierte Studien (2013:
78% IITs). Bei rund 40% aller betreuten Studien
übernehmen die KKS/ZKS wesentliche Aufgaben
im Gesamtkontext der Studie (zentraler Studien-

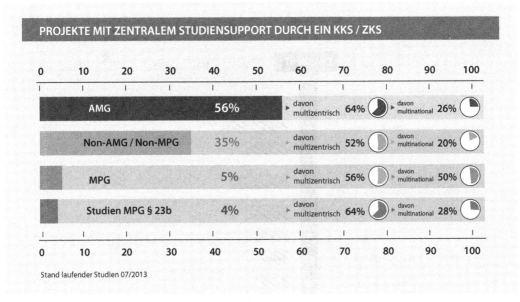

PROJEKTE MIT ZENTRALEM STUDIENSUPPORT DURCH EIN KKS / ZKS

		davon multizentrisch	davon multinational
AMG	56%	64%	26%
Non-AMG / Non-MPG	35%	52%	20%
MPG	5%	56%	50%
Studien MPG § 23b	4%	64%	28%

Stand laufender Studien 07/2013

■ Abb. 3.3 Projekte mit zentralem Studiensupport durch die KKS/ZKS in 2013 nach Studientyp (rechtlicher Kontext)

support). Hier verantwortet das jeweilige KKS/ZKS mindestens einen der Bereiche Biometrie, Projektmanagement, Monitoring, Pharmakovigilanz oder Datenmanagement für die gesamte Studie. Rund 750 laufende Studien mit zentralem Studiensupport werden im KKS-Netzwerk parallel pro Jahr betreut. Bei rund 60% der Studien fungieren die KKS/ZKS als unterstützende Einheit mit der Übernahme standortspezifischer Aufgaben.

Von den KKS/ZKS im KKS-Netzwerk werden Studien mit einem unterschiedlich breiten Spektrum an Indikationen abgedeckt (■ Abb. 3.4).

3.1.3 Arbeitsorganisation auf Prüfstellenebene

Neben den klassischen Leistungen der KKS/ZKS, klinische Studien von der Planung bis zur Auswertung zu unterstützen, wird auch die konkrete Durchführung der Studien an der lokalen Prüfstelle und direkt am Patienten als sog. Site Management Organisation (SMO) begleitet.

Die grundlegenden Arbeitsschritte, so z. B. die notwendigen operativen Prozesse während des Einschlusses und der Aufklärung potenzieller Stu-

dienpatienten in den Prüfzentren, sind in den KKS/ZKS über Standard Operating Procedures (SOPs) standortübergreifend definiert. Diese generisch definierten Prozesse werden an die eigene Organisationsstruktur des jeweiligen KKS/ZKS angepasst und stehen auch anderen studienaktiven Organisationen kostenfrei unter ▶ http://www.tmf-ev.de/Produkte/SOP.aspx zur eigenen Implementierung zur Verfügung. Unterstützt wird dieser Service durch eine Reihe von BMBF-Förderungen.

Studienorganisation/Site Management Organisation im KKS/ZKS

Diese Site Management Organisationen der KKS/ZKS unterstützen die Kliniken auf Prüfstellenebene bei der Strukturierung und Optimierung des Studien- und Patientenmanagements, z. B. mit der Etablierung von Qualitätsmanagementsystemen. Darüber hinaus steuern die KKS/ZKS über ihre SMO den Auf- und Ausbau von lokalen Studieneinheiten und entsenden qualifiziertes Personal (Studientutoren, Studienkoordinatoren, Studienassistenten bzw. »Study Nurses«) zur Vorbereitung und Durchführung klinischer Studien in kooperierende Kliniken sowie in periphere (akademische Lehr-)Krankenhäuser. Die Studienassistenten und

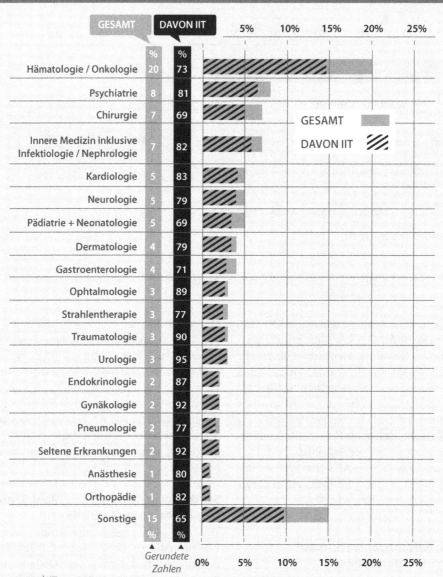

STUDIEN MIT ZENTRALEM STUDIENSUPPORT DURCH EIN KKS / ZKS

	GESAMT %	DAVON IIT %
Hämatologie / Onkologie	20	73
Psychiatrie	8	81
Chirurgie	7	69
Innere Medizin inklusive Infektiologie / Nephrologie	7	82
Kardiologie	5	83
Neurologie	5	79
Pädiatrie + Neonatologie	5	69
Dermatologie	4	79
Gastroenterologie	4	71
Ophtalmologie	3	89
Strahlentherapie	3	77
Traumatologie	3	90
Urologie	3	95
Endokrinologie	2	87
Gynäkologie	2	92
Pneumologie	2	77
Seltene Erkrankungen	2	92
Anästhesie	1	80
Orthopädie	1	82
Sonstige	15	65

GESAMT
DAVON IIT

Gerundete Zahlen

n = 754 | IIT n = 577
Sonstige: Palliativmedizin, Psychosomatik etc.
Keine Mehrfachnennungen möglich
Stand laufender Studien 07 / 2013

◘ **Abb. 3.4**   Indikationsgebiete von den KKS/ZKS unterstützten Studien im Jahr 2013

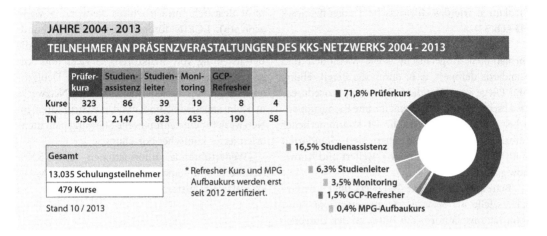

JAHRE 2004 - 2013

TEILNEHMER AN PRÄSENZVERASTALTUNGEN DES KKS-NETZWERKS 2004 - 2013

	Prüfer-kura	Studien-assistenz	Studien-leiter	Moni-toring	GCP-Refresher	
Kurse	323	86	39	19	8	4
TN	9.364	2.147	823	453	190	58

Gesamt
13.035 Schulungsteilnehmer
479 Kurse

* Refresher Kurs und MPG Aufbaukurs werden erst seit 2012 zertifiziert.

Stand 10 / 2013

- 71,8% Prüferkurs
- 16,5% Studienassistenz
- 6,3% Studienleiter
- 3,5% Monitoring
- 1,5% GCP-Refresher
- 0,4% MPG-Aufbaukurs

▪ **Abb. 3.5** Qualifizierung von Studienpersonal über Präsenzveranstaltungen der KKS/ZKS im KKS-Netzwerk 2004–2013

Tutoren der Studienzentren entlasten prioritär die Prüfer von allen nichtärztlichen Tätigkeiten. Die KKS/ZKS entsenden auch Studienassistenten in einzelne Kliniken, in denen keine eigene Prüfstelle eingerichtet ist, oder bei temporären Engpässen in der jeweiligen Klinik (sog. Flying Study Nurses).

Studienassistenten sind an die lokalen KKS/ZKS als zentrale Struktur angebunden. Die KKS/ZKS fungieren damit als fachliche Leitung und stehen mit ihren vielseitigen Erfahrungen aus unterschiedlichen Funktionsbereichen bei Fragestellungen sowie für den inhaltlichen Dialog zur Verfügung.

Qualifizierung von Studienpersonal

Die KKS/ZKS wurden bereits mit Beginn der ▶ Abschn. 3.1.1 erwähnten Strukturförderungen des BMBF auch mit der Qualifizierung des Studienpersonals beauftragt. So werden Präsenzkurse, Workshops und webbasiertes Lernen für die Qualifizierung und das kontinuierliche Training von Studienpersonal wie zum Beispiel Studienassistenten, Prüfer und Studienleiter angeboten (▪ Abb. 3.5). Jährlich werden über 100 solcher Qualifizierungsangebote nach standardisierten Curricula für die unterschiedlichen Zielgruppen durchgeführt. Teilweise werden die Kurse von Blended-Learning-Angeboten flankiert, d. h., dass einzelne Kursinhalte zeit- und ortsunabhängig über eine webbasierte Lernplattform vermittelt werden.

Das Thema »klinische Forschung« nimmt auch in der Ausbildung von Medizinern vermehrt Raum ein. Viele Fakultäten bieten hier unter Einbeziehung der KKS/ZKS Wahlveranstaltungen im Studium an. Außerdem wurden, auch mit Beteiligung von Standorten aus dem KKS-Netzwerk, berufsbegleitende Masterstudiengänge implementiert (▶ http://www.kks-netzwerk.de/de/bildung-und-karriere/studium.html).

3.1.4 Entstehung des KKS-Netzwerks und seine Zielsetzung

Um die bundesweite Qualitätsoffensive an akademischen Standorten auszuweiten und Standards flächendeckend zu etablieren, wurde die Vernetzung der zunächst geförderten KKS von Anfang an festgeschrieben und auch konsequent verfolgt.

Mit Beginn der Förderung im Jahr 1999 wurde auch die Arbeitsgemeinschaft der Koordinierungszentren (KKS-AG) als hochschulübergreifende Einrichtung initiiert. Im Februar 2005 bekam die KKS-AG einen offizielleren Charakter und wurde in ein Konsortium unter dem Namen »Netzwerk der Koordinierungszentren für Klinische Studien« (KKS-Netzwerk) umgewandelt. Kontinuierlich haben sich weitere, auch nicht geförderte Standorte im KKS-Netzwerk zusammengeschlossen. Heute kooperieren im KKS-Netzwerk neben den Koordinierungs- bzw. Studienzentren auch verwandte

Strukturen wie das chirurgische Studiennetzwerk (◘ Abb. 3.1).

Im KKS-Netzwerk werden Wissen und Informationen ausgetauscht sowie Methoden und Standards definiert, z. B. durch die Bereitstellung und Pflege von »Standard Operating Procedures« (▶ Abschn. 3.1.3). Durch gemeinsame Fachgruppenarbeit im KKS-Netzwerk findet kontinuierlicher Informationstransfer zwischen den Standorten statt, werden Fachkenntnisse erweitert und Knowhow gebündelt.

Betreut wird das KKS-Netzwerk über eine Geschäftsstelle als Service-, Kommunikations- und Informationsplattform mit Büros an der Universitätsklinik Köln sowie dem Medizinischen Fakultätentag der Bundesrepublik Deutschland e.V. (MFT e.V.) in Berlin.

3.1.5   Nationaler und internationaler Einsatz für bessere Rahmenbedingungen

Klinische Prüfungen unterliegen hohen regulatorischen Anforderungen, die auf internationaler Ebene unterschiedlich ausgestaltet sind. Das Engagement des KKS-Netzwerks zielt darauf ab, die Konditionen für die nicht kommerzielle klinische Forschung nachhaltig und grenzüberschreitend zu verbessern: Als Mitglied verschiedener Arbeits- und Konsultationsgruppen trägt das KKS-Netzwerk auf nationaler und europäischer Ebene dazu bei, Interessen gemeinsam zu vertreten und die regulatorischen Rahmenbedingungen im Sinne der akademischen klinischen Forschung weiterzuentwickeln. Dabei bringt das KKS-Netzwerk Wissen und Erfahrungen aus der klinischen Praxis seiner Mitglieder ein, unterbreitet Lösungsvorschläge und adressiert die Belange der Forscher und Wissenschaftler. Zudem prüft und kommentiert es den Einfluss geplanter gesetzlicher Neuregelungen auf die Durchführung wissenschaftsinitiierter klinischer Studien im nationalen und internationalen Kontext.

Das KKS-Netzwerk ist darüber hinaus deutscher Partner innerhalb der europäischen Forschungsinfrastruktur ECRIN-ERIC (European Cli-

nical Research Infrastructures Network, ▶ www.ecrin.org). ECRIN fördert europäische Verbundprojekte in der klinischen Forschung über die Bereitstellung von Strukturen, Services und Ansprechpartnern. Das nationale Büro für Deutschland ist an der Geschäftsstelle des KKS-Netzwerks in Köln angesiedelt und nutzt die Strukturen im Netzwerk für eine europaweite Stärkung patientenorientierter klinischer Forschung.

Weiterführende Informationen zum KKS-Netzwerk und seinen Mitgliedern ▶ http://www.kks-netzwerk.de/startseite.html.

Literatur

▶ http://www.kks-netzwerk.de
▶ http://www.tmf-ev.de/Produkte/SOP.aspx
▶ www.ecrin.org

Allgemeine Grundlagen klinischer Studien

Kathrin Flunkert, Armin Koch

C. Fiedler, B. Raddatz (Hrsg.), *Study Nurse / Studienassistenz*,
DOI 10.1007/978-3-662-45423-7_4, © Springer-Verlag Berlin Heidelberg 2015

4.1   Warum klinische Studien?

Woher wissen wir eigentlich, dass ein Medikament wirkt? Was bedeutet Wirksamkeit in diesem Zusammenhang? Wie wird entschieden, welche Dosis eines Medikaments angemessen ist? Und wie wird vermieden, nur die Wirkung zu sehen, die man sehen will?

Nehmen wir als Beispiel Aspirin. Ein Arzneimittel, das auch heute, mehr als 100 Jahre nach seiner Markteinführung, immer noch eines der wichtigsten Arzneimittel ist. 1899 begann die Firma Bayer mit dem Vertrieb dieses (Kopf-)Schmerzmittels, das schon nach kurzer Zeit von vielen Patienten eingenommen wurde. Ein Arzneimittelgesetz gab es damals noch nicht und auch strukturierte klinische Studien waren unbekannt. Lawrence Craven, ein Hausarzt aus den USA, publizierte 1950 seine Beobachtungen, nach denen es bei Patienten, die nach einer Tonsillektomie Aspirin gegen die Schmerzen einnahmen, vermehrt zu schweren Blutungen kam. Er folgerte, dass Aspirin eine blutverdünnende Wirkung haben und somit potenziell vor Thrombosen schützen könnte. Aufgrund seiner Vermutungen verschrieb er seinen Patienten ab sofort Aspirin, um Myokardinfarkten präventiv entgegenzuwirken. Von den meisten anderen Medizinern wurden Cravens Publikationen damals allerdings nicht ernst genommen, da es sich um Vermutungen handelte, die zu dieser Zeit nicht dem allgemeinen Medizinwissen entsprachen. Erst Jahre später konnten klinische Studien die tatsächliche präventive Wirkung von Aspirin bei Patienten, die einen Herzinfarkt, einen bestimmten Typ des Schlaganfalls oder eine Thrombose hatten, belegen.

An diesem einleitenden Beispiel wird deutlich, wie wichtig klinische Studien für die Glaubwürdigkeit einer Aussage über die therapeutische Wirkung eines Arzneimittels sind. Durch Vermutungen eines Mediziners alleine lässt sich der globale Erfolg einer therapeutischen Maßnahme nicht evaluieren (aber ohne die genaue Beobachtung im Einzelfall wäre dieses Therapieprinzip vermutlich nicht entdeckt worden). Um Rückschlüsse auf den Erfolg und etwaige Gefahren einer Behandlung zu ziehen, braucht es klinische Studien mit klar definierten Rahmenbedingungen. Heutzutage wird ein neues Medikament nur zugelassen, wenn in klini-schen Studien gezeigt wurde, dass das Arzneimittel die ihm zugeschriebene Wirksamkeit hat und das Nutzen-Risiko-Verhältnis positiv ausfällt, das heißt wenn der belegte Nutzen einer Behandlung die möglichen Gefahren übersteigt.

Im Folgenden werden die wichtigsten Grundbegriffe und Prinzipien klinischer Studien beschrieben. Ferner wird erklärt, wie Studien geplant, durchgeführt und ausgewertet werden müssen, damit überzeugend belegt werden kann, dass ein Arzneimittel wirksam und sicher ist.

4.2   Wichtige Grundbegriffe

4.2.1   Klinische Studie

Eine klinische Studie ist eine geplante Untersuchung am Menschen zur Überprüfung einer Therapiefragestellung, bei der in der Regel die Sicherheit und die Wirksamkeit eines Arzneimittels untersucht werden. Wir unterscheiden beobachtende und experimentelle Studien (▶ Abschn. 4.3). Um aus den Studienergebnissen korrekte Schlussfolgerungen ziehen zu können, ist aus wissenschaftlicher Sicht eine sorgfältige Studienplanung geboten. Sie ist bei Humanexperimenten unbedingtes ethisches Gebot, damit sichergestellt wird, dass das Experiment sein Ziel erreichen kann.

- **Studienprotokoll**

Zur Studienplanung gehört insbesondere die Ausarbeitung eines Studienprotokolls (syn. Prüfplan). Bevor der erste Patient in die Studie eingeschlossen und therapiert wird, müssen hier alle studienrelevanten Aspekte schriftlich dezidiert festgehalten werden. Dazu gehören neben einer medizinisch-wissenschaftlichen Begründung für die Studie, eine genaue Beschreibung des Studiendesigns (▶ Abschn. 4.3), der Messungen und Verfahren, die im Studienverlauf zu verschiedenen Zeiten durchgeführt werden sollen, der Methoden der späteren statistischen Auswertung sowie aller in diesem Kapitel erläuterten Aspekte. Die Guideline for Good Clinical Practice (ICH E6) liefert eine gute Übersicht, welchen inhaltlichen Umfang ein Studienprotokoll abdecken sollte (▶ www.ich.org).

Falls nicht vorher genau geklärt wird, was am Ende unter welchen Bedingungen aus den Studienergebnissen geschlossen werden soll und bei unterschiedlicher Sichtweise auf die Daten unterschiedliche Schlussfolgerungen möglich sind, kann eine Studie die Wirksamkeit eines Arzneimittels nicht mehr (oder kaum noch) beweisen. Dies ist die wesentliche Begründung dafür, Studien mit großer Sorgfalt zu planen.

■ **Primärer Endpunkt**

In der Regel ist das Ziel einer klinischen Studie, ein neues Therapieverfahren mit bislang verwendeten Behandlungsmethoden (oder keiner Behandlung) zu vergleichen und eine bessere Wirksamkeit der neuen Behandlung zu zeigen. Aber was heißt »bessere Wirksamkeit«? Dies wird an einem sog. primären Endpunkt festgemacht – einem bestimmten Aspekt, der vor Studienbeginn im Studienprotokoll definiert wird und mit dem die wichtigsten therapeutischen Verbesserungen verbunden werden.

Aspirin wurde ab den 1960er Jahren z. B. in vielen Studien hinsichtlich des Endpunkts »Senkung der Mortalität« untersucht. Ziel war es zu zeigen, dass bei Risikopatienten für einen Myokardinfarkt die Mortalitätsrate bei langfristiger Gabe von niedrig dosiertem Aspirin gesenkt werden kann. Aber gesenkt im Gegensatz zu was? ... Idealerweise im Vergleich zu einer Kontrollgruppe...

■ **Kontrollgruppe**

Das Patientenkollektiv, das die innovative Behandlung erhält, wird auch als Interventionsgruppe bezeichnet. Im Gegensatz dazu gibt es oftmals zusätzlich eine Kontrollgruppe. Dies sind Patienten mit derselben Erkrankung oder demselben Erkrankungsrisiko, die nicht die neue Therapie erhalten und mit denen man das Behandlungsergebnis der Interventionsgruppe am Studienende vergleichen möchte. Es gibt verschiedene Möglichkeiten, diese Kontrollgruppe zu gestalten. Die Patienten können

- unbehandelt bleiben,
- Placebo (eine unwirksame Scheinmedikation) erhalten,
- mit einem anderen wirksamen Medikament (z. B. der derzeitigen Standardmedikation) behandelt werden oder
- aus historischen Datenbeständen kommen.

Dieser letztgenannte Ansatz birgt allerdings das Risiko, dass zeitliche Aspekte die Ergebnisse verfälschen können. Kommt es z. B. zu einer großen Grippeepidemie während die Interventionsgruppe behandelt wird, lässt sich hinterher nur schwer sagen, welchen Einfluss dies auf das Behandlungsergebnis hatte. Wenn die Kontrollgruppe gleichzeitig parallel behandelt/beobachtet wird, sind höchstwahrscheinlich auch in diesem Patientenkollektiv an Grippe Erkrankte und dieser Faktor verliert an Einfluss.

4.2.2 Verblindung

Durch eine parallel geführte Kontrollgruppe kann noch ein weiterer wichtiger Aspekt realisiert werden: die Verblindung. So bezeichnet man die Tatsache, dass Patient und/oder Arzt nicht wissen, welche Behandlung der Patient bekommt. Es wird unterschieden zwischen

- **unverblindet**: Patient und Behandler kennen die Therapie. Dies hieße in unserem Beispiel, dass sowohl der Patient als auch der Arzt wüssten, ob dieser Patient die Interventionsbehandlung (Aspirin) oder die Kontrollbehandlung (Placebo) erhält. Unverblindete klinische Studien werden auch als »offene« Studien bezeichnet.
- **einfach verblindet**: Nur der Patient kennt die Therapie nicht. Hier wüsste der Arzt, welcher Patient Aspirin erhält und welcher Placebo, diese Information wird dem Patienten aber nicht mitgeteilt.
- **doppelblind**: Patient und Behandler wissen nicht, welche Therapie gegeben wird. Wichtig ist in diesem Fall, dass sowohl die Verpackungen als auch die Medikamente gleich aussehen und sich nur durch ihre verschiedenen Wirkstoffe unterscheiden. Neben der visuellen Gleichheit sollte auch der Geschmack beider Medikamente keine Rückschlüsse zulassen.

Bei unverblindeten Studien besteht die Gefahr, dass die Studienergebnisse durch verschiedene **Verzerrungen** beeinflusst werden und so die therapeutische Wirkung nicht mehr objektiv beurteilt werden kann. Ärzte möchten den Patienten helfen und haben oft eine Meinung, welche der Behandlungen besser wirkt. Das Risiko ist hoch, dass sie bewusst oder unbewusst den Behandlungseffekt »ihrer« Therapie dementsprechend überschätzen (speziell, wenn der primäre Endpunkt der Studie subjektive Komponenten enthält, wie z. B. eine allgemeine klinische Einschätzung des Gesundheitszustands u. Ä.). Auch besteht die Gefahr, dass ein Arzt, der weiß, dass ein Patient Placebo erhält, mögliche »Nebenwirkungen« (die er für eine aktive Therapie sofort aufgeschrieben hätte) weniger genau dokumentiert. Stellt sich nach Studienende heraus, dass es in der Interventionsgruppe vermehrt zu unerwünschten Ereignissen kam, verliert dieser Aspekt an Aussagekraft, weil die Gruppen möglicherweise nicht in gleicher Intensität dokumentiert wurden. Der Patient selber wird von dem Wissen, in welcher Behandlungsgruppe er sich befindet, natürlich auch beeinflusst und kann von seinem Gesundheitszustand nicht mehr objektiv berichten.

Wenn die Möglichkeit besteht, eine klinische Studie doppelblind zu gestalten, sollte dies umgesetzt werden, um möglichst valide und verzerrungsfreie Ergebnisse zu erhalten. Selbst wenn es auf den ersten Blick nicht umsetzbar erscheint, z. B. weil das eine Medikament nur in Tablettenform und die Vergleichsmedikation nur als Kapseln hergestellt werden kann, lässt sich trotzdem eine doppelblinde Studie gestalten. In diesem Fall wird die die **Double-Dummy-Methode** verwendet, bei der jeder Patient beide Darreichungsformen einnimmt, einmal als Placebo und einmal als aktives Medikament. Die eine Patientengruppe würde somit Kapselmedikament und Placebotablette erhalten, die andere Gruppe Kapselplacebo und Tablettenmedikament. Hier zeigt sich wieder das große Ziel der Studienplanung: die Voraussetzung dafür zu schaffen, dass durch die klinische Studie die Wirksamkeit und Sicherheit einer (medikamentösen) Therapie am Ende genau beschrieben werden kann.

Bei doppelblinden Studien muss es jederzeit die Möglichkeit der **Notfallentblindung** geben, insbesondere wenn sich der Zustand eines Studienteilnehmers dramatisch verschlechtert. Hierfür gibt es in den Prüfstellen meist sog. Notfallumschläge, die die Therapiezuteilung jeweils eines Patienten enthalten. Der Umschlag mit der Patientennummer des Notfallpatienten kann in einer solchen Notsitu-

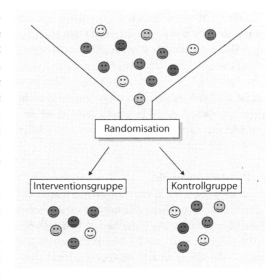

☐ **Abb. 4.1** Randomisation

ationen (und nur dann!) geöffnet werden, um weitere Therapieschritte in Abhängigkeit von der jeweiligen Studienmedikation einzuleiten (▶ Kap. 10; Schumacher u. Schulgen-Kristiansen, 2008).

4.2.3 Randomisation

In einer kontrollierten prospektiven Studie mit einer Interventionsgruppe (z. B. Aspirin) und einer Kontrollgruppe (Placebo) stellt sich die Frage, wie die Patienten auf diese Gruppen aufgeteilt werden. Der Goldstandard ist, dass dies nicht durch die Entscheidung des Arztes, sondern durch einen Zufallsprozess erfolgt (Randomisation, randomisierte Zuteilung; ☐ Abb. 4.1). Nur so können vergleichbare Gruppen erreicht werden, deren Zusammensetzungen nicht durch bewusste oder unbewusste Beeinflussungen verzerrt sind.

Zeigt sich am Studienende, dass in der Aspiringruppe deutlich weniger Herzinfarkte auftraten und wurden durch die Randomisierung strukturgleiche Behandlungsgruppen erreicht, die sich nur durch die Gabe der Medikation unterschieden, würde man schlussfolgern können, dass dieser Effekt durch das Arzneimittel erzielt wurde.

Randomisation alleine ist jedoch nicht ausreichend, das Ziel der Strukturgleichheit zu erreichen.

Falls das Studienpersonal vorhersehen kann, welcher Therapiegruppe der nächste Patient zugeteilt wird, kann es zu bewusster oder unbewusster Selektion kommen. So würden Ärzte ggf. einen »fitten« Patienten einschließen, wenn sie vorhersehen könnten, dass er der Placebogruppe zugeteilt wird, während sie ihn ausschließen würden, wenn sie wüssten, dass er den Risiken einer aktiven Therapie ausgesetzt würde. Daher ist es in allen randomisierten Studien absolut erforderlich, dass die Reihenfolge der Therapiezuteilungen nicht bekannt wird (auch als »concealment of allocation« bezeichnet), weil sonst die Patientenreihenfolge einfach »getauscht« werden könnte. In offenen oder einfach verblindeten Studien sollte die Therapiezuteilung zentral durchgeführt werden. In allen Studien ist darauf zu achten, dass die Patienten zunächst die Einverständniserklärung unterschreiben und somit in die Studie eingeschlossen werden und erst danach die Therapiezuteilung erfolgt (häufig als »admission before allocation« bezeichnet).

In der Praxis kann die zentrale Randomisation z. B. durch ein Web-Portal realisiert werden, in dem ein neu in die Studie aufgenommener Patient erfasst und die Zuteilung in einen der Therapiearme ausgegeben wird. Ein alternatives Verfahren ist die Fax- oder Telefonrandomisation, wo eine externe Stelle kontaktiert wird, die die Therapiezuteilung bekannt gibt. Statt einer zentralen Randomisation wird in manchen Fällen eine Umschlagrandomisation vorgeschlagen. Hierbei werden vor Studienbeginn versiegelte Briefumschläge vorbereitet, die jeweils eine Therapiezuteilung für einen Patienten beinhalten. Soll ein neuer Patient randomisiert werden, wird einfach der nächste Umschlag geöffnet. Bei dieser Methode besteht die Gefahr der bewussten oder unbewussten Manipulation der Zuteilungen. Denkbar wäre, dass der falsche Umschlag gegriffen wird oder dass evtl. beim Gegen-das-Licht-Halten die Therapiezuteilung durchscheint. Eine zentrale Randomisation ist in jedem Fall einer Umschlagrandomisation vorzuziehen (▶ Kap. 10).

> ❯ **Randomisierte, kontrollierte, doppelblinde Studien gelten als »Goldstandard« bei experimentellen klinischen Studien. Unter diesen**

Gegebenheiten wird das Risiko für Verzerrungen möglichst klein gehalten und es lassen sich die validesten Ergebnisse erzielen.

4.2.4 Fallzahlplanung

Zur Konzeption jeder klinischen Studie gehört im Vorfeld eine Fallzahlplanung. Dabei wird abgeschätzt, wie viele Patienten in die Studie aufgenommen und behandelt werden müssen, um einen Effekt der Intervention zeigen zu können. Diese Stichprobengröße muss begründet sein und wird in der Regel auf Basis verschiedener Annahmen berechnet. Dazu gehören:

- Welcher Behandlungseffekt wird erwartet?
- Welchen klinischen Unterschied zwischen den Gruppen möchte man mindestens zeigen (der kleinste klinisch relevante Unterschied zwischen zwei Therapien)?
- Wie stark variieren die Ergebnisse der Patienten?
- Welche Irrtumswahrscheinlichkeiten sollen für das Experiment festgelegt werden?

All diese Aspekte beeinflussen die Fallzahlabschätzung und sollten genauestens im Rahmen der Studienplanung diskutiert werden.

Einige Patienten verlassen leider die Studie vor ihrem eigentlichen Ende. Mögliche Gründe sind: der Verlust des Interesses an der Studie, ein Umzug in eine andere Stadt, der mit der Studienteilnahme verbundene Aufwand, eine Verschlechterung des Gesundheitszustands oder Nebenwirkungen der Therapien. Diese sog. Drop-outs sollten bei der Fallzahlplanung (und ggf. in der Auswertung) ebenfalls berücksichtigt werden. Deshalb wird in der Regel ein gewisser Prozentsatz auf die berechnete Stichprobengröße aufgeschlagen.

Irrtumswahrscheinlichkeiten
Im Bereich der Therapieforschung kann es im Rahmen von Zufallsschwankungen passieren, dass es den Patienten in der Interventionsgruppe deutlich besser geht als den Patienten in der Placebogruppe, obwohl das Arzneimittel in Wirklichkeit gar nicht wirkt (d. h. genauso gut wie Placebo ist). Auf Basis der Studienergebnisse würde fälschlicherweise geschlussfolgert werden, dass das Arzneimittel wirksam ist. Dies wird

als Fehler 1. Art bezeichnet und man beschränkt diese Fehlerwahrscheinlichkeit in der Regel auf 5%.

Zum anderen gibt es die Wahrscheinlichkeit, eine wirksame Therapie zu übersehen, weil die in Wahrheit bestehende Überlegenheit der Intervention, z. B. aufgrund zu kleiner Fallzahl, in der Studie nicht gezeigt werden konnte (Fehler 2. Art). Je kleiner die Irrtumswahrscheinlichkeiten gewählt werden (also je sicherer man sein möchte, dass das Stichprobenergebnis mit der Wahrheit übereinstimmt), desto größer wird die benötigte Fallzahl, sodass diesbezüglich ein Kompromiss eingegangen werden muss.

Um tiefergehend in die Thematik klinischer Studien einzusteigen und detailliertere statistische Kenntnisse zu erlangen, sei auf die Serie »Statistics notes« des British Medical Journals hingewiesen. (▶ www.bmj.com/specialties/statistics-notes).

4.2.5   Multizentrische Studien

Studien, in denen Patienten nur an einem einzigen Standort, z. B. in einem einzigen Krankenhaus, rekrutiert werden, nennt man monozentrische Studien. Gibt es hingegen mehrere Standorte, an denen Patienten nach einem gemeinsamen Studienprotokoll behandelt werden und die dabei erhobenen Daten in eine gemeinsame statistische Auswertung einfließen, handelt es sich um eine multizentrische Studie. Um auf Basis der Studienergebnisse Rückschlüsse auf die Gesamtheit aller Patienten mit der jeweiligen Erkrankung zu ziehen, sind multizentrische Studien besser geeignet, da der Einfluss jeder einzelnen Klinik mit seinen möglichen Besonderheiten minimiert wird. Multizentrische Studien haben auch deshalb eine größere Glaubwürdigkeit, weil das Studienprotokoll in der Regel viel detaillierter geschrieben wurde, damit die einzelnen Prüfstellen genau wissen, wie sie die Studie durchführen sollen. Das Studienprotokoll reflektiert dann häufig auch den Konsens vieler teilnehmender Ärzte über den »State of the Art« der Behandlung in einer bestimmten Indikation (Erkrankung). Oftmals ist es zudem bei Fallzahlen von mehreren hundert oder tausend Patienten ausgeschlossen, dass alle an einer Prüfstelle rekrutiert werden können.

Multizentrische Studien erfordern ein hohes Maß an Logistik, insbesondere dann, wenn die Standorte nicht alle in einem Land sondern über Europa oder die ganze Welt verteilt sind. Umso wichtiger ist die sorgfältige Ausarbeitung des Studienprotokolls, in dem alle studienrelevanten Aspekte detailliert erläutert werden. Es muss sichergestellt werden, dass der Behandlungsablauf an allen Prüfstellen gleich gestaltet wird, um repräsentative Ergebnisse zu erheben.

4.3   Studiendesigns

Es gibt verschiedene Ansätze, Studien in Klassen einzuteilen. Eine Möglichkeit ist, zwischen Beobachtungsstudien und experimentellen Studien zu unterscheiden. In Beobachtungsstudien wird der Zustand der Patienten und die angewendeten Diagnoseverfahren und Therapien über eine gewisse Zeit dokumentiert ohne dass sie eine bestimmte studienspezifische Behandlung erhalten. In experimentellen Studien hingegen wird eine bestimmte Intervention (ggf. im Vergleich zu einer randomisierten Kontrolle) untersucht, die ganz gezielt beschrieben ist und evaluiert werden soll.

4.3.1   Beobachtungsstudien

Beobachtungsstudien können retrospektiv oder prospektiv ausgelegt sein, je nachdem ob zum Erheben der Studiendaten in die Vergangenheit (retrospektiv) der Patienten schaut oder sie in die Zukunft (prospektiv) beobachten werden sollen.

Ein retrospektives Studiendesign sind **Fall-Kontroll-Studien**, bei denen Patienten mit einer bestimmten Diagnose (Fälle) mit nicht erkrankten (Kontrollen) hinsichtlich ihrer Exposition, d. h. verschiedener Faktoren in ihrer Vergangenheit, verglichen werden. So hätten in den 1950er Jahren ganz gezielt Herzinfarktpatienten und gesunde Menschen gleichen Alters und Gesundheitszustands hinsichtlich ihres Aspirinkonsums gegenübergestellt werden können, um erste Vermutungen zur protektiven Wirkung von Aspirin zu untermauern.

Prospektive Beobachtungsstudien sind in der Regel **Kohortenstudien**, bei denen eine bestimmte Population ab einem bestimmten Zeitpunkt in die Zukunft hinein beobachtet wird. Unter den Beobachteten sind Menschen mit und ohne eine bestimmte Exposition. Es wird geschaut, wer von ih-

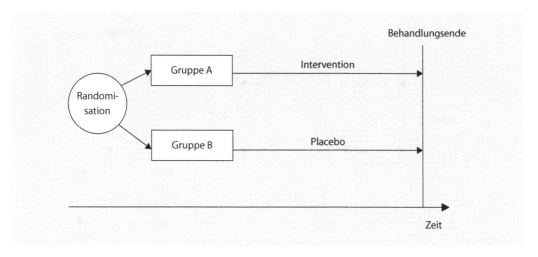

Abb. 4.2 Parallelgruppendesign. Bei allen schematischen Darstellungen der verschiedenen Studiendesigns handelt es sich um vereinfachte Darstellungen, in denen Placebo als Kontrollmedikation gewählt wurde. Es gibt natürlich auch aktiv kontrollierte Studien, in denen die Prüfmedikation gegen ein bereits etabliertes Medikament getestet wird. Außerdem kann es durchaus mehr als zwei Behandlungsgruppen geben, z. B. wenn verschiedene Dosisstärken der Prüfmedikation getestet werden sollen

nen in der Zukunft die zu untersuchende Krankheit entwickelt und ob ein Zusammenhang zwischen Exposition und Erkrankung besteht.

Beobachtungsstudien eignen sich zur Generierung von Hypothesen und zum Entdecken möglicher Zusammenhänge zwischen Exposition und Erkrankung. Es ist jedoch wichtig, die Limitationen des beobachtenden Ansatzes in Bezug auf mögliche systematische Verzerrungen zu diskutieren. Die Aussagekraft von Beobachtungsstudien ist nicht so groß wie die von experimentellen Interventionsstudien. Deshalb können nur im Rahmen von Interventionsstudien konfirmatorische (beweisende) Schlüsse aus den Studienergebnissen gezogen werden.

4.3.2 Experimentelle Studien

Experimentelle Studien sind immer prospektiv ausgelegt und untersuchen den Einfluss einer ganz gezielten Intervention (z. B. eines neuen Medikaments) auf den Gesundheitszustand der Patienten. Hier kommen Aspekte wie Randomisation, Verblindung und Wahl einer Kontrollgruppe zum Tragen. Es gibt viele verschiedene Studiendesigns, wie die experimentelle Therapie mit einer Kontroll-

gruppe verglichen werden kann, um verschiedenen Anforderungen der Realität zu genügen oder möglichst effizient Therapien miteinander zu vergleichen. Das einfachste und am häufigsten eingesetzte Versuchsdesign ist das **Parallelgruppendesign** (□ Abb. 4.2). Hier werden die Patientenkollektive, die sich ausschließlich durch die zu untersuchende experimentelle Therapie bzw. die Kontrolltherapie unterscheiden, zeitlich parallel behandelt und beobachtet.

So könnten z. B. Patienten mit einem erhöhten Risiko für einen Myokardinfarkt in Therapiearm A (Aspirin) oder B (Placebo) randomisiert und dann ein Jahr lang behandelt werden. Am Ende wird die Mortalitätsrate in den beiden Gruppen verglichen.

Eine Alternative stellt das **Cross-Over-Design** dar (□ Abb. 4.3), bei dem jeder Patient zeitlich versetzt sowohl die Interventions- als auch die Kontrolltherapie erhält. Solche Studien sind nur bei chronischen Erkrankungen geeignet, da es nicht schon durch die Erstbehandlung zu einer Heilung kommen darf. Zwischen den beiden Behandlungen muss eine Wash-out-Phase liegen, um mögliche Nachwirkungen der ersten Therapie auf die zweite Behandlungsperiode auszuschließen. Der wesentliche Vorteil dieses Designs ist es, dass jeder Patient seine eigene Kontrolle bildet, wodurch ggf.

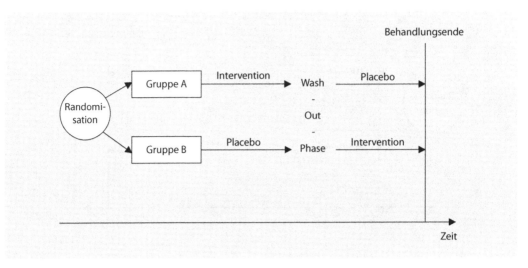

⬛ **Abb. 4.3**   Cross-Over-Design

	Medikament B	Placebo (zu B)
Medikament A	A B	A P
Placebo (zu A)	P B	P P

⬛ **Abb. 4.4**   Faktorielles Design

die Fallzahlanforderungen des Experiments geringer werden.

Manchmal sollen in einer klinischen Studie mehrere verschiedene Medikationen gleichzeitig untersucht werden, weil man vermutet, dass die Gabe der einzelnen Arzneimittel zwar schon eine gute Therapie darstellt, diese aber durch die gezielte Kombination der Medikamente noch optimiert werden kann. In diesem Fall bietet sich ein **faktorielles Design** an (⬛ Abb. 4.4), bei dem es im einfachsten Fall vier Studienarme gibt: Therapie A, Therapie B, Placebo und die Kombination von A und B. Um solche Studien doppelblind zu gestalten,

wird in der Regel die bereits vorgestellte Double-Dummy-Methode verwendet, indem die Therapiegruppen, die nur die einfache Therapie bzw. Placebo erhalten, eine zusätzliche zweite Placebo-Tablette erhalten.

Beim **Enrichment Design** mit nachfolgendem **Randomized Withdrawal Design** (⬛ Abb. 4.5), erhalten zunächst alle Studienteilnehmer die Interventionstherapie. Nach einer im Studienprotokoll festgelegten Zeit wird untersucht, ob die Patienten positiv auf die Therapie ansprechen oder nicht. Für die Nonresponder, d. h. für die Patienten, denen es trotz Gabe der Therapie nicht besser geht, ist die

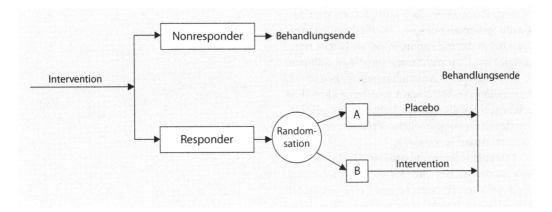

◘ Abb. 4.5   Enrichment Design mit nachfolgendem Randomized Withdrawal Design

Studie an dieser Stelle beendet. Diejenigen, deren Zustand sich unter Gabe der Therapie verbesserte (sog. Responder) werden randomisiert und erhalten in der folgenden Periode entweder weiterhin die Medikation oder Placebo.

4.4   Phasen der Arzneimittelentwicklung

Mittlerweile ist der Arzneimittelmarkt ein durch viele Gesetze hochregulierter Bereich. Bevor ein neues Medikament eine Zulassung von einer Arzneimittelbehöre bekommt, müssen mehrere Phasen der Arzneimittelentwicklung durchlaufen werden.

Bevor ein neuer, erfolgsversprechender Wirkstoff das erste Mal von einem Menschen eingenommen wird, müssen zahlreiche **präklinische Tests** durchlaufen werden. In Tierversuchen wird insbesondere die potentielle Toxizität vorab untersucht, um das Risiko für die anschließende Prüfung beim Menschen möglichst gering zu halten.

Der erste Einsatz der neuen Prüfsubstanz beim Menschen (**Phase-I**-Studien) ist in der Regel an einigen wenigen gesunden Freiwilligen. Hier wird insbesondere die Pharmakokinetik untersucht, d. h. die Aufnahme der Prüfsubstanz (Resorption), die Verteilung im menschlichen Körper (Distribution), die Verstoffwechselung (Metabolisierung) und die Ausscheidung (Exkretion) werden genau evaluiert (▶ Kap. 11). Bei einigen Medikationen wie z. B. bei hochtoxischen Substanzen wie Zytostatika

oder immunmodulatorischen Substanzen (Antikörper) ist der Einsatz bei gesunden Probanden ethisch nicht vertretbar. In diesen Fällen erfolgt die Gabe des Prüfpräparats schon in Phase-I-Studien an Patienten.

In **Phase-II**-Studien wird erstmalig in der späteren Zielpopulation an ca. 100–300 Patienten, die Wirksamkeit und Sicherheit der Prüfsubstanz untersucht. In vielen Erkrankungsgebieten haben Phase-II-Studien das Ziel, eine optimale Dosierung und Therapiedauer des Testarzneimittels zu finden.

In **Phase-III**-Studien soll die therapeutische Wirksamkeit und Sicherheit der neuen Medikation oder allgemein einer therapeutischen Intervention bestätigt werden. Hierfür ist es zumeist notwendig, nochmals eine größere Patientenanzahl zu behandeln. Eine individuelle Fallzahlplanung ist daher nötig. Phase-III-Studien sind in der Regel randomisiert, kontrolliert und möglichst doppelblind. Im Anschluss an Phase III kann eine Marktzulassung bei einer Arzneimittelbehörde beantragt werden.

Phase-IV-Studien werden durchgeführt, wenn ein Medikament bereits auf dem Markt ist. Ziel ist es hier, das angenommene Nutzen-Risiko-Verhältnis zu bestätigen, evtl. seltene Nebenwirkungen zu entdecken oder eine weitergehende Wirksamkeit zu untersuchen. Ist z. B. ein Arzneimittel für die Blutdrucksenkung zugelassen, so kann in einer Phase-IV-Studie nachgewiesen werden, dass die Einnahme des Medikaments auch einen positiven Einfluss auf die Mortalität hat.

Von Phase-IV-Studien abzugrenzen sind **Anwendungsbeobachtungen.** Hierbei werden Arzneimittel in der Indikation, in der sie bereits zugelassenen sind, im nichtinterventionellen Rahmen, d. h. im normalen Anwendungsalltag, betrachtet. Anwendungsbeobachtungen sind keine klinischen Prüfungen gemäß Arzneimittelgesetz. Es gibt keinen detailliert ausgearbeiteten Prüfplan und keine Ein- und Ausschlusskriterien.

Therapieoptimierungsstudien (TOPs) werden insbesondere in der Onkologie durchgeführt, um durch gezielte Verbesserung und Verfeinerung der Behandlungsmethoden das positive Therapieansprechen und die Heilungsraten zu erhöhen. Dabei werden Kombinationen verschiedener bereits zugelassener Medikamente oder der Einsatz von Arzneimitteln, die bereits Erfolge bei ähnlichen Krankheitsbildern zeigten, getestet.

Allen gemeinsam ist, dass sie mit Sorgfalt geplant werden sollten, damit die Ergebnisse am Studienende optimal interpretiert werden können.

Literatur

► http://www.bmj.com/specialties/statistics-notes [zuletzt abgerufen am: 31.10.2014]
► http://www.ich.org/fileadmin/Public_Web_Site/ICH_Products/Guidelines/Efficacy/E6/E6_R1_Guideline.pdf [zuletzt abgerufen am: 31.10.2014]
Schumacher M, Schulgen-Kristiansen G (2008) Methodik klinischer Studien. Methodische Grundlagen der Planung, Durchführung und Auswertung. 3. Aufl. Springer, Berlin Heidelberg

Gesetze und Regularien für klinische Studien mit Arzneimitteln

Florinda Mihaescu

C. Fiedler, B. Raddatz (Hrsg.), *Study Nurse / Studienassistenz*,
DOI 10.1007/978-3-662-45423-7_5, © Springer-Verlag Berlin Heidelberg 2015

5.1 Organe und deren Funktionen im regulatorischen Umfeld

In Deutschland ist die Durchführung von klinischen Studien seit 1976 Voraussetzung für die Zulassung von Arzneimitteln.

Nehmen wir an, Sie betreuen eine klinische Studie in Deutschland mit einem Prüfpräparat, das später als Humanarzneimittel ausschließlich in Deutschland, also **national**, zugelassen werden soll.

In diesem Fall wird das Bundesinstitut für Arzneimittel und Medizinprodukte (BfArM), oder das Paul-Ehrlich Institut (PEI) – Bundesinstitut für Impfstoffe und biomedizinische Arzneimittel, diejenige Bundesoberbehörde (BOB) sein, die die Zulassung oder Registrierung für dieses Fertigarzneimittel erteilt. In Deutschland dürfen Fertigarzneimittel nur dann in den Verkehr gebracht werden, nachdem sie von der zuständigen BOB zugelassen oder registriert wurden. Dabei ist das PEI u. a. für Sera, Impfstoffe, Blutzubereitungen, gentechnisch hergestellte Blutbestandteile zuständig und das BfArM für alle »klassischen« Arzneimittel. Somit haben wir für Deutschland zwei BOB, die einerseits für die Zulassung eines Arzneimittels und andererseits für die Genehmigung und Überwachung der dafür notwendigen klinischen Studien zuständig sind. Die Überwachung klinischer Studien erfolgt dabei durch die je nach Landesrecht gebildeten Inspektorate zum Vollzug des Arzneimittelrechts.

Nehmen wir nun an, dass das Prüfpräparat, das Sie in Ihrer Studie testen, später als Arzneimittel in **mehreren europäischen Ländern** gleichzeitig auf den Markt kommen soll. Dies ist seit der Verabschiedung der europäischen Richtlinie 2001/83/EG, die in Deutschland mit der 14. AMG Novelle 2005 umgesetzt wurde, über zwei Wege möglich.

Demnach kann der Pharmahersteller entweder ein **dezentralisiertes Verfahren** (»Decentralised Procedure, DCP«) oder ein Verfahren der **gegenseitigen Anerkennung** (»Mutual Recognition Procedure, MRP«) wählen.

Ein vom Pharmahersteller gewählter Mitgliedstaat (Reference Member State) reicht die Zulassung bei den BOB der beteiligten Staaten ein (Concerned Member States). Falls es zu »Streitigkeiten« kommt zwischen den einzelnen Staaten, greift die Europäische Arzneimittelagentur (EMA) ein, indem es zu einem Schiedsverfahren vor dem Committe for Human Medicinal Products (CHMP) der EMA kommt. Das CHMP ist zudem zuständig für eine **zentrale Zulassung**, bei der ein Arzneimittel in allen Mitgliedsstaaten des europäischen Wirtschaftsraums (EU-Mitglieder, Island und Norwegen) durch einen einzigen Antrag bei der EMA zugelassen werden kann. Hier seien einige BOB (Arzneimittelbehörden) in anderen EU-Mitgliedsstaaten genannt: z. B. AGES in Österreich, ANSM in Frankreich oder AIFA in Italien.

Denken wir noch ein Stück »internationaler«: nehmen wir an, das getestete Arzneimittel soll z. B. auch in den USA auf den Markt kommen. Dann entscheidet die amerikanische BOB, die »Food and Drug Administration« (FDA) = behördliche Lebensmittelüberwachungs- und Arzneimittelzulassungsbehörde der Vereinigten Staaten darüber, ob die eingereichten Daten für eine Zulassung auf dem US-amerikanischen Markt reichen oder nicht. Die FDA kann zudem Überprüfungen von Studienzentren die an den klinischen Studien mit diesem Prüfpräparat mitgewirkt haben und außerhalb der USA liegen, vornehmen und überprüft dabei auch die Konformität mit den US-Gesetzen.

Soweit klar (◘ Abb. 5.1)? Wir haben nun die BOB und die europäische EMA als wichtigste Organe für die Erteilung der Genehmigung zur Durchführung von klinischen Studien und der Zulassung von Arzneimitteln identifiziert. Einen essenziellen Partner, ohne den klinische Studien undenkbar sind, gilt es noch vorzustellen: die Ethikkommissionen (▶ Kap. 6).

Wir kehren zu dem eher »behördlichen« Aspekt zurück und schauen uns die Gesetze und Regularien an.

5.2 Systematik von Gesetzen, Verordnungen, Richtlinien und Leitlinien

Im ersten Beispiel führen Sie eine Studie in Deutschland durch; dafür brauchen Sie die Genehmigung der BOB (BfArM oder PEI) und die befürwortende Stellungnahme der federführenden Ethikkommission.

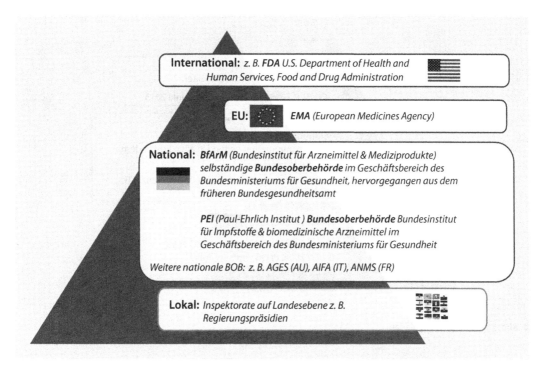

Abb. 5.1 Übersicht Behörden

Grundlage dafür ist die seit 2004 geltende »12. AMG-Novelle«, die die Umsetzung der europäischen Richtlinie 2001/20/EC darstellt. Wir haben es mit einer europäischen Richtlinie (im englischen Sprachgebrauch »directive«) zu tun, die in nationales Recht (Gesetz über den Verkehr mit Arzneimitteln – Arzneimittelgesetz-AMG) umgesetzt wurde. Die in §42 Absatz 3 des AMG verankerte Rechtsverordnung, die »GCP-Verordnung (GCP-V) – Verordnung über die Anwendung der guten klinischen Praxis bei der Durchführung von klinischen Prüfungen mit Arzneimitteln zur Anwendung am Menschen« regelt Details zu klinischen Prüfungen und weist auf die Einhaltung von Good Clinical Practice (GCP) hin.

Das AMG und die GCP-V sind die gesetzliche Basis für die Durchführung von klinischen Studien in Deutschland. Weitere Gesetze sind z. B. das Bundesdatenschutzgesetz (BDSG), das u. a. die Weitergabe von personengebundenen Daten in pseudonymisierter bzw. anonymisierter Form regelt (Abb. 5.2). Oder die Strahlenschutzverordnung (StrlSchV), die immer dann Anwendung findet, wenn Sie eine Studie betreuen, für die der Prüfplan Untersuchungen vorsieht, die eine erhöhte Strahlenbelastung darstellen. In diesen Fällen ist in Deutschland das Bundesamt für Strahlenschutz (BfS), das für die Sicherheit und den Schutz des Menschen und der Umwelt vor Schäden durch ionisierende und nichtionisierende Strahlung zuständig ist, involviert. Für Ärzte, die sich als Prüfer in klinischen Studien betätigen, ist es verpflichtend, sich durch eine Ethikkommission beraten zu lassen. Dies ist über §15 der (Muster)berufsordnung auf Landesebene gesetzlich verankert.

Für die Durchführung von klinischen Studien in der EU finden sich in EudraLex-Volume 10 »the rules governing medicinal products in the European Union« eine Sammlung von europäischen Richtlinien und Verordnungen, die rechtlich bindend sind und Leitlinien, die nicht rechtlich bindend sind.

Als wichtigste **Richtlinie** sei hier die schon erwähnte Richtlinie 2001/20/EG genannt; als wichtigste **Leitlinie** die »ICH-GCP«- Leitlinie »ICH Harmonised Tripartite Guideline, Guideline for

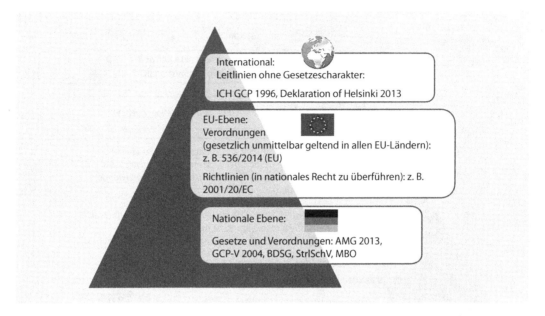

■ **Abb. 5.2**   Übersicht Regularien

Good Clinical Practice E6 (R1)[0], kurz »ICH GCP« von 1996.

Weiterhin ist die in ► Kap. 6 behandelte »Deklaration von Helsinki – Ethical Principles for Medical Research Involving Human Subjects« der World Medical Association (WMA) die »Ursprungsleitlinie«, auf der die gesamten Regularien für die Durchführung von klinischen Studien beruhen. Auch wenn es sich »nur« um Leitlinien handelt, werden diese international anerkannten Standards auf die gesetzliche Ebene gehoben, indem Gesetze und Regularien auf deren Einhaltung hinweisen.

Zum Schluss sind die auf europäischer Ebene geltenden Verordnungen (engl. »Regulation«) zu nennen, die unmittelbar in jedem Mitgliedsstaat gelten ohne dass es einer Umsetzung in nationales Recht bedarf. Aus aktuellem Anlass soll hierzu die im Juni 2014 in Kraft getretene EU-Verordnung 536/2014/EU[2], die die Verordnung 2001/20/EC ersetzen wird, vorgestellt werden. Weitere Verordnungen wie z. B. 726/2004/EC von März 2004 zur Errichtung und Arbeit der Europäischen Arzneimittelagentur (EMA) gelten weiterhin.

5.3   Wichtige Gesetze, Richtlinien und Leitlinien

5.3.1   AMG und GCP-V

Das erste Arzneimittelgesetz (AMG) von 1961 enthielt keine Forderung zur Prüfung von Wirksamkeit und Verträglichkeit von Arzneimitteln; erst 1976 wurde dies zur Pflicht. In der Zeit von 1986–2009 gab. es insgesamt 15 Novellierungen des AMGs, wobei die 12. AMG-Novelle 2004 die wichtigste Änderung darstellte. Seit 2004 wird in Deutschland sowohl eine Genehmigung der BOB als auch eine zustimmende Bewertung der federführenden Ethikkommission benötigt.

Im Oktober 2012 erfolgte die Umsetzung von zwei europäischen Richtlinien durch das »Zweite Gesetz zur Änderung arzneimittelrechtlicher und anderer Vorschriften (2. AMGuaÄndG)«. Es waren im Wesentlichen die Richtlinien 2010/84/EU (Pharmakovigilanz) und 2011/62/EU (Verhinderung des Eindringens von gefälschten Arzneimitteln in die legale Lieferkette) sowie bestimmte Teile der Richtlinie 2011/24/EU (Ausübung der Patientenrechte in der grenzüberschreitenden

Gesundheitsversorgung). Für die tägliche Arbeit in klinischen Prüfungen war die seit Oktober 2012 gesetzlich vorgeschriebene Nennung eines Stellvertreters für den Prüfer sicherlich eine der wichtigsten Änderungen.

Im Juni 2013 wurden im 3. AMGuaÄndG (»Drittes Gesetz zur Änderung arzneimittelrechtlicher und anderer Vorschriften«) bestimmte Artikel der Richtlinie 2012/26/EU (Pharmakovigilanz) ins deutsche Recht überführt. Weiterhin gab es Änderungen bezüglich der allgemeinen Voraussetzungen für nichtinterventionelle Unbedenklichkeitsprüfungen, Änderungen der Dopingvorschriften und Klarstellungen bezüglich der Nutzenbewertung von Arzneimitteln. Aktuell gilt das AMG »Arzneimittelgesetz in der Fassung der Bekanntmachung vom 12.12.2005 (BGBl. I S. 3394), das zuletzt durch Artikel 3 des Gesetzes vom 17.12.2014 (BGBl. I S. 2222) geändert worden ist«.

> **Die wichtigsten Paragraphen sind:**
> - §4: Sonstige Begriffsbestimmungen: hier finden Sie die Definitionen von z. B. »Prüfer« oder »Sponsor«,
>   - 4. Abschnitt »Zulassung der Arzneimittel« bzw. 5. Abschnitt »Registrierung von Arzneimitteln«;
> - §40–42 Schutz des Menschen bei der klinischen Prüfung im 6. Abschnitt: hier finden Sie z. B. die Voraussetzungen hinsichtlich schriftlicher Einverständniserklärung nach Information;
> - §64 Durchführung der Überwachung;
> - §67 Allgemeine Anzeigepflicht;
> - §§95 und 96 Strafvorschriften und
> - §97 Bußgeldvorschriften.

Die GCP-Verordnung von 2004 gilt weiterhin in der aktuellen Fassung vom 19.10.2012 und ist sozusagen das »Anhängsel« zum AMG. Sie ist eine Rechtsverordnung nach §42 Abs. 3 des AMG und »regelt die Aufgaben, Verantwortungsbereiche und Verfahren, hinsichtlich der Planung, Genehmigung, Durchführung und Überwachung von klinischen Prüfungen am Menschen nach §4 Abs. 23 des Arzneimittelgesetzes.Sie hat den Zweck, »die Einhaltung der Guten Klinischen Praxis bei der Planung, Durchführung und Dokumentation klinischer Prüfungen

am Menschen und der Berichterstattung sicherzustellen«. In der GCP-V haben wir erneut den direkten Bezug zu den GCP-Leitlinien.

Weitere Verordnungen sind die AMG-Anzeigenverordnung und die AMG-Kostenverordnung, die auch Details zum AMG regeln.

5.3.2 ICH GCP

Folgendes Gedankenexperiment: Stellen Sie sich vor, eine Studie wird in Europa, Asien und USA gleichzeitig durchgeführt. Jedes Land in diesen Erdteilen führt die Studie etwas unterschiedlicher durch. Die Einwilligung der Patienten wird z. B. in einem Land schriftlich, in dem anderen mündlich eingeholt. In einem Land sollen alle unerwünschten Ereignisse dokumentiert werden und in dem anderen nur die, die in einem möglichen Zusammenhang mit dem Prüfpräparat stehen. Was würde spätestens bei der Einreichung zur Zulassung passieren? Es gäbe keine Vergleichbarkeit. Der eine Staat könnte verlangen, dass die Studie nochmal nach seinen Regeln durchgeführt wird oder würde die Zulassung ablehnen. So ähnlich müssen Sie sich die Situation vor 1996 vorstellen, bevor es die international anerkannte ICH-GCP-Leitlinie gab. Sie heißt »Tripartite Guideline«, weil sie eine Harmonisierung der drei Gebiete erreicht hat: USA, Asien und Europa.

Der Weg dahin ging über:
- Paris, 1989: WHO-Konferenz zur Planung der Zusammenarbeit von Zulassungsbehörden und Pharmaindustrieverbänden aus EU, Japan und USA in einer Organisation (ICH),
- Brüssel, 1990: Gründung CH, »International Conference on Harmonisation of Technical requirements for the Registration of Pharmaceuticals for Human Use«; es wurden die Leitlinien zu »Safety« (Sicherheit), »Quality« (Qualität) und »Efficacy« (Wirksamkeit) geplant,
- bis dann 1996 die ICH-E6/GCP-Leitlinie (E6 = efficacy topic 6) auf Basis der Deklaration von Helsinki unter Berücksichtigung der Good Clinical Practices der EU, Japan, USA, Australien, Kanada, der nordischen Länder und der WHO verabschiedet wurde.

Die ICH-GCP E6 (R1)-Leitlinie gilt seit 1996 und gliedert sich in acht Kapitel:

- Glossar,
- Prinzipien von ICH GCP,
- Ethikkommittee,
- Prüfer,
- Sponsor,
- Prüfplan und Amendments,
- Investigator´s Brochure,
- essenzielle Dokumente.

> ⊘ **Sie werden in ICH GCP zu allen Belangen einer klinischen Prüfung eine Referenz finden und sie gilt international. Falls es nationale Regelungen gibt wie z. B. im Bereich der Archivierung von Unterlagen zur klinischen Prüfung, die über ICH GCP hinausgehen, müssen die nationalen Gesetze befolgt werden. Nach ICH GCP sollen z. B. essenzielle Dokumente für bis zu 2 Jahren nach der letzten Zulassung in einer ICH-Region aufbewahrt werden; nach deutschem Gesetz mindestens 10 Jahre.**

5.3.3 EU-Verordnung

»Die eingefrorene Verordnung«   Die unterschiedlichen Möglichkeiten der Zulassungen im europäischen Raum (▸ Abschn. 5.1) haben Ihnen die Vielfalt der regulatorischen Anforderungen klargemacht.

Es war das oberste Ziel, der 2014 in Kraft getretenen europäischen Verordnung durch ein zentralisiertes Zulassungsverfahren eine EU-weite Harmonisierung zu schaffen und den europäischen Markt attraktiver für die Durchführung von klinischen Studien zu gestalten. Insbesondere für die Patienten in der EU ist somit die Chance auf eine Behandlung mit neuesten Therapiestrategien gestiegen.

Es handelt sich um eine Verordnung auf europäischer Ebene, also um ein Gesetz, das unmittelbar in allen Mitgliedsstaaten gilt. Die Verordnung ist zwar im Juni 2014 in Kraft getreten, sie kann aber erst voraussichtlich ab Mai 2016 gelten, da die dafür notwendige Schaffung und Testung eines europäischen elektronischen Portals noch

aussteht. Die Verordnung könnte als eine »eingefrorene Verordnung« oder eine »auf Eis« gelegte, bezeichnet werden.

Die wichtigsten Änderungen auf einen Blick:

- einheitliches Genehmigungsverfahren für die gesamte EU,
- pro Studie ein zentraler Antrag über das Online-Portal der EMA mit Liste der EU-Länder, aus denen Zentren beteiligt sein sollen,
- Sponsor schlägt einen der betroffenen Mitgliedsstaaten als berichterstattenden Mitgliedstaat vor,
- Bewertung der Ethikkommision nicht mehr parallel zur BOB, sondern als Teil einer einzigen Genehmigung; es wird nur noch ein Schreiben mit einer Genehmigung von der EK und der BOB geben,
- zweiteiliger Bewertungsbericht: Teil I für berichterstattenden Mitgliedsstaat, Teil II für die betroffenen Mitgliedsstaaten,
    - Teil I umfasst Überprüfung der Kriterien für minimalinterventionelle klinische Prüfung, therapeutischen Nutzen, Risiken und Nachteile usw.
    - Teil II umfasst Überprüfung der Einhaltung der Voraussetzungen für die Einwilligung nach Aufklärung, Übereinstimmung der Vorkehrungen für Vergütung oder Aufwandsentschädigung der Prüfungsteilnehmer und der Prüfer usw.
- Sponsor muss neben der Zusammenfassung der Ergebnisse auch den Studienabschlussbericht an die EU-Datenbank übermitteln (für zulassungsrelevante Studien innerhalb von 30 Tagen).
- Sponsor übermittelt zusätzlich zur Zusammenfassung innerhalb eines Jahres ab dem Ende der klinischen Prüfung eine Zusammenfassung, die in einer für Laien verständlichen Weise formuliert ist (dieser Passus geht auch in den Informed Consent Form, ICF, ein).
- Sponsor meldet über das EU-Portal Start, Stopp, First Patient First Visit (FPFV), Rekrutierungsende einer klinischen Prüfung innerhalb von 15 Tagen.
- Meldung von »serious breaches« (Verstöße) gegen die Verordnung (VO) und/oder den Prüfplan innerhalb 7 Tagen.

Prüfer und Sponsor bewahren den Inhalt ihres Master File nach Beendigung der klinischen Prüfung mindestens 25 Jahre lang auf. Die Patientenakten der Prüfungsteilnehmer werden jedoch gemäß dem nationalen Recht aufbewahrt.

Ab Mai 2016 werden die Begriffe klinische Studie und klinische Prüfung unterschieden:

— Klinische Prüfung (»clinical trial«) als eine Kategorie der »klinischen Studie« (»clinical study«).

— Klinische Studie ist jede am Menschen durchgeführte Untersuchung, die dazu bestimmt ist,
   — die klinischen, pharmakologischen oder sonstigen pharmakodynamischen Wirkungen eines oder mehrerer Arzneimittel zu erforschen oder zu bestätigen,
   — jegliche Nebenwirkungen eines oder mehrerer Arzneimittel festzustellen oder
   — die Absorption, die Verteilung, den Stoffwechsel oder die Ausscheidung eines oder mehrerer Arzneimittel zu untersuchen, mit dem Ziel, die Sicherheit und/oder Wirksamkeit dieser Arzneimittel festzustellen.

— Klinische Prüfung ist eine klinische Studie, die mindestens eine der folgenden Bedingungen erfüllt:
   — der Prüfungsteilnehmer wird vorab einer bestimmten Behandlungsstrategie zugewiesen, die nicht der üblichen klinischen Praxis des betroffenen Mitgliedstaats entspricht;
   — die Entscheidung, die Prüfpräparate zu verschreiben, wird zusammen mit der Entscheidung getroffen, den Prüfungsteilnehmer in die klinische Studie aufzunehmen, oder
   — an den Prüfungsteilnehmern werden diagnostische oder Überwachungsverfahren angewendet, die über die normale klinische Praxis hinausgehen.

— Nichtinterventionelle Studie ist eine klinische Studie, die keine klinische Prüfung ist.

> — Die ab 2016 geltende EU-Verordnung wird eine Reihe an Änderungen mit sich bringen. Die tägliche Arbeit in der Betreuung von klinischen Studien bleibt für Sie als Studienassistenz gleich.
> — Bis dahin gelten weiterhin das AMG, die GCP-V und die europäischen Regularien; erst ab 2016 wird die Richtlinie 2001/20/EC durch die neue Verordnung 536/2014/EU abgelöst.
> — Die internationalen Leitlinien ICH GCP und die Deklaration von Helsinki gelten weiterhin!

5.4   Kurzer Überblick

Es entsteht schnell der Eindruck, dass bei der Vielfalt von Gesetzen, Richtlinien, Leitlinien und Empfehlungen man sich leicht im Dschungel der Regularien verirren könnte.

Es gilt den Überblick zu behalten: übergeordnet sind die ethischen Prinzipien und die ICH-GCP-Leitlinie (die »soft laws«), dann folgen abhängig von dem jeweiligen Land die nationalen bzw. europäischen Regularien bis auf die Ebene der Bundesländer und dann gibt es noch die »Spezialgesetze« wie z. B. die Strahlenschutzverordnung oder das Datenschutzgesetz (»hard laws«).

Und zum Schluss: die Durchführung klinischer Studien bewegt sich zwar in dem teilweise engen gesetzlichen Rahmen; das, was Sie aber immer im Blick behalten sollten, ist die Sicherheit und das Wohlergehen der Patienten sowie die Integrität und Validität der Daten!

Literatur

BGBl (2004) Zwölftes Gesetz zur Änderung des Arzneimittelgesetzes vom 30.07.2004/BGBl. I, S. 2031

BGBl (2005) Vierzehntes Gesetz zur Änderung des Arzneimittelgesetzes vom 29.08.2005 /BGBl. I, S. 2570

BGBl (2012) Zweites Gesetz zur Änderung arzneimittelrechtlicher und anderer Vorschriften vom 19.10.2012 /BGBl. I, S. 2192

BGBl (2013) Drittes Gesetz zur Änderung arzneimittelrechtlicher und anderer Vorschriften vom 07.08.2013 /BGBl. I, S. 3108

EU (2001) Richtlinie 2001/20/EG des Europäischen Parlaments und des Rates »The Clinical Trials Directive«

EU (2001) Richtlinie zur Angleichung der Rechts- und Verwaltungsvorschriften der Mitgliedstaaten über die Anwendung der guten klinischen Praxis bei der Durchführung von klinischen Prüfungen von Humanarzneimitteln vom 04.04.2001 (Amtsblatt der Europäischen Gemeinschaften; ABl. EG Nr. L121, S. 34)

► http://www.bundesaerztekammer.de/ (Muster-)Berufsordnung für die in Deutschland tätigen Ärztinnen und Ärzte (Stand 2011)

► http://ec.europa.eu/health/documents/eudralex/index_en.htm (EudraLex - Volume 10 Clinical trials guidelines Volume 10 of the publications »The rules governing medicinal products in the European Union« contains guidance documents applying to clinical trials)

► http://ec.europa.eu/health/files/eudralex/vol-1/dir_2010_84/dir_2010_84_de.pdf (RICHTLINIE 2010/84/EU DES EUROPÄISCHEN PARLAMENTS UND DES RATES vom 15. Dezember 2010 zur Änderung der Richtlinie 2001/83/EG zur Schaffung eines Gemeinschaftskodexes für Humanarzneimittel hinsichtlich der Pharmakovigilanz)

► http://ec.europa.eu/health/files/eudralex/vol-1/dir_2011_62/dir_2011_62_de.pdf (RICHTLINIE 2011/62/EU DES EUROPÄISCHEN PARLAMENTS UND DES RATES vom 8. Juni 2011 zur Änderung der Richtlinie 2001/83/EG zur Schaffung eines Gemeinschaftskodexes für Humanarzneimittel hinsichtlich der Verhinderung des Eindringens von gefälschten Arzneimitteln in die legale Lieferkette)

► http://ec.europa.eu/health/files/eudralex/vol-1/dir_2012_26/dir_2012_26_de.pdf RICHTLINIE 2012/26/EU DES EUROPÄISCHEN PARLAMENTS UND DES RATES vom 25. Oktober 2012 zur Änderung der Richtlinie 2001/83/EG hinsichtlich der Pharmakovigilanz

► http://ec.europa.eu/health/files/eudralex/vol-1/reg_2014_536/reg_2014_536_en.pdf (Regulation (EU) No 536/2014 of the European Parliament and of the Council of 16 April 2014 on clinical trials on medicinal products for human use, and repealing Directive 2001/20/EC; OJ L 158, 27.05.2014, p. 1-76)

► http://eur-lex.europa.eu/legal-content/DE/TXT/PDF/?uri=CELEX:02001L0083-20121116 (Richtlinie 2001/83/EG des Europäischen Parlaments und des Rates vom 6. November 2001 zur Schaffung eines Gemeinschaftskodexes für Humanarzneimittel)

► http://eur-lex.europa.eu/LexUriServ/LexUriServ.do?uri=OJ:L:2011:088:0045:0065:de:PDF (RICHTLINIE 2011/24/EU DES EUROPÄISCHEN PARLAMENTS UND DES RATES vom 9. März 2011 über die Ausübung der Patientenrechte in der grenzüberschreitenden Gesundheitsversorgung)

► http://www.gesetze-im-internet.de (Verordnung über die Anwendung der guten Klinischen Praxis bei der Durchführung von klinischen Prüfungen mit Arzneimitteln zur Anwendung am Menschen; BDSG von 2009; Verordnung über den Schutz vor Schäden durch ionisierende Strahlen (Strahlenschutzverordnung- StrlSchV), 2012;

► http://www.ich.org/fileadmin/Public_Web_Site/ICH_Products/Guidelines/Efficacy/E6_R1/Step4/E6_R1__Guideline.pdf

► http://www.wma.net/en/30publications/10policies/b3/ (WMA Declaration of Helsinki - Ethical Principles for Medical Research Involving Human Subjects)

► https://www.zlg.de/index.php?eID=tx_nawsecuredl&u=0&file=fileadmin/downloads/AM/rechtsquellen/eg/VO_2004_726_DE_cons.pdf&hash=4680d42f6d46ced000c50b6cca64345436d01cc4 (Verordnung (EG) Nr. 726/2004 des Europäischen Parlaments und des Rates vom 31.März 2004 zur Festlegung von Gemeinschaftsverfahren für die Genehmigung und Überwachung von Human- und Tierarzneimitteln Konsolidierte Fassung vom 06.07.2009)

Ethik

Andreas Frewer, Anna Maria Lehner, Ralf Müller

C. Fiedler, B. Raddatz (Hrsg.), *Study Nurse / Studienassistenz*,
DOI 10.1007/978-3-662-45423-7_6, © Springer-Verlag Berlin Heidelberg 2015

6.1   Moralische Probleme der Forschung

Andreas Frewer und Anna Maria Lehner

6.1.1   Einführung und historisches Beispiel

Der junge Arzt Werner Forßmann (1904–1979) holte 1929 unter einem Vorwand eine Krankenschwester als »Studienassistentin« in einen vorbereiteten Klinikraum, fixierte sie und schob sich dann selbst einen Katheter in die Armvene: Die Mitarbeiterin konnte ihn auf diese Weise nicht an seinem gefährlichen Vorhaben hindern, der von Kollegen als Versuch an Patienten vorher abgelehnt wurde. Als der Schlauch positioniert war, ließ er die Frau frei und ein Bild zur Dokumentation anfertigen. Es war der erste Blick in die Herzkammern und Koronargefäße der Medizingeschichte (Forßmann 1929, 1931). In seinem Werk »Selbstversuch« beschreibt der Mediziner dieses riskante Vorgehen (Forßmann 1972).

Der Chirurg Ferdinand Sauerbruch (1875–1951) verkannte das enorme Potenzial dieses innovativen Verfahrens und bemerkte kritisch, dass man mit derartigen Kunststücken im Zirkus auftrete, aber sich nicht an einer anständigen deutschen Klinik qualifiziere – und entließ den Arzt. 1956 bekam Forßmann mit zwei weiteren Kollegen sogar den Nobelpreis für die Technik der Herzkatheterisierung (Forßmann 1964). Heute wird dieses Verfahren der kardiologischen Sondierung in Deutschland etwa 800.000 Mal jährlich mit Erfolg eingesetzt – und das Auguste-Viktoria-Krankenhaus, in dem die geschilderte Weltpremiere stattfand, ist nach dem forschenden Arzt benannt: Werner-Forßmann-Krankenhaus (Berry 2009).

Diese dramatische Episode beinhaltet zahlreiche Aspekte der Forschung am Menschen, auch wenn das heroische Beispiel mit persönlichem Einsatz für ein innovatives Verfahren und einem erfolgreichen Abschluss keineswegs der Regelfall ist. Auch vor einer vereinfachten retrospektiven Bewertung im Sinne des »über gefährliche (Selbst-) Versuche kamen die großen Medizinpioniere zum langfristigen Erfolg« soll bereits hier gewarnt werden. In den allermeisten Fällen waren es nicht alt-ruistische Ärzte, die sich selbst in Gefahr brachten, sondern an vielen Beispielen von Humanexperimenten lassen sich Formen der Instrumentalisierung von Kranken darstellen.

Faszination Forschung

Schon seit jeher waren Ärzte fasziniert von den verborgenen Vorgängen im Körper und versuchten, die Abläufe im Menschen zu entschlüsseln. Dies war in der Geschichte der Medizin jedoch ein außerordentlich langsamer Prozess, der erst akribische Beobachtung, zahlreiche wissenschaftliche Entdeckungen und Experimente brauchte (Roelcke u. Maio 2004, Eckart 2006, Schmidt u. Frewer 2007). Drei Grundfragen interessierten die Gelehrten und Ärzte seit Entstehung der Zivilisation (Helmchen u. Winau 1986, Ruisinger 2007): Wie funktioniert der Körper? Wie funktioniert ein Gift und wie verläuft ein Krankheitsprozess?

Die »Forschung« war in der Entwicklung der Heilkunde seit dem Altertum allerdings lange Zeit unsystematisch und auf Einzelfallbeobachtungen beschränkt. Leider waren auch der Drang nach Wissen und die Neugierde der Ärzte nicht selten größer als ihr Respekt vor dem Schutz der Forschungsobjekte. Da es keine verbindlichen moralischen Standards, ethische Richtlinien oder gar Gesetze für Humanexperimente in der medizinischen Forschung gab oder diese missachtet wurden, sind bis in die Gegenwart immer wieder Skandale bekannt geworden, an denen sich zeigte, dass viele Ärzte und Forschende bis heute bei ihren Studien elementare Menschenrechte missachteten und erfolgreiche Karrieren oder wissenschaftlicher Ruhm für sie wichtiger waren als ihre Probanden. Anhand ausgewählter Beispiele von Verstößen gegen Ethik und Menschenrechte durch Ärzte bei der Forschung soll der vorliegende Beitrag einen kurzen historischen Abriss über die Entwicklung der Werte in der Forschungsethik wie auch die Hintergründe der entstandenen Richtlinien geben.

6.1.2   Ausgewählte Humanversuche vom Altertum bis in die Neuzeit

Seit der Antike sind einzelne medizinische und naturkundliche Versuche an Menschen bekannt und schriftlich dokumentiert, auch wenn es noch keine strukturierte wissenschaftliche Methodik gab (Ruisinger 2007, Eckart 2009). Mediziner waren auf der Suche nach neuem Wissen über den menschlichen Körper, dessen innere Vorgänge für sie oft unerklärlich waren. Eine Eröffnung des Leibs war nicht nur wegen der bestehenden Infektionsgefahr ohne Gegenmittel hochgefährlich, sondern der Leichnam durfte – meist aus religiösen Gründen – lange Zeit nicht zum Studium herangezogen werden.

Hippokratischer Eid – erste Verhaltensrichtlinien für Ärzte

Besondere Bekanntheit im Zusammenhang mit ärztlicher Ethik erlangte Hippokrates von Kos (ca. 460–379 v. Chr.), obwohl man von ihm selbst und seinem Leben und Wirken nur relativ wenig weiß (Diller 1994, Eckart 2009). Sicher ist, dass er zum »Vater der Medizin« avancierte und bereits bei Platon als bekanntester Arzt der griechischen Antike erwähnt wird. Heute verbindet man häufig seinen Namen sofort mit der Medizinethik und dem nach ihm benannten Eid. Dieser Schwur, den junge Ärzte der Antike wohl im Sinne eines Zunfteides und Lehrvertrags zu Beginn ihrer ärztlichen Ausbildung leisten mussten, wird häufig dem Hippokrates zugeschrieben – er gilt daher landläufig als »Begründer der Medizinethik«. Auch wenn im »hippokratischen Eid« historisch sehr früh genauere Verhaltensrichtlinien für Ärzte formuliert sind und ein hohes Ethos in Bezug auf die »Techne« (Kunstfertigkeit) der Mediziner vorausgesetzt wurde, ist die Autorschaft dieses Textes bis heute umstritten.

Aus diesem Eid stammt nichtsdestotrotz eine Reihe moralisch relevanter Passagen: »Meine Verordnungen werde ich treffen zu Nutz und Frommen der Kranken, nach bestem Vermögen und Urteil. Ich werde sie bewahren vor Schaden und willkürlichem Unrecht.« (Deichgräber 1983, Schubert 2005). Ein Selbstbestimmungsrecht des Kranken, wie es in der Gegenwart mit dem philosophischen Prinzip der Autonomie bei Menschen begründet wird, kommt aber im Eidestext nicht vor. Das Dokument repräsentiert eher den Priesterarzt – möglicherweise einer pythagoräischen Ärztegruppe – und die paternalistische Berufsauffassung des »Halbgottes in Weiß«. Bei der Übersetzung und Interpretation des altgriechischen Textes gibt es immer wieder Differenzen und verschiedene Auslegungen; etwa das Verbot des Schneidens – »nicht einmal den Blasenstein« – ist heute nicht mehr auf die ärztliche Tätigkeit anwendbar ebenso wie die damalige gesellschaftliche Realität von Ärzten für Freie bzw. Mediziner für Sklaven.

Hippokrates und der nach ihm benannte Eid werden bis in die Gegenwart herangezogen, wenn über das ärztliche Ethos diskutiert wird. Genaue Vorgaben für Versuche am Menschen oder den notwendigen Schutz von Patienten bei Forschung sind aber in diesem Dokument aus dem vierten vorchristlichen Jahrhundert noch nicht vorhanden, auch wenn die geforderte Berufsauffassung von dem wichtigen Nichtschadensprinzip (lat. »primum nil nocere«) geprägt ist.

Antike Untersuchungen

Im hellenistischen Alexandria wurde mit großem Forscherdrang Medizin betrieben, um neue und vertiefte Erkenntnisse zu erlangen. In der Blütezeit dieses Wissenschaftzentrums stellten die Ärztekoryphäen Herophilos und Erasistratos zahlreiche Studien zur Anatomie und Physiologie an. Man experimentierte dabei sogar im Rahmen von »Vivisektionen« (Eröffnung des lebenden Körpers) an Sträflingen oder Sklaven, deren Tod in Kauf genommen oder durch die Experimente herbeigeführt wurde. Über das Ausmaß und die Formen der Humanversuche in Alexandria gibt es historisch unterschiedliche Meinungen, aber zur Tatsache differenzierter Kenntnisse und Verfahren mit ersten Forschungsversuchen besteht Einigkeit, wobei bei diesen frühen Experimenten eben moralische Skrupel des Testens an fremden Personen offensichtlich keine Rolle spielten (Rupke 1987, von Staden 1989).

Von König Mithridates VI. (120–163 v. Chr.) im Schwarzmeerreich Pontos, seinerzeit einflussreichster Herrscher Kleinasiens, ist bekannt, dass er aus Angst vor einer Vergiftung durch politische Feinde Gegenmittel suchte. Er beauftragte Mediziner und Gelehrte an seinem Hof, ein Medikament zum universellen Schutz zu finden. Für die umfangreichen Tests wurden Häftlinge und zum Tode Verurteilte vergiftet, um die fraglichen Substanzen auszuprobieren. Angeblich soll er Erfolg gehabt haben und das nach ihm benannte »Antidotum Mithridaticum« entdeckt haben, aber auf dem Weg zu diesem Mittel gab es Todesfälle und moralische Grenzüberschreitungen (Mayor 2011).

Die Experimente dieser Zeit entsprachen zudem noch keinem systematischen Experimentieren, wie wir es heute kennen und unter Forschung verstehen. Es handelte sich damals um Wissenserwerb durch Beobachtung der natürlichen Vorgänge, also empirische und deskriptive Studien.

Experimente an unterschiedlichen »Objekten«

Es lassen sich Varianten von Experimenten unterscheiden: Untersuchungen an Gefangenen oder anderen Abhängigen; auch Tiere wurden oft benutzt und manchmal waren es Selbstversuche (▶ Abschn. 6.1.1), in denen die Ärzte ihre Neugier stillen und am eigenen Leib experimentieren wollten. Die historische Entwicklung ist zu vielfältig, sodass an dieser Stelle nur exemplarische Beschreibungen möglich sind (Rothman 1995, Frewer u. Schmidt 2007).

Beispiel
Die interessante Dokumentation eines ärztlichen Selbstversuchs ist von Santorio Santorio (1561–1636) bekannt. Dieser war von 1611–1624 Professor an der angesehenen Universität Padua, einer der ältesten medizinischen Fakultäten Europas. Im Selbstversuch wollte er das Stoffwechselgeschehen im menschlichen Körper besser verstehen und verbrachte dafür Jahre auf einer großen Balkenwaage. Indem er rund um die Uhr bei allen Verrichtungen auf dem Stuhl sitzen blieb, konnte Santorio akribisch Ein- und Ausfuhr bilanzieren und bis dato unerklärliche Gewichtsveränderungen entschlüsseln, die er auf den Austausch des Körpers (Lunge und Haut) mit der Luft zurückführte. Die Erkenntnisse veröffentlichte er 1614 in seinem Werk »Ars de statica medicina« und nannte die unsichtbare Abatmung »Perspiratio insensibilis« (Santorio 1614).

Dieses Beispiel zeigt, mit welch großem Aufwand in der Geschichte der Heilkunde Basiswissen durch aufwändige Versuchsanordnungen – und in diesem Fall heroischen Selbsteinsatz eines Gelehrten – gewonnen werden musste (Altman 1987, Eckart 2009).

Bisweilen wurden die Varianten von Humanexperiment und Studien mit Tieren auch kombiniert, etwa im Fall von Transfusionsversuchen mit jungen Lämmern oder Hunden. Die Idee hinter diesen Experimenten war die Übertragung von gesundem und »frischem« Blut eines tierischen Lebewesens auf den kranken Menschen. Darstellungen aus dem 17. Jahrhundert zeigen uns, wie fixierte Tiere Blut durch Röhren weitergeben mussten auf Menschen, die gleichzeitig zur Ader gelassen wurden, um krankmachende Substanzen vermeintlich zu entfernen. Die immunologische Unverträglichkeit hat zu dramatischen Komplikationen und Todesfällen geführt, denn weder die Vorrichtungen zur sterilen Übertragung von Flüssigkeiten noch die Grundkenntnisse von Blutgruppen oder Gewebeeigenschaften lagen seinerzeit vor. Erst im Laufe des 19. Jahrhunderts lernte man Anti- und Asepsis wie auch Anästhesie kennen, Anfang des 20. Jahrhunderts konnte Karl Landsteiner (1868–1943) die unterschiedlichen menschlichen Blutgruppen entdecken (Eckart 2009).

Pionierleistung: innovative Vergleichsstudie erfolgte auf einem Schiff

Eine erste systematische Studie mit Kontrollgruppen führte der Engländer James Lind (1716–1794) durch. Der Chirurg war als Schiffsarzt der britischen Marine oft mit der verheerenden Krankheit Skorbut konfrontiert, die aufgrund von Vitamin-C-Mangel nach ersten Symptomen wie Haar- und Zahnausfall zu einem qualvollen Tod führen konnte. Er entwarf eine beobachtende Studie, um Präventions- und Behandlungsmöglichkeiten zu finden. Seine Skorbut-Versuche, ein geplantes Experiment auf dem Schiff »Salisbury«, gingen in die Forschungsgeschichte ein (Lind 1753, McBride 1991). Bei einer Schiffsreise im Jahr 1747 betreute er zwölf Seeleute mit den typischen Symptomen der Skorbut-Erkrankung. Diese teilte er in sechs Gruppen zu je zwei Personen ein, wobei jeweils mit unterschiedlichen Mitteln behandelt wurde. So erhielten die sechs Paare verschiedene Gewürze oder Zitrusfrüchte, aber auch Meerwasser. Die Matrosen mit Zitrusfrüchten als Behandlungsoption konnten genesen; Früchte und Sauerkraut wurden in der Folge als Skorbut-Prävention identifiziert und bald auf jedem Schiff verwendet. Die Verteilung auf verschiedene Therapiearme durch den Arzt Lind war ein außerordentlich scharfsinniges Vorgehen und damit auch Vorläufer der notwendigen »Randomisierung« (zufällige Zuordnung auf unterschiedliche Therapien), die eine wichtige Voraussetzung für die Methodik systematischer Forschung bildet. Zwar war die Anzahl der Beteiligten bei diesem Experiment auf hoher See noch sehr gering, aber die genaue Beobachtung brachte die richtigen Schlussfolgerungen. Aus ethischer Perspektive muss jedoch hinzugefügt werden, dass Lind die beteiligten Matrosen keineswegs um ihre Zustimmung fragte.

Diese punktuellen Beispiele zeigen den langen und mühsamen Weg der Erkenntnisbildung in der Geschichte der medizinischen Forschung. Viele Entdeckungen der Medizin mussten hart errungen werden, in der Frühzeit der Wissenschaft waren es oft gefährliche und unsystematische Versuche am Menschen. Erst mit der Verbreitung von Krankenhäusern war zudem die Voraussetzung gegeben, dass mehrere Patienten mit der gleichen Krankheit stationär und für unterschiedliche therapeutische Vorgehensweisen zur Verfügung standen (Helmchen u. Winau 1986, Rothman 1995, Eckart 2009).

6.1.3 Neue Errungenschaften und Forschungsprobleme im 19. Jahrhundert

Die eigentliche Entwicklung der modernen naturwissenschaftlichen Medizin fand erst ab Mitte des 19. Jahrhunderts statt. Ein Meilenstein für medizinische Forschung und wissenschaftliche Methodik war der Franzose Claude Bernard (1813–1878). Er betrieb mit seinen Pariser Kollegen experimentelle Medizin und arbeitete mit zahlreichen Tierversuchen an Grundlagenproblemen der Physiologie. Dabei hatte der immense Forscherdrang auch Konsequenzen für sein Privatleben: Seine Frau war so entsetzt über seine Versuche an lebenden Tieren, dass es nach jahrelangen Streitigkeiten zwischen den Eheleuten wegen der unterschiedlichen Einstellung zum Tierschutz zur Trennung kam. Die Gattin hatte sich der erstarkenden Bewegung der organisierten Tierversuchsgegner (»Antivivisektionisten«) angeschlossen.

Einen Eindruck zum Forschungsverständnis von Claude Bernard und seinen Zeitgenossen bietet auch der folgende Ausspruch: »Ich betrachte das Krankenhaus nur als die Vorhalle der wissenschaftlichen Medizin […], aber das Laboratorium ist das wahre Heiligtum der medizinischen Wissenschaft« (Bernard 1961). Dies zeigt eine befremdliche Prioritätensetzung zwischen aktuellen und zukünftigen Patienten, Theorie und Praxis. In den sich immer stärker entwickelnden Kliniken waren die sozial schwächeren Schichten entstammenden Patienten nicht selten Willkür und Forscherdrang der wissenschafts- und fortschrittsorientierten Mediziner ausgesetzt.

Neben neuen Entdeckungen in der Physiologie ist das Verdienst von Bernard aber auch die Einführung systematischer und verblindeter Forschung. Der Franzose formulierte zudem erstmals systematische Abläufe für Studien und entwickelte in seinem Werk »Introduction à l'étude de la médicine expérimentale« (Bernard 1865) Umrisse einer Forschungsethik. Dies war beachtlich für eine Zeit, die sich in der Medizingeschichte auch als Epoche der »Mikrobenjäger« kennzeichnen lässt. Die Identifizierung, Sichtbarmachung (durch Färbetechniken und Mikroskope) wie auch Bekämpfung von Krankheitserregern nahm breiten Raum in der zeitgenössischen Heilkunde ein. Nicht selten gab es sogar bei den Größen der sich sprunghaft entwickelnden Bakteriologie und Infektiologie ethisch bedenkliche Vorgehensweisen. Die Tuberkulin-Versuche von Robert Koch (1843–1910) (Gradmann 2005) oder auch die koloniale Forschung (Eckart 2002) führten zu öffentlicher Kritik und ersten allgemeinen Vorgaben in Bezug auf den Einsatz neuer Maßnahmen und Methoden der Impfung.

Große Skandale lösen weitreichende Reaktionen aus

Ein größerer Forschungsskandal, der gleichzeitig zu einem wichtigen Schritt in der Entwicklung von Richtlinien für Forscher führte, waren die Studien von Albert Neisser (1848–1912). Dieser war an der Universitätsklinik Breslau Professor für Dermato- und Venerologie (Haut- und Geschlechtskrankheiten). Nach der Entdeckung einer ersten Vakzinierung (Schutzimpfung) gegen Pocken forschte Neisser in den frühen 1890er Jahren zur Prävention gegen die Volksseuche Syphilis. Dafür impfte er 1892 acht Patientinnen, z. T. noch minderjährige Mädchen, ein Serum Syphiliskranker, um zu testen, ob auf diese Weise eine schützende Immunantwort ausgelöst würde. Dabei wussten die jungen Frauen und Mädchen gar nicht, was sie injiziert bekamen und dass sie Teilnehmer einer Forschungsstudie waren; keine der Patientinnen wurde nach ihrer Einwilligung gefragt. Die vom Geheimrat Neisser durchgeführte Vakzinierung war nicht erfolgreich, eine Immunisierung der Probanden, die wegen ganz anderer Probleme in seiner Klinik waren, wurde nicht erreicht. Im Gegenteil, Neisser schrieb in seiner Publikation: »… in allen diesen Fällen ist später Syphilis eingetreten« (Neisser 1898). Der Fall rief in der Folge erhebliche Kritik hervor.

In einer Artikelserie »Arme Leute in Krankenhäusern« wurden die Versuche aufgegriffen und in Bezug auf die mangelhafte Aufklärung und die vorhandenen Risiken kritisiert. Es entbrannte eine vielschichtige politische wie auch moralische Diskussion (Tashiro 1991, Sabisch 2007). Gegen Neisser wurde ein Disziplinarverfahren eingeleitet und eine Strafe von 300 Gold-Mark verhängt. Dies war für die Zeitgenossen ein ungeheuerlicher Präzedenzfall, denn die Verurteilung eines angesehenen Arztes und erfolgreichen Wissenschaftlers war bis dato kaum für möglich gehalten worden. Die vielschichtigen Hintergründe der Debatten können an dieser Stelle nicht weiter ausgeführt werden; entscheidend war aber ein Ergebnis des »Falls Neisser«: Am 29.12.1900 wurden die sog. »Preußischen Anweisungen« erlassen. Diese Rahmenrichtlinien für erlaubte Forschung forderten u. a. eine klare Unterscheidung zwischen medizinischer Grundlagenforschung und einem ärztlichen Heilversuch. Die Anweisungen beschränkten zudem die Forschung an Minderjährigen: diagnostische Versuche sowie Heil- und Immunisierungsstudien waren nur begrenzt erlaubt. Als zentraler Punkt wurde weltweit sehr früh und explizit eines für alle Teilnehmer an Forschungsstudien gefordert: nach einer Belehrung muss ein Proband sein Einverständnis zu einem vorgesehenen Versuch geben – dies war eine wesentliche ethische Errungenschaft.

Albert Neisser zeigte trotz seiner Bestrafung allerdings kaum Einsicht in seine Verfehlung bei der nicht durchgeführten Aufklärung. So schrieb er nach seiner Verurteilung: »Wäre es mir um eine formale Deckung zu tun gewesen, so hätte ich mir die Einwilligung gewiss beschafft, denn es ist nichts leichter, als sachunverständige Personen durch freundliche Überredung zu jeder gewünschten Einwilligung zu bringen, wenn es sich um so harmlose Dinge handelt, wie eine Einspritzung« (Elkeles 1996, Frewer u. Schmidt 2007).

6.1.4 Forschungsethik im 20. Jahrhundert

Ein weiterer großer Schritt in der Entwicklung der Forschungsethik stellt die Veröffentlichung von Albert Moll (1862–1939) dar: Der Nervenarzt und Sexuologe schrieb mit seinem Buch »Ärztliche Ethik« (1902) ein Schlüsselwerk zur Medizinethik. Darin übte er Kritik an Versuchen in Kliniken und bezog sich auf etwa 600 Fälle (Moll 1902). In der Weimarer Republik gerieten deutsche Forscher u. a. durch die Berliner »Vigantol«-Experimente in die Diskussion. Für eine Studie zur Kinder- und Volkskrankheit Rachitis – Knochenerweichung aufgrund fehlender Kalziumabsorption durch Vitamin-D-Mangel – hatten Ärzte Experimente betrieben, in denen Waisenkinder im Keller leben mussten, um Symptome zur verstärken bzw. die Wirkung einer künstlichen Vitaminsubstitution zu untersuchen. Nicht nur die sprachliche Ausdrucksweise der beteiligten Pädiater mit Passagen wie »wir taten dies an einem Material von 100 Ratten und 20 Kindern« zeigte die problematische Perspektive, sondern dass Kinder aus den ärmsten Teilen der Bevölkerung für Studien herangezogen wurden, stieß auf Kritik. Nach den geforderten Einwilligungserklärungen oder einem medizinischen Nutzen für die Kinder sucht man vergeblich – die Preußischen Anweisungen waren für den klinischen Alltag ohne Konsequenzen geblieben (Frewer 2000).

Einen Tiefpunkt erlebte die experimentelle Medizin mit dem »Lübecker Totentanz« (1930/31): Nach der Entdeckung eines Impfserums gegen Tuberkulose durch die Franzosen Albert Calmette (1863–1933) und Camille Guérin (1872–1961) sollte diese Präventionsmaßnahme auch sehr früh in Lübeck eingeführt werden. Aufgrund fehlerhafter Verarbeitung wurde der Impfstoff jedoch offenbar mit pathogenen Tuberkulose-Bakterien verunreinigt. Von 256 geimpften Neugeborenen starben 77. Julius Moses (1868–1942), Arzt und Gesundheitspolitiker der Weimarer Republik, machte auf den Fall aufmerksam und kritisierte die »Experimentierwut der Ärzte«. Als Konsequenz dieser Tragödie wurden vom Innenministerium 1931 Reichsrichtlinien für die Forschung am Menschen veröffentlicht (Hahn 1995, Nadav 2004).

Humanexperimente im »Dritten Reich«

Traurige Berühmtheit in der Reihe der Forschungsskandale erlangten die NS-Verbrechen, die trotz der beginnenden Aufmerksamkeit für Patientenrechte in grenzenlosem Ausmaß begangen wurden. Ein großer Anteil der Verbrechen geht zulasten deutscher Ärzte, die v. a. in den Konzentrationslagern, aber auch in Pflegeeinrichtungen und Gefängnissen grausame Experimente durchgeführt haben. In den KZs wurde systematisch und bewusst mit tödlichen Risiken für die Versuchspersonen geforscht (Frewer et al. 1999, Roelcke 2006). Dabei zeugen zahlreiche Experimente von einem menschenverachtenden Umgang mit Probanden. Für die Luftwaffe etwa wurden Höhenversuche unternommen, bei denen man Gefangene in Druckkammern den Bedingungen großer Höhen aussetzte; es wurde getestet und genauestens dokumentiert, wie lange Menschen unter besonderen Bedingungen überlebensfähig sind. Diese Versuche endeten meist mit dem Tod der Gefangenen. Auch Experimente zur Toleranzgrenze bei Unterkühlung oder zu neuen Kampfstoffen wurden durchgeführt sowie der Verlauf zum Teil tödlicher Infektion ohne Therapie beobachtet. Dabei wurden künstlich gesetzte Wunden infiziert oder Fremdmaterialien eingebracht, um die Heilung bei verschiedenen Therapien zu vergleichen (Ley u. Ruisinger 2001, Roelcke 2006).

Nach Ende des Zweiten Weltkriegs versuchte man, die Verantwortlichen vor dem Nürnberger Gerichtshof zur Rechenschaft zu ziehen. Hierfür gab es einen eigenen Prozess für 23 Ärzte und Funktionäre im Gesundheitswesen; diese hatten ihre ärztliche Position für Verbrechen ausgenutzt und waren an menschenverachtenden Versuchen beteiligt. Mit dem Urteil wurde eine Richtlinie für medizinisches Forschen formuliert, der »Nuremberg Code of Medical Ethics«. Inhaltlich und formal steht an erster Stelle dieses zehn Punkte umfassenden Dokuments über »zulässige Versuche« die Einwilligung des Studienteilnehmers nach einer vollständigen Aufklärung (später: »informed consent«). Dabei müssen die erwarteten Ergebnisse der Studie nutzbringend sein und dem Patienten wie auch dem Wohl der Gesellschaft dienen. Menschenversuchen sollten immer Tierexperimente vorangehen sowie körperliche und seelische Leiden vermieden werden. Studien gemäß dem Nürnberger Kodex muss eine Nutzen-Risiken-Abwägung vorangegangen sein, da Gefahren die erwartete Bedeutung der Erkenntnisse nicht übersteigen dürfen. Zusätzlich wurden grundlegende Forschungsbedingungen formuliert und Gruppen genannt, an denen keine Studien durchgeführt werden dürfen (z. B. Sterbende). Den Studienteilnehmern wird das Recht eines Abbruchs der Experimente zu jeder Zeit ohne Nachteile zugesprochen, worauf der Wissenschaftler auch vorbereitet sein muss (Roelcke 2006, Schmidt u. Frewer 2007).

Die Deklaration von Helsinki als heutiger Standard

Dem Nürnberger Kodex folgte mit der »Deklaration von Helsinki« noch eine Richtlinie aus den Reihen der Ärzteschaft, veröffentlicht von der World Medical Association (WMA). Sie gilt heute als der wichtigste internationale Maßstab der Forschungsethik. Seit der Verabschiedung 1964 wuchs ihre Bedeutung stetig, v. a. da sie regelmäßig überarbeitet und damit den neuesten wissenschaftlichen Standards angepasst wird. Die Helsinki-Deklaration richtet sich als Dokument des Weltärztebundes v. a. an Ärzte, die forschen, aber auch weitere, an Studien beteiligte Personen.

In der Deklaration wird Medizin definiert als Wissenschaft, die dem Wohl des Patienten dienen soll, was auch für die medizinische Forschung gelten soll. Ziel ärztlicher Versuche ist das Erlangen neuen Wissens, darüber aber stehen immer die Rechte und Interessen des Patienten. Dem Arzt oder anderem medizinischen Personal obliegt laut der Deklaration die Aufgabe für den Schutz des Lebens, Gesundheit und Privatsphäre des Teilnehmers zu sorgen; diese Verantwortung darf nie abgegeben werden. Wenn der behandelnde Arzt gleichzeitig Forscher ist, muss besonders darauf geachtet werden, dass nur im Sinne des Patienten über eine Entscheidung zur Teilnahme an der Studie geurteilt wird. Eine Ablehnung durch den Kranken darf das Verhältnis zwischen ihm und dem Arzt nicht beeinflussen.

Darüber hinaus fordert die Deklaration, dass eine Entschädigung evtl. forschungsbedingter Folgen sichergestellt ist. Bei allen Forschungsvorhaben muss eine sorgfältige Abwägung der Risiken in Hinblick auf den erwarteten Nutzen erfolgen. Es soll immer versucht werden, die Gefahren zu minimieren und eine ständige Überwachung aller potenziellen Nebenwirkungen zu gewährleisten.

 Die Deklaration spricht auch das Problem vulnerabler Gruppen an. Forschung darf an diesen Personen nur durchgeführt werden, wenn die Studie nicht an anderen Teilnehmern möglich ist und sie den Probanden einen therapeutischen Nutzen bringen kann.

■ **Richtlinien der Deklaration von Helsinki**
Wie auch im Nürnberger Kodex gefordert, müssen Experimente gemäß der Deklaration von Helsinki auf Grundlage von Tierexperimenten stattfinden und dem neuesten wissenschaftlichen Standard entsprechen. Die Deklaration verlangt außerdem Forschungsprotokolle, in denen Angaben zu Sponsoring, Nachsorge und Entschädigungszahlungen gemacht werden. Natürlich setzt die Deklaration eine Einwilligung des Teilnehmers voraus, nachdem er über die Studie aufgeklärt wurde. Einen wichtigen Abschnitt stellt zudem die Diskussion einer Anwendung von Placebos (Scheinmedikamenten) dar. Dies ist erlaubt, wenn keine andere Alternative zu der zu erforschenden Therapie besteht oder wenn durch die Anwendung von Placebos keine weiteren Risiken entstehen, aber wissenschaftliche Gründe gegen die Anwendung der Standardtherapie sprechen. Im Vergleich mit dem Nürnberger Kodex gibt es noch einen weiteren neuen Punkt: Als erfolgreich erkannte Therapien müssen den Teilnehmern auch nach den Studien zur Verfügung gestellt werden. Außerdem gibt es eine Pflicht zur Veröffentlichung der Ergebnisse (Rothman 1995, Schmidt u. Frewer 2007, Frewer u. Schmidt 2014).

6.1.5 Ausgewählte Forschungsskandale in der zweiten Hälfte des 20. Jahrhunderts

Doch trotz der Veröffentlichung des Nürnberger Kodex und der Deklaration von Helsinki war die Zeit der Forschungsmissbräuche leider nicht beendet. Davon waren auch demokratische Länder betroffen, die in Nürnberg als Ankläger aufgetreten waren. Aufsehen erregten etwa die Giftgas-Experimente an britischen Soldaten (Schmidt u. Frewer 2007). Für eine geringe Aufwandsentschädigung und mit dem Hinweis, es würden Studien zu einfachen Erkältungserkrankungen (»Common cold«) durchgeführt, wurden in einer britischen Versuchsreihe im Militärstützpunkt Porton Down Probanden dem Kampfgas Sarin ausgesetzt. Seit 1951 wurde die Verträglichkeit getestet und versucht, die genaue Toleranzdosis zu ermitteln. 1953 kam dabei der 20-jährige Ronald Maddison ums Leben, nachdem ihm eine offensichtlich weitaus zu hohe Konzentration auf die Haut gegeben worden war. Die tatsächlichen Hintergründe für seinen Tod wurden erst Jahre später öffentlich (Schmidt u. Frewer 2007).

Versuche in den USA und der DDR

Ebenfalls erst mit großer zeitlicher Verzögerung wurden in den USA Versuche zur Syphilis bekannt. Von 1932 bis 1972 führte man eine staatlich organisierte Studie (PHS) an schwarzen Landarbeitern in Tuskegee (Alabama) durch. Die Betroffenen waren an Syphilis erkrankt, ihre Diagnose wurden ihnen allerdings verschwiegen; stattdessen sagte man, sie litten unter schlechtem Blut (»bad blood«) und würden eine Behandlung bekommen. Gegen die tatsächliche Erkrankung Syphilis gab es zu Beginn der Studie noch keine Therapie. Als diese allerdings später in Form des Penicillins entdeckt wurde und damit ein heilendes Medikament zur Verfügung stand, wurde das Studiendesign nicht verändert. Man beobachtete weiterhin den unbehandelten Verlauf der Erkrankung ohne Antibiotika einzusetzen (Reverby 2000). Erst Jahrzehnte später, nach journalistischen Recherchen und öffentlichem Druck, kam es zur Aufklärung und 1997 unter Präsident Clinton zu einer offiziellen Entschuldigung der US-Regierung.

Einige weitere Versuchsreihen der Nachkriegszeit wären hier noch zu nennen, etwa die Strahlen- und Plutoniumexperimente mit Soldaten oder Infektions- und Hautversuche in Waisenhäusern und US-Gefängnissen (Frewer u. Neumann 2001, Pethes et al. 2008, Griesecke et al. 2009, Lehner u. Frewer 2014).

Doch auch in geographischer Nähe zum Entstehungsort des Nürnberger Kodex respektierte man diesen nicht ausreichend. In der Deutschen Demokratischen Republik wurden zahlreiche Patienten ohne ihr Wissen Teilnehmer großer Medikamentenstudien. Die wirtschaftlich marode DDR stellte dabei – allein im Zeitraum 1983-1989 – für über 200 Studien westlicher Firmen mehr als 14.000 Patienten gegen lukrative Deviseneinnahmen für die Forschung zur Verfügung. Eine völlige Aufklärung ist hier immer noch nicht erfolgt und man kann die Dimensionen des Missbrauchs nur erahnen (Erices et al. 2014).

6.1.6 Ethische Qualitätssicherung internationaler Forschung

Es ist offensichtlich: Auch nach der Verabschiedung mehrerer detaillierter Richtlinien und Deklarationen zur Forschungsethik müssen auch weiterhin die neuesten medizinischen Entwicklungen in diesem Gebiet kritisch und aufmerksam beobachtet werden.

> Zahlreiche ethische Fragen sind kontinuierlich Gegenstand intensiver Diskussionen, sodass die Richtlinien in Bearbeitung bleiben – es handelt sich also um »lebendige Dokumente«.

Es bleiben viele offene Fragen

Manche Punkte der Deklaration von Helsinki sind in Bezug auf die ausreichende Umsetzung weiter umstritten: Sind die seit der Fassung der Revision von 1975 (Tokio) geforderten und in Deutschland flächendeckend eingerichteten Ethikkommissionen (Wiesing 2003) wirklich neutral und unabhängig sowie ausreichend interdisziplinär besetzt? Wie gut funktioniert die Überwachung der Studiendurchführung? Auch der »informed consent« steht immer wieder im Mittelpunkt der Debatte: Wurden den Teilnehmenden alle Hintergründe und Risiken des Versuchs ausreichend erklärt?

Es bleibt das Problem der nicht einwilligungsfähigen Patienten und ob eine Zustimmung für Studien mit Fremdnutzen legitim ist. Dieser Punkt wird weiter erörtert werden müssen, da es mit den neuesten medizinischen Möglichkeiten immer öfter solche Situationen geben kann.

Diskussionsbedarf besteht bei Studien mit Individual- oder Kollektivwohl und hinsichtlich des Risikos für den jeweiligen Teilnehmer. Dabei geht es v. a. um die Frage, wie viel einem Einzelnen zugemutet werden darf, wenn er selbst keinen Nutzen aus der Forschung haben wird, sondern die Ergebnisse nur nachfolgenden Patienten zu Gute kommen.

Gleichzeitig wird bis heute darüber diskutiert, ob eine Nutzen-Risiko-Abschätzung objektiv möglich ist. Ethische Abwägungen sind allerdings in vielen Fällen notwendig, wenn es um die oben erwähnte Abschätzung zum Schutze von Patienten geht. Und auch in der Forschungsethik schlägt sich die Globalisierung nieder und führt zu der Frage, ob Gerechtigkeit bei der Verteilung von Risiken und dem erwarteten Nutzen gewährleistet ist. Viele Versuche werden heute in Entwicklungsländern durchgeführt, von den gewonnenen Erkenntnissen profitieren allerdings oft primär westliche Länder, die eine Anwendung der Forschungsergebnisse bezahlen und neueste Therapieverfahren umsetzen können (Angell 1997, Rothman 2003).

Zahlreiche Studien werden heute an mehreren Standorten oft über Ländergrenzen hinweg durchgeführt. Hierbei stellt sich jedoch die Frage, welche moralischen Grundsätze dann Grundlage der Bewertung der Studien sein dürfen: Wer soll in solchen Studien die ethische Bewertung anhand welcher Standards vornehmen? Ist die Pflicht zur Publikation auch der negativen Forschungsergebnisse immer gewährleistet? Zudem bleiben der Schutz vulnerabler Gruppen, Placebo-Versuche und »post-trial benefit« -Probleme. Insgesamt stellen sich also auch in Zukunft allen Beteiligten zahlreiche Herausforderungen für eine ethische Kultur der Forschungspraxis.

Die Professur für Ethik in der Medizin dankt der Friedrich-Alexander-Universität Erlangen-Nürnberg für die umfangreiche Förderung im Rahmen des EFI-Spitzenforschungsprojekts »Human Rights in Healthcare«.

6.2   Ethikkommission – Aufgabe, Zusammensetzung und Antragstellung

Ralf Müller

Wie aus ▶ Abschn. 6.1 ersichtlich, ist die Entstehung von Ethikkommissionen u. a. in der Aufdeckung diverser Forschungsskandale begründet. Um solche Vorkommnisse zukünftig weitestgehend zu vermeiden, hat der Weltärztebund im Rahmen der Deklaration von Helsinki 1964 »Ethische Grundsätze für die medizinische Forschung am Menschen, einschließlich der Forschung an identifizierbaren menschlichen Materialien und Daten« formuliert (▶ Abschn. 6.1.4). Da die Deklaration von Helsinki in erster Linie eine freiwillige Selbstverpflichtung der Ärzteschaft darstellt, ist sie nicht gesetzlich bindend. Mittlerweile wird sich weltweit in Gesetzes- und Verordnungswerken inhaltlich auf sie bezogen (in Deutschland z. B. in der Musterberufsordnung für Ärzte). Sie entspricht heute den allgemein anerkannten Grundsätzen und Wertvorstellungen von Ethik in Medizin und Wissenschaft.

Einer dieser Grundsätze ist die Verpflichtung, ein Forschungsvorhaben im Vorfeld durch eine Ethikkommission beraten zu lassen. Dieser Grundsatz wurde in nahezu alle gültigen Richtlinien, Verordnungen und Gesetze übernommen wie z. B. in:

- Deklaration von Helsinki,
- Guideline for Good Clinical Practice (ICH-GCP Topic E6),
- Verordnung über die Anwendung der Guten Klinischen Praxis (GCP-V),
- Verordnung über klinische Prüfungen von Medizinprodukten (MPKP-V),
- Arzneimittelgesetz (AMG),
- Medizinproduktegesetz (MPG),
- Berufsordnung(en) für die Ärzte.

6.2.1   Aufgaben der Ethikkommission

Es ist die Pflicht und das Recht der Ethikkommissionen, Projekte der epidemiologischen, der klinischen und der Versorgungsforschung an und mit Menschen ethisch und rechtlich zu beraten und zu beurteilen (Raspe et al. 2012). Die sich daraus ergebende zentrale Aufgabe der Ethikkommissionen

ist es, dafür Sorge zu tragen, dass im Rahmen von Forschungsprojekten der Schutz der Rechte, die Sicherheit und das Wohlergehen der teilnehmenden Personen gesichert sind. Nicht zuletzt soll dadurch gesunkenes Vertrauen und Akzeptanz bezüglich der Durchführung von klinischen Prüfungen in der Öffentlichkeit geschaffen und wiedergewonnen werden. Ein wichtiger Schritt hierzu war der Wandel von einem reinen Selbstkontrollorgan hin zu einer arzneimittelrechtlichen Prüfbehörde, welche Verwaltungsakte erlässt.

Zur Wahrung der genannten Aufgaben ist es erforderlich, dass die Ethikkommissionen, bzw. deren Mitglieder, sowohl vom Forscher als auch vom Sponsor und jeder anderen unzulässigen Beeinflussung unabhängig sind. Des Weiteren sind die Mitglieder bei der Wahrung ihrer Aufgaben nicht an fachliche Weisungen gebunden, sondern nur ihrem Gewissen verantwortlich (Raspe et al. 2012).

In den Tätigkeitsbereich der Ethikkommissionen fallen:

- Bewertungen klinischer Prüfungen nach dem Arzneimittelgesetz (AMG),
- Bewertungen klinischer Prüfungen nach dem Medizinproduktegesetz (MPG),
- Abgabe von Voten nach dem Transfusionsgesetz (TFG) sowie
- Beratungen von Forschungsvorhaben, aus denen sich aufgrund der Berufsordnung der Ärzte eine Beratungspflicht ergibt.

Ist eine Kommission entsprechend der Strahlenschutzverordnung (StrlSchV) und der Röntgenverordnung (RöV) beim Bundesamt für Strahlenschutz (BfS) registriert, darf sie auch Stellungnahmen zu Forschungsvorhaben abgeben, bei welchen ionisierende Strahlung zum Einsatz kommt.

6.2.2   Zusammensetzung

Die Zusammensetzung der einzelnen Ethikkommissionen wird in den jeweiligen Landesgesetzen geregelt. In Bayern ist dies das Gesundheitsdienst- und Verbraucherschutzgesetz (GDVG), Artikel 29a–g.

Für die Ethikkommissionen ist eine gewisse Mindestanzahl an Mitgliedern (in der Regel fünf) vorgeschrieben, die durch eine angemessene Zahl an Stellvertretern ergänzt werden muss. Um Anträge möglichst in all ihren Facetten beraten und bewerten zu können, muss eine Ethikkommission interdisziplinär besetzt sein, d. h. mit im Gesundheitswesen beschäftigten und in nichtmedizinischen Bereichen tätigen Personen. Neben Ärzten verschiedener Fachrichtungen sind Juristen, Statistiker und Theologen ordentliche Mitglieder einer jeden Ethikkommission. Sollte eine Kommission für die Bewertung eines Antrags dennoch nicht über ausreichend Expertise auf einem Fachgebiet verfügen (z. B. xenogene Zelltherapeutika oder Gentransferarzneimittel), so hat sie Sachverständige beizuziehen oder Gutachten anzufordern (Gassner 2009).

Ein Mitglied oder Stellvertreter kann zeitgleich mehreren Ethikkommissionen angehören.

In Deutschland gibt es 52 nach Landesrecht gebildete Ethikkommissionen. Sie sind i. A. an den staatlichen Hochschulen mit Medizinischen Fakultäten (z. B. Erlangen, Heidelberg, Köln, Rostock), den Landesärztekammern (z. B. Bayern, Baden-Württemberg, Sachsen) oder den Bundesländern (z. B. Berlin, Sachsen-Anhalt) eingerichtet. Darüber hinaus sind mittlerweile nahezu all diese Ethikkommissionen dem 1983 gegründeten »Arbeitskreis Medizinischer Ethikkommissionen in der Bundesrepublik Deutschland e.V.« beigetreten. Regelmäßige Treffen und Erfahrungsaustausch sollen innerhalb der Mitglieder des Arbeitskreises langfristig eine Harmonisierung in der Entscheidungsfindung und in Verfahrensfragen erzielen.

6.2.3 Antragstellung

Eine Ethikkommission wird ausschließlich auf Antrag tätig. Antragsberechtigt ist dabei entweder der Sponsor einer klinischen Prüfung (bzw. der für die Antragstellung Verfahrensbevollmächtigte) oder der Forscher selbst, der um ethische Beratung seines Forschungsvorhabens ersucht. Inhalt und Form des Antrags ergeben sich dabei aus der Art des Forschungsvorhabens.

- **Klinische Prüfung nach AMG**
Die Antragstellung erfolgt in Papierform und elektronisch. Die zur Bewertung einzureichenden Unterlagen sind durch das AMG und die GCP-V gesetzlich vorgegeben. Eine hilfreiche Checkliste zur systematischen Erstellung der erforderlichen

Unterlagen ist auf der Homepage des Arbeitskreises der Ethikkommission zu finden (► http://www.ak-med-ethik-komm.de). Um möglichst vollständige Antragsunterlagen vorzulegen, ist es empfehlenswert, sich vorab in den jeweiligen Geschäftsstellen persönlich oder auf der Homepage nach den Vorgaben zu erkundigen.

Zum Beispiel schwankt die Anzahl der Antragsausfertigungen zwischen 2 und 10 Exemplaren.

- **Klinische Prüfungen nach MPG**
Die Antragstellung und jegliche weitere Kommunikation erfolgt ausschließlich elektronisch (online) über das Medizinprodukteinformationssystem. Die hierfür erforderliche Plattform stellt das Deutsche Institut für Medizinische Dokumentation und Information (DIMDI) in Köln zur Verfügung. Die zur Bewertung einzureichenden Unterlagen sind hier durch das MPG und der MPKPV gesetzlich vorgegeben. Eine Übersicht der notwendigen Unterlagen ist entweder den einschlägigen Gesetzestexten zu entnehmen oder der Eingabemaske des MP-Informationssystems.

- **Sonstige biomedizinische Forschungsvorhaben**
Die Antragstellung erfolgt je nach Arbeitsweise der Ethikkommission elektronisch, papierbasiert oder aus einer Kombination beider Varianten. Eine Vorabnachfrage in der jeweiligen Geschäftsstelle ist auch hier ratsam. Zudem verfügt nahezu jede Ethikkommission in diesem Bereich über eigene Formblätter, die für die Antragstellung zu nutzen sind.

An welche Ethikkommission ist ein Antrag auf zustimmende Bewertung (→ AMG/MPG) oder berufsrechtliche Beratung zu stellen?

- **Bestimmung der Zuständigkeit**
Die Zuständigkeit einer Kommission für die Bewertung oder Beratung ergibt sich aus der Art der klinischen Prüfung (multizentrisch oder monozentrisch) und der ggf. vorhandenen Zugehörigkeit eines Forschers zu einer bestimmten medizinischen Fakultät.

- **Monozentrische klinische Prüfungen:** Ist der teilnehmende Prüfer Mitglied einer medizinischen Fakultät, so ist der Antrag an die für diesen Prüfer zuständige universitäre Ethikkommission zu stellen. Ist der Prüfer kein

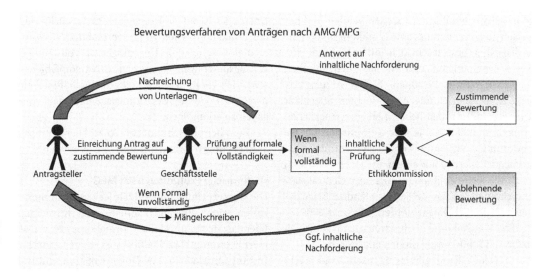

Bewertungsverfahren von Anträgen nach AMG/MPG

◘ Abb. 6.1   Bewertungsverfahren von Anträgen nach AMG/MPG. Dem Antragsteller ist von der zuständigen Ethikkommission innerhalb von 10 Tagen zu bestätigen, dass sein Antrag eingegangen ist und ob formale Mängel bestehen. Der Antragsteller ist daraufhin angehalten, innerhalb von 14 Tagen die Mängel zu beheben und Unterlagen nachzureichen. Liegt der Antrag formal vollständig vor, so ist er im Regelfall innerhalb von 30–60 Tagen (Ausnahme ▶ Text) durch die Ethikkommission zu bewerten. Sollte es zu einer inhaltlichen Nachforderung kommen, so ist die Frist bis zur Beantwortung der Nachforderung gehemmt

Mitglied einer universitären Fakultät ist der Antrag an die jeweilige Ethikkommission des Landes oder der Ärztekammer zu stellen.

‑ **Multizentrische klinische Prüfungen:** Die Feststellung der Zuständigkeit erfolgt für jede beteiligte Prüfstelle analog dem oben genannten Prozedere. Jedoch gibt es hier folgende Besonderheit zu beachten: Da bei dieser klinischen Prüfung mehrere Prüfer an unterschiedlichen Prüfstellen beteiligt werden, benennt der Sponsor aus diesem Kreis einen sog. »Leiter der klinischen Prüfung (LKP)«. Die Ethikkommission in deren Zuständigkeitsbereich der LKP fällt, wird nunmehr als »federführende« Ethikkommission bezeichnet. Alle weiteren Ethikkommissionen als »beteiligte«. Die federführende Ethikkommission wird den Antrag letztendlich im Benehmen mit den beteiligten Ethikkommissionen bewerten.

‑ **Sonstige Forschungsvorhaben:** Die Zuständigkeit ergibt sich aus der jeweiligen Satzung der Ethikkommission. In den meisten Fällen gilt: Ist der Forscher Mitglied der Medizinischen Fakultät, ist er an einer ihrer Einrichtungen tätig oder wird das Forschungsvorhaben an einer dieser Einrichtungen oder an einem

zugeordneten Lehrkrankenhaus durchgeführt, so ist der Antrag auf berufsethische Beratung an die jeweilige universitäre Ethikkommission zu stellen. Mitglieder der Universitäten, die nicht der Medizinischen Fakultät angehören, sind ebenfalls antragsberechtigt. Bei allen weiteren Prüfern ist der Antrag an die jeweilige Ethikkommission des Landes oder der Ärztekammer zu stellen.

Die Bewertung klinischer Prüfungen nach AMG/MPG erfolgt in der Regel innerhalb der gesetzlich vorgegebenen Frist von 30–60 Tagen. Ausnahmen hiervon stellen klinische Prüfungen von Gentransferarzneimitteln (180 Tage) oder die Prüfung von xenogenen Zelltherapeutika dar (keine zeitliche Beschränkung).

Für die berufsrechtliche und berufsethische Beratung sind keine gesetzlichen Fristen festgesetzt. Die Dauer des Verfahrens ist hier z. T. von der Häufigkeit der Sitzungen abhängig. Diese erfolgen mindestens einmal im Monat.

Die einzelnen Schritte von Antragstellung über Prüfung der Unterlagen bis hin zur Erteilung der (zustimmenden) Bewertung verdeutlicht ◘ Abb. 6.1.

Literatur

▶ **Abschn. 6.1**

Angell M (1997) The Ethics of Clinical Research in the Third World. NEJM 337: 847–849

Altman LK (1987) Who goes first? The story of self-experimentation in medicine. Random House, New York

Bernard C (1865) Introduction à l'étude de la médicine expérimentale. Baillière, Paris

Bernard C (1961) Einführung in das Studium der experimentellen Medizin. Barth, Leipzig

Berry D (2009) Pioneers in cardiology. Werner Forssmann – sowing the seeds for selective cardiac catheterization procedures in the twentieth century. EHJ 30: 1296–1297

Deichgräber K (1983) Der hippokratische Eid. 4. Aufl, Hippokrates, Stuttgart

Diller H (1994) Hippokrates. Ausgewählte Schriften. Reclam, Stuttgart

Eckart WU (2002) The Colony as Laboratory: German Sleeping Sickness Campaigns in German East Africa and in Togo, 1900–1914. History and Philosophy of the Life Sciences 24: 69–89

Eckart WU (2006) Man, Medicine, and the State. The Human Body as an Object of Government Sponsored Medical Research in the 20th Century. Steiner, Stuttgart

Eckart WU (2009) Geschichte der Medizin. Fakten, Konzepte, Haltungen, 6. Aufl. Springer, Berlin Heidelberg

Elkeles B (1996) Der moralische Diskurs über das medizinische Menschenexperiment im 19. Jahrhundert. G Fischer, Stuttgart

Erices R, Gumz A, Frewer A (2014) Westliche Humanexperimente in der DDR und die Deklaration von Helsinki. Neue Forschungsergebnisse zur Ethik. In: Frewer A, Schmidt U (Hrsg.) Forschung als Herausforderung für Ethik und Menschenrechte. 50 Jahre Deklaration von Helsinki (1964–2014). Deutscher Ärzte, Köln

Forsbach R (2006) Medizin im »Dritten Reich«. Lit, Münster

Forßmann W (1929) Die Sondierung des Rechten Herzens. Klinische Wochenschrift 8: 2085–2087

Forßmann W (1931) Die Methodik der Kontrastdarstellung der zentralen Kreislauforgane. MMW 78: 489–492

Forßmann W (1964) Nobel Lecture [1956]: The Role of Heart Catheterization and Angiocardiography in the Development of Modern Medicine. Nobel Lectures, Physiology or Medicine 1942–1962. Elsevier, Amsterdam

Forßmann W (1972) Selbstversuch. Erinnerungen eines Chirurgen. Droste, Düsseldorf

Frewer A (2000) Medizin und Moral in Weimarer Republik und Nationalsozialismus: die Zeitschrift »Ethik« unter Emil Abderhalden. Campus, Frankfurt New York

Frewer A, Neumann JN (2001) Medizingeschichte und Medizinethik. Kontroversen und Begründungsansätze 1900–1950. Campus, Frankfurt New York

Frewer A, Schmidt U (2007) Standards der Forschung. Historische und ethische Probleme klinischer Studien. Lang, Frankfurt

Frewer A, Schmidt U (2014) (Hrsg.) Forschung als Herausforderung für Ethik und Menschenrechte. 50 Jahre Deklaration von Helsinki (1964–2014). Deutscher Ärzte-Verlag, Köln

Frewer A, Oppitz U-D et al. (Hrsg.) (1999) Medizinverbrechen vor Gericht. Das Urteil im Nürnberger Ärzteprozess gegen Karl Brandt und andere sowie aus dem Prozess gegen Generalfeldmarschall Erhard Milch. Erlanger Studien zur Ethik in der Medizin, Band 7. Palm & Enke, Erlangen Jena

Gradmann C (2005) Krankheit im Labor. Robert Koch und die medizinische Bakteriologie. Wallstein, Göttingen

Griesecke B, Krause M, Pethes N, Sabisch K (2009) Kulturgeschichte des Menschenversuchs im 20. Jahrhundert. Suhrkamp, Frankfurt

Hahn S (1995) »Der Lübecker Totentanz«. Zur rechtlichen Problematik der Katastrophe bei der Erprobung der Tuberkuloseimpfung 1930 in Deutschland. Medizinhistorisches Journal 30: 61–79

Helmchen H, Winau R (Hrsg.) (1986) Versuche mit Menschen in Medizin, Humanwissenschaft und Politik. De Gruyter, Berlin

Lehner AM, Frewer A (2014) Forschung gegen Menschenrechte und die Helsinki-Deklaration? Zu Gehirnstudien und Gefängnisexperimenten in den USA der Nachkriegszeit. In: Frewer A, Schmidt U (Hrsg.) Forschung als Herausforderung für Ethik und Menschenrechte. 50 Jahre Deklaration von Helsinki (1964–2014). Deutscher Ärzte-Verlag, Köln 35 –51

Ley A, Ruisinger MM (2001) Gewissenlos gewissenhaft. Menschenversuche im Konzentrationslager. Specht, Erlangen

Lind J (1753) A Treatise of the Scurvy. In Three Parts. Containing An Inquiry into the Nature, Causes, and Cure, of that Disease. Sands, Murray and Cochran, Edinburgh

Mayor A (2011) Pontisches Gift. Die Legende von Mithridates, Roms größtem Feind. Theiss, Stuttgart

McBride WM (1991) »Normal« Medical Science and British Treatment of the Sea Scurvy, 1753–1775. Journal of the History of Medicine and Allied Sciences 46: 158–177

Moll A (1902) Ärztliche Ethik. Die Pflichten des Arztes in allen Beziehungen seiner Thätigkeit. Enke, Stuttgart

Nadav DS (2004) The »Death Dance of Lübeck«: Julius Moses and the German Guidelines for Human Experimentation, 1930. In: Roelcke V, Maio G (Hrsg.) Twentieth Century Ethics of Human Subjects Research. Historical Perspectives on Values, Practices, and Regulations. Steiner, Stuttgart

Neisser A (1898) Was wissen wir von einer Serumtherapie der Syphilis und was haben wir von ihr zu erhoffen? Archiv für Dermatologie und Syphilis 44 :431–539

Pethes N, Griesecke B, Krause M, Sabisch K (2008) Menschenversuche. Eine Anthologie 1750–2000. Suhrkamp, Frankfurt

Reich WT (1995) Encyclopedia of Bioethics. Vol. 5, 2. Aufl. Simon & Schuster, New York

Reverby SM (2000) Tuskegee Truths. Rethinking the Tuskegee Syphilis Study. University of North Carolina Press,
Chapel Hill

Roelcke V (2006) Humanexperimente während der Zeit des
Nationalsozialismus. In: Forsbach R (Hrsg.) Medizin im
»Dritten Reich«. Lit, Münster

Roelcke V, Maio G (Hrsg.) (2004) Twentieth Century Ethics of
Human Subjects Research. Historical Perspectives on
Values, Practices, and Regulations. Steiner, Stuttgart

Rothman DJ (1995) Research, Human: Historical Aspects. In:
Reich WT (ed) Encyclopedia of Bioethics. Vol. 5, 2. Aufl.
Simon & Schuster, New York

Rothman DJ (2003) Klinische Studien in »Entwicklungsländern«: Gibt es eine spezielle »Dritte Welt«-Ethik?
Zeitschrift für ärztliche Ausbildung und Qualitätssicherung 97: 695–702

Ruisinger MM (2007) Geschichte des Humanexperiments.
Zur Entwicklung der Forschung am Menschen. In:
Frewer A, Schmidt U (Hrsg.) Standards der Forschung.
Historische und ethische Probleme klinischer Studien.
Lang, Frankfurt

Rupke NA (1987) Vivisection in Historical Perspective. The
Wellcome Institute Series in the History of Medicine.
Croom Helm, London

Sabisch K (2007) Das Weib als Versuchsperson. Medizinische
Menschenexperimente im 19. Jahrhundert am Beispiel
der Syphilisforschung. Transcript, Bielefeld

Santorio S (1614) Ars de statica medicina. Polus, Venedig

Schmidt U, Frewer A (Hrsg.) (2007) History and Theory of
Human Experimentation. Steiner, Stuttgart

Schubert C (2005) Der hippokratische Eid. Medizin und Ethik
von der Antike bis heute. Wissenschaftliche Buchgesell-
schaft, Darmstadt

Staden H (1989) Herophilus. The Art of Medicine in Early
Alexandria. Cambridge University Press, Cambridge

Tashiro E (1991) Die Waage der Venus. Venerologische Versuche am Menschen zwischen Fortschritt und Moral.
Matthiesen, Husum

Wiesing U (Hrsg.) (2003) Die Ethik-Kommissionen. Neuere
Entwicklungen und Richtlinien. Deutscher Ärzte-Verlag,
Köln

▶ **Abschn. 6.2**

Council for International Organizations of Medical Sciences
(CIOMS) (2002) International Ethical Guidelines for
Biomedical Research Involving Human Subjects. WHO,
Genf

Gassner UM (2009) Klinische Prüfung von Medizinprodukten – von der Differenzierung zur Uniformierung. DZKF
11/12: 63–71

▶ http://www.ak-med-ethik-komm.de

Landtag des Freistaates Bayern (2003) Gesetz über den
öffentlichen Gesundheits- und Veterinärdienst, die
Ernährung und den Verbraucherschutz sowie die Lebensmittelüberwachung (Gesundheitsdienst- und Verbraucherschutzgesetz – GDVG) – Artikel 29d. ▶ https://
www.regierung.oberbayern.bayern.de/imperia/md/

content/regob/internet/dokumente/bereich5/human-
medizin/gdvg.pdf

Raspe H, Hüppe A, Strech D, Taupitz J (2012) Empfehlungen
zur Begutachtung klinischer Studien durch Ethik-Kommissionen, Deutscher Ärzte, Köln

Patientenrechte

Bernd Gebhardt

C. Fiedler, B. Raddatz (Hrsg.), *Study Nurse / Studienassistenz*,
DOI 10.1007/978-3-662-45423-7_7, © Springer-Verlag Berlin Heidelberg 2015

7.1 Aufklärung und Einwilligung

Jede klinische Prüfung ist für die Teilnehmer mit einem Risiko verbunden. Ziel ist immer, eine offene Frage zu Wirksamkeit, Verträglichkeit oder Metabolismus eines Arzneimittels zu beantworten. Die Prüfungsteilnehmer stellen sich also in den Dienst der Allgemeinheit, denn diese hat eines Tages den Nutzen aus den Ergebnissen der klinischen Prüfung, ohne sich dem Risiko der Teilnahme aussetzen zu müssen.

Unter ethischen Gesichtspunkten ist es dabei von zentraler Bedeutung, dass

- die Risiken und Belastungen für den einzelnen Teilnehmer so gering wie möglich gehalten werden und
- das Recht eines Teilnehmers auf Selbstbestimmung beachtet wird.

Dementsprechend finden sich in internationalen Richtlinien (europäische Richtlinie 2001/20/EG, ICH-GCP[12] E6, Deklaration von Helsinki in der neuesten Fassung 2013) und deutschen Gesetzen (AMG, MPG) detaillierte Anweisungen, wie der Prüfer vor und während der klinischen Prüfung die Selbstbestimmung des Prüfungsteilnehmers zu gewährleisten hat.

Besonderes Augenmerk wird auf den Prozess gelegt, mit dem der Prüfer die rechtsgültige Einwilligung eines Patienten oder gesunden Freiwilligen für die klinische Prüfung einholt. Spezielle Vorschriften regeln das Verfahren bei Minderjährigen und nichteinwilligungsfähigen Erwachsenen.

Der Prozess gliedert sich in drei aufeinander folgende Schritte:

1. Information der betroffenen Person[3] mittels der sog. Patienteninformation,
2. Aufklärung der betroffenen Person,
3. Einwilligung der betroffenen Person in ihre Teilnahme an der klinischen Prüfung.

---

1 ICH: International Conference on Harmonisation of Technical Requirements for Registration of Pharmaceuticals for Human Use (Internationale Konferenz zur Vereinheitlichung technischer Anforderungen für die Zulassung von Humanarzneimitteln)
2 GCP: Good Clinical Practice (Gute Klinische Praxis)
3 In diesem Kapitel bezeichnet der Begriff »betroffene Person« sowohl Patienten als auch gesunde Freiwillige

7.1.1 Einwilligungsfähige Erwachsene

Zunächst muss der Prüfer die Einwilligungsfähigkeit der betroffenen Person feststellen. Es müssen **alle** der folgenden Voraussetzungen vorliegen:

- Die Person muss volljährig sein.
- Die Person muss Wesen, Bedeutung, Risiken und Tragweite der klinischen Prüfung erkennen können.
  - Der Prüfer muss sich davon überzeugen, dass die betroffene Person den Charakter der klinischen Prüfung und die Folgen ihrer Zustimmung zur Teilnahme verstanden hat. Die Erfüllung dieser Voraussetzung ist schon bei ausreichender Bedenkzeit der Person und relativ einfachem Prüfungsablauf nicht einfach. Umso schwieriger ist dies bei Prüfungen an Notfallpatienten, an Patienten mit eingeschränkten geistigen Fähigkeiten (z. B. leichter Demenz) oder bei Prüfungen mit einem komplexen Design. Sofern der Prüfplan für solche Fälle keine Vorgaben macht, muss der Prüfer beurteilen, ob die betroffene Person einwilligungsfähig ist oder nicht.

 Im Zweifelsfall davon ausgehen, dass die Person nicht einwilligungsfähig ist!

- Die Person muss eine selbständige und freie Entscheidung über ihre Teilnahme treffen können.
  - Es ist das gute Recht einer betroffenen Person, sich vor der Erteilung ihrer Einwilligung mit ihrer Familie oder mit Freunden zu beraten. Die Entscheidung über ihre Teilnahme liegt aber ausschließlich bei ihr. Der Prüfer darf die betroffene Person nicht zur Teilnahme drängen und muss auch klarstellen, dass das Arzt-Patient-Verhältnis durch eine Ablehnung nicht beeinträchtigt wird. Es empfiehlt sich, die betroffene Person die Einwilligungserklärung im Beisein des Prüfers unterschreiben zu lassen. Zögert die Person, sollte der Prüfer versuchen, im Gespräch die Gründe dafür herauszufinden. Denn evtl. liegen bei der Person noch Unklarheiten hinsichtlich der klinischen Prüfung vor, die ausgeräumt werden können.

> **Zögert die Person auch weiterhin, vom Einschluss absehen!**

7.1.2 Patienteninformation

- Die Patienteninformation muss **schriftlich** vorliegen.
- Sie muss vor Beginn der klinischen Prüfung von der Ethikkommission **zustimmend bewertet** worden sein.
- Sie muss in allgemein verständlicher Sprache abgefasst sein.

Praxistipp

Bei der Vorbereitung eine geeignete Person aus dem Familien- oder Bekanntenkreis bitten, die Patienteninformation zu lesen, und erfragen, ob alles verstanden wurde. So lässt sich rasch und mit wenig Aufwand feststellen, ob die Patienteninformation geeignet ist oder überarbeitet werden muss.

- Sie muss der betroffenen Person **ausgehändigt** und mitgegeben werden, so kann sich der Teilnehmer immer wieder über seine Rechte und Pflichten und den weiteren Verlauf der klinischen Prüfung informieren.

Praxistipp

Bei der Erstellung der Patienteninformation die Vorlage verwenden, die sich auf der Seite der zuständigen Ethikkommission findet. Sie enthält alle wesentlichen Kapitel und Formulierungsvorschläge. So werden keine wichtigen Aspekte vergessen, und die Erstellung der Patienteninformation fällt leichter.

7.1.3 Aufklärung

- Die betroffene Person hat einen **Anspruch auf ein Beratungsgespräch** über alle wesentlichen Aspekte der klinischen Prüfung.

- Die Aufklärung muss durch einen **Arzt** erfolgen, der Prüfer oder Mitglied der Prüfgruppe ist.
- Das Aufklärungsgespräch sollte in einem ruhigen Raum ohne ungebetene Zuhörer und Störungen und **ohne Zeitdruck** stattfinden.
- Der aufklärende Arzt muss **Erfahrung** mit der Indikation haben, die untersucht werden soll, denn er muss über Behandlungsalternativen außerhalb der klinischen Prüfung aufklären.
- Die Risiken und Belastungen, die mit der Teilnahme verbunden sind, müssen **realistisch und neutral** dargestellt werden.
- Die betroffene Person ist darauf hinzuweisen, dass sie alleine über ihre Teilnahme entscheidet und dass das **Arzt-Patient-Verhältnis** unter einer Ablehnung nicht leidet.
- Im Gespräch muss sich der aufklärende Arzt davon überzeugen, dass die Person die **wesentlichen Aspekte** der klinischen Prüfung sowie ihre **Rechte und Pflichten** verstanden hat.
- Es empfiehlt sich, das Gespräch als **Dialog** zwischen Partnern zu führen und etwaige Fragen der betroffenen Person **offen und ehrlich** zu beantworten.
- Sofern es sich nicht um eine klinische Prüfung bei Notfällen handelt, muss die betroffene Person **wenigstens 24 h Bedenkzeit** für ihre Entscheidung zur Teilnahme bekommen.
- Die Person soll ihre Entscheidung in Ruhe treffen und sich gegebenenfalls mit Familie oder Freunden beraten können.
- Der aufklärende Arzt sollte die wesentlichen Inhalte des Aufklärungsgesprächs stichpunktartig auf dem Einwilligungsformular oder in der Patientenakte dokumentieren.

Praxistipp

Die Fragen der betroffenen Person und die Antworten in Stichpunkten protokollieren. Eine gute Dokumentation des Aufklärungsgesprächs erhöht im Streitfall oder bei einer GCP-Inspektion die Glaubwürdigkeit des aufklärenden Arztes.

7.1.4   Einwilligung

Das Einwilligungsformular muss einen Abschnitt zum Datenschutz enthalten. Es empfiehlt sich, die Vorlage zu verwenden, die sich auf der Internetseite der Ethikkommission findet. Diese enthält einen vorformulierten Abschnitt zum Datenschutz, der nur an wenigen Stellen angepasst werden muss.

- Der Teilnehmer sollte seine Einwilligung **innerhalb weniger Tage** nach dem Aufklärungsgespräch geben. Bei größerem zeitlichen Abstand besteht die Gefahr, dass der Teilnehmer wesentliche Aspekte der klinischen Prüfung inzwischen vergessen hat.
- Der Teilnehmer sollte die Einwilligungserklärung **möglichst im Beisein des aufklärenden Arztes** unterzeichnen.

> ⓘ Unbedingt darauf achten, dass der Teilnehmer die Einwilligungserklärung unterschreibt und datiert!

- Der aufklärende Arzt sollte die Einwilligungserklärung **sofort** nach dem Teilnehmer datieren und unterschreiben. Vertritt ein anderes ärztliches Mitglied der Prüfgruppe den aufklärenden Arzt, sollte dieser Arzt die Einwilligungserklärung sofort nach dem Teilnehmer datieren und unterschreiben. In diesem Fall sollte in der Einwilligungserklärung ein kurzer Vermerk gemacht werden, wer der aufklärende Arzt war und welcher Arzt die Unterschrift des Patienten eingeholt hat. Beide Ärzte sollten diese Notiz abzeichnen.

> ⓘ Unbedingt darauf achten, dass die Unterschriften des Teilnehmers und des Prüfers das gleiche Datum tragen.

- Die Einwilligungserklärung wird in **zwei Originalen** erstellt.
- In beiden Originalen werden die wesentlichen Inhalte des Aufklärungsgesprächs dokumentiert. Beide Originale werden vom Teilnehmer und vom Prüfer datiert und unterschrieben. Ein Original wird dem **Teilnehmer** ausgehändigt, das andere Original wird im **Prüfer-**ordner abgelegt. Eine Kopie kommt in die **Patientenakte**.

- Kann eine betroffene Person nicht lesen oder schreiben, muss das Aufklärungsgespräch in Anwesenheit eines **Zeugen** durchgeführt werden. Stimmt die Person ihrer Teilnahme an der klinischen Prüfung zu, datiert und unterschreibt der Zeuge die Einwilligungserklärung. Er bestätigt damit, dass er bei dem Aufklärungsgespräch anwesend war und der Teilnehmer seine Zustimmung erteilt hat.

7.1.5   Änderungen der Patienteninformation (Amendments)

- Änderungen der Patienteninformation müssen der **Ethikkommission** vorgelegt werden.
- Die neue Version darf erst **nach zustimmender Bewertung** der Ethikkommission eingesetzt werden.

> **Praxistipp**
>
> Ein Exemplar der alten Version im Prüferordner ablegen, alle anderen Exemplare vernichten und nur noch die neue Version verwenden.

- Alle Prüfungsteilnehmer müssen die **neue Version** der Patienteninformation ausgehändigt bekommen und von einem Prüfer über die Änderungen aufgeklärt werden.
- Die neue Einwilligungserklärung muss von der betroffenen Person und dem aufklärenden Arzt **handschriftlich datiert und unterzeichnet** werden.

7.1.6   Minderjährige

Minderjährige sind grundsätzlich **nichteinwilligungsfähig**.
- An ihrer Stelle muss der **gesetzliche Vertreter** über die klinische Prüfung aufgeklärt werden und ihrer Teilnahme zustimmen.

- Bei klinischen Prüfungen müssen **alle Sorge-berechtigten** (z. B. bei Elternteile) aufgeklärt und ihre Zustimmung erteilen.

> **Praxistipp**
>
> Unbedingt nachfragen, ob es noch weitere Sorgeberechtigte gibt, wenn nur ein Elternteil zum Aufklärungsgespräch kommt und sicherstellen, dass die Unterschrift von allen Sorgeberechtigten vorliegt, bevor die erste studienbedingte Maßnahme durchgeführt wird.

- Auch wenn Minderjährige nicht einwilligungsfähig sind, können und müssen sie **altersgerecht** aufgeklärt werden. Kinder können i. A. ab einem Alter von 4 Jahren über die klinische Prüfung anhand einer Bildergeschichte aufgeklärt werden. Ab dem Schulalter sind schriftliche Informationen möglich. Bei Jugendlichen können Unterlagen eingesetzt werden, die sich kaum von denen unterscheiden, die für Erwachsene bestimmt sind.
- Jugendliche können bei entsprechender Reife und Fragestellung auch **in Abwesenheit der Sorgeberechtigten** aufgeklärt werden.
- Die Aufklärung muss durch einen Prüfer erfolgen, der Arzt ist und **Erfahrung im Umgang mit Minderjährigen** hat.
- Die Inhalte des Aufklärungsgesprächs werden wie bei den Erwachsenen **dokumentiert**.
- Kann der Minderjährige schreiben, sollte er die Einwilligungserklärung **datieren und unterschreiben**.

> ⊙ – **Stimmt der Minderjährige seiner Teilnahme an der klinischen Prüfung nicht zu, darf er nicht eingeschlossen werden, selbst wenn die Sorgeberechtigten damit einverstanden wären.**

- Auch Minderjährige müssen darauf hingewiesen werden, dass sie die Teilnahme an der klinischen Prüfung **ablehnen** und die Zustimmung jederzeit **zurücknehmen** können, ohne dass daraus Nachteile entstehen oder das Arzt-Patient-Verhältnis beeinträchtigt wird.

7.1.7 Nichteinwilligungsfähige Erwachsene

- Erwachsene, die Wesen, Bedeutung, Risiken und Tragweite der klinischen Prüfung nicht erkennen oder keine selbständige und freie Entscheidung über ihre Teilnahme treffen können, gelten als **nichteinwilligungsfähig**.
- Anstelle des nichteinwilligungsfähigen Erwachsenen muss sein **gesetzlicher Vertreter oder Bevollmächtigter** über die klinische Prüfung aufgeklärt werden und der Teilnahme des Betroffenen an der klinischen Prüfung zustimmen.
- Auch wenn sie nichteinwilligungsfähig sind, können viele der Betroffenen durchaus einem **ihrem Zustand** angemessenen Aufklärungsgespräch folgen.

> **Praxistipp**
>
> Überprüfen, ob die Patienteninformation in vereinfachter, verkürzter Form eingesetzt werden kann; alternativ eine Bildergeschichte einsetzen! Auf sehr gute Lesbarkeit achten: große Schrift, klare Kontraste!

- Lehnt der Betroffene im Aufklärungsgespräch eine Teilnahme an der klinischen Prüfung ab, darf er **nicht eingeschlossen werden**, auch wenn sein gesetzlicher Vertreter zustimmen würde.
- Kann sich der Betroffene nicht äußern, muss der gesetzliche Vertreter bei der Entscheidung über die Teilnahme den **mutmaßlichen Willen** des Betroffenen beachten.
- Ist kein gesetzlicher Vertreter vorhanden, muss beim zuständigen **Amtsgericht** ein Antrag auf Bestellung eines gesetzlichen Vertreters gestellt werden. Hierzu empfiehlt es sich die Faxnummer des Amtsgerichts im Faxgerät einzuspeichern und Antragsformular vorrätig zu halten.
- **Studienbedingte Maßnahmen** dürfen erst durchgeführt werden, wenn alle Formalien erfüllt sind und die Zustimmung des gesetzlichen Vertreters zur Teilnahme des Betroffenen an der klinischen Prüfung schriftlich vorliegt.

━ Wird der Teilnehmer im Verlauf der klinischen Prüfung **wieder einwilligungsfähig**, muss seine Zustimmung zur weiteren Teilnahme zu diesem Zeitpunkt eingeholt werden.

7.1.8   Notfälle

Die Selbstbestimmung des Prüfungsteilnehmers hat den höchsten Stellenwert. Dennoch gibt es einige seltene, dramatische Umstände, unter denen ein Patient auch ohne seine Zustimmung in eine klinische Prüfung einbezogen werden darf. Es müssen **alle** der folgenden Voraussetzungen vorliegen:

━ Es muss sich bei der Erkrankung des Patienten um einen **Notfall** handeln, bei dem umgehend eine Behandlung eingeleitet werden muss. Dies ist der Fall bei einer neu aufgetretenen schwerwiegenden Erkrankung oder einer plötzlichen Verschlechterung einer vorbestehenden Krankheit.

━ Die Erkrankung muss **lebensbedrohlich** sein oder **erhebliche Auswirkungen** auf das weitere Leben des Patienten haben.

━ Der Patient muss zu diesem Zeitpunkt **nicht-einwilligungsfähig** sein, also Wesen, Bedeutung, Risiken und Tragweite der klinischen Prüfung nicht erkennen können, und **keinen gesetzlichen Vertreter** haben.

So könnte es sich z. B. um einen Zustand nach Reanimation, einen septischen Schock oder einen akuten Schlaganfall handeln. In einer derartigen Situation darf der **Prüfer** entscheiden, ob der Patient in die klinische Prüfung einbezogen wird oder nicht. Bei seiner Entscheidung muss der Prüfer den **mutmaßlichen Willen** des Patienten beachten.

> **Praxistipp**
>
> Bei Angehörigen nachfragen, ob der Patient eine Patientenverfügung verfasst hat. Ist die Patientenverfügung klar formuliert (leider nur selten der Fall), kann daraus ein Hinweis auf den mutmaßlichen Willen des Patienten abgeleitet werden. Zudem bei Angehörigen nachfragen, ob sich der Patient in der Ver-

gangenheit positiv oder negativ über Arzneimittelentwicklung oder Studien an Patienten geäußert hat.

Unbedingt beachten: Angehörige, die nicht als gesetzliche Vertreter bestellt sind, können nicht für den Patienten einwilligen! Die Verantwortung verbleibt einzig und allein beim Prüfer

━ Die Einwilligung für die **weitere Teilnahme** muss sobald wie möglich eingeholt werden.

━ Wenn der Patient nicht rasch wieder einwilligungsfähig wird, muss **zum nächsten möglichen Zeitpunkt** beim zuständigen Amtsgericht ein Antrag auf Bestellung eines gesetzlichen Vertreters gestellt werden.

━ Wird der Teilnehmer im Verlauf der klinischen Prüfung **wieder einwilligungsfähig**, muss seine Zustimmung zur weiteren Teilnahme zu diesem Zeitpunkt eingeholt werden.

━ Die Zustimmung des Teilnehmers bzw. seines gesetzlichen Vertreters bezieht sich immer nur auf die **weitere Teilnahme**.

━ Die Zustimmung kann **nicht nachträglich** erteilt werden. Die Verantwortung für die Einbeziehung des Patienten in die klinische Prüfung verbleibt immer beim Prüfer.

7.2   Probandenversicherung

━ Für eine klinische Prüfung muss fast immer eine **Probandenversicherung** abgeschlossen werden. Ausgenommen sind nur klinische Prüfungen mit Arzneimitteln, bei denen das Arzneimittel zugelassen ist und genau entsprechend der Fachinformation eingesetzt wird und sich nur geringe Risiken und Belastungen ergeben. Die Praxis zeigt, dass diese Umstände fast nie zutreffen.

━ Die Probandenversicherung deckt Gesundheitsschäden ab, die ein Prüfungsteilnehmer aufgrund seiner Teilnahme an der klinischen Prüfung erlitten hat. Diese Verpflichtung der Versicherung besteht auch dann, wenn keiner der Beteiligten an der klinischen Prüfung (z. B.

Sponsor, Prüfer oder ein anderes Mitglied der Prüfgruppe) einen Fehler gemacht oder fahrlässig gehandelt hat.

- Die Versicherungsgesellschaft, bei der die Versicherung abgeschlossen wird, muss in einem **Mitgliedsstaat der EU oder des Europäischen Wirtschaftsraums** (Island, Liechtenstein, Norwegen, Schweiz) zugelassen sein.
- Für den Todesfall oder bei dauernder Erwerbsunfähigkeit muss in Deutschland eine **Mindestdeckungssumme** von 500.000 Euro bereitstehen.
- Wird die Probandenversicherung in Anspruch genommen, **entfällt der Anspruch auf Schmerzensgeld**.
- In der **Patienteninformation** muss ein Hinweis auf die Probandenversicherung mit Anschrift und Telefonnummer der Versicherungsgesellschaft enthalten sein.
- Der Prüfer muss den Teilnehmer darüber aufklären, wie er sich im **Schadensfall** zu verhalten hat, und dafür seine Mithilfe anbieten.
- Der Prüfer muss dem Teilnehmer eine Kopie der **Allgemeinen Versicherungsbedingungen** aushändigen.

Die Probandenversicherung unterliegt nationalem Recht. Obwohl in der gesamten EU die gleichen Prinzipien zu Grunde liegen, kann sich die genaue Ausgestaltung von Land zu Land unterscheiden.

Im Moment bietet keine Versicherungsgesellschaft eine europaweit oder gar weltweit gültige Probandenversicherung an. Bei multinationalen klinischen Prüfungen muss deshalb für jedes teilnehmende Land eine gesonderte Versicherung abgeschlossen werden. Die Einholung der Angebote ist zeitaufwändig und kompliziert. Es empfiehlt sich einen Versicherungsmakler einzuschalten und mehrere Wochen Vorlaufzeit einzuplanen.

Sponsor einer klinischen Prüfung

Monika Maier-Peuschel

C. Fiedler, B. Raddatz (Hrsg.), *Study Nurse / Studienassistenz*,
DOI 10.1007/978-3-662-45423-7_8, © Springer-Verlag Berlin Heidelberg 2015

Der Begriff und die Aufgaben des Sponsors wurden für Deutschland erstmalig im 12. Gesetz zur Änderung des Arzneimittelgesetzes (AMG) vom 06.08.2004 aufgeführt. Vor dieser nun für Deutschland präzisierten Definition des Sponsors, galten für ihn die Definitionen und Aufgaben, welche in den Leitlinien der ICH-GCP aufgeführt sind. Diese haben weiterhin ihre Gültigkeit und gelten, neben den Festsetzungen des AMG, als Leitlinie für den Sponsor. In diesem Kapitel soll auf die Rolle und die Aufgaben des Sponsors in einer klinischen Studie näher eingegangen werden.

8.1   Wer ist Sponsor?

> **Sponsor**
>
> Nach §4 Absatz 24 AMG: Sponsor ist eine natürliche oder juristische Person, die die Verantwortung für die Veranlassung, Organisation und Finanzierung einer klinischen Prüfung bei Menschen übernimmt.
> Nach ICH-GCP, Glossar 1.53: Eine Person, eine Firma, eine Institution oder eine Organisation, die die Verantwortung für die Initiierung, das Management und/oder die Finanzierung einer klinischen Prüfung trägt.

Der Sponsor ist laut Definition für den gesamten Ablauf und die Finanzierung der klinischen Prüfung verantwortlich. Einige seiner Aufgaben kann er ganz oder teilweise an Dritte abgeben, dies muss in schriftlicher Form niedergelegt sein. Meist wird hierfür ein spezialisiertes Auftragsforschungsinstitut (Contract Research Organization, CRO) verpflichtet. Die Verantwortung für die klinische Prüfung verbleibt beim Sponsor. Ein Verstoß gegen die Sponsorenpflichten kann, je nach Schwere und gesetzlicher Grundlage, eine Ordnungswidrigkeit oder sogar Straftatbestand sein.

In Deutschland dürfen laut §40 Absatz 1 AMG klinische Prüfungen nur dann durchgeführt werden, wenn der Sponsor oder sein Vertreter seinen Sitz entweder in einem Mitgliedsstaat der Europäischen Union oder eines Vertragsstaates des Europäischen Wirtschaftsraums hat.

8.2   Aufgaben des Sponsors

Der Sponsor hat für den geregelten und sicheren Studienablauf zu sorgen (Tab. 8.1). Seine Aufgaben ergeben sich aus dem Arzneimittelgesetz, der GCP-Verordnung (GCP-V) sowie der ICH-GCP.

8.2.1   Einhaltung der Anforderungen der Guten Klinischen Praxis (»good clinical practice«, GCP)

Alle Aufgaben des Sponsors werden im Wesentlichen durch die ICH-GCP definiert. Das Arzneimittelgesetz nimmt darauf in §40 Absatz 1 Satz 1 Bezug. Die Einhaltung der GCP-Richtlinien ist für jeden Sponsor oberstes Gebot, um die klinische Prüfung für die teilnehmenden Patienten so sicher wie möglich zu gestalten. Dazu gehört, dass der Sponsor sein Vorhaben im Vorfeld einer genauen Nutzen-Risiko-Bewertung unterzieht. Um diese Einschätzung vornehmen zu können, ist der Wirkstoff vor der Prüfung am Menschen einer pharmakologischen und toxikologischen Prüfung zu unterziehen.

8.2.2   Antragsstellung bei Bundesoberbehörde und Ethikkommissionen

Vor Studienstart muss die Genehmigung der Bundesoberbehörde (BOB) sowie der zuständigen Ethikkommission(EK) nach AMG §40 ▶ Abs.1 eingeholt werden. Bevor ein Sponsor also eine klinische Prüfung in Deutschland beginnt, muss er diese durch die zuständige Bundesoberbehörde (BfArM oder PEI) nach AMG §42 ▶ Abs.2 und die zuständigen Ethikkommissionen prüfen lassen. Diese Einrichtungen müssen der Durchführung zustimmen. Welche Bundesoberbehörde die Zuständigkeit hat richtet sich v. a. nach der Art des in der klinischen Prüfung verwendeten Stoffs bzw. des Prüfpräparats (Tab. 8.2).

Die zuständige (federführende) Ethikkommission ist dabei laut AMG §42 ▶ Abs.1 diejenige, welche die Zuständigkeit für den jeweiligen Leiter der klinischen Prüfung hat (▶ Kap. 6). Die Ethikkommissionen und BOB entscheiden, ob das Nutzen-

◻ Tab. 8.1 Aufgaben des Sponsors

Aufgaben des Sponsors	Grundlage
Einhaltung der GCP-Anforderungen	AMG §40 ► Abs. 1 Satz 1; ICH-GCP, ► Kapitel 5
Anzeige- und Genehmigungspflicht bei Bundesoberbehörde und Ethikkommissionen	AMG §42 ► Abs. 1 und §67, GCP-V §7
Anzeige- und Genehmigungspflicht bei substantiellen, nachträglichen Änderungen	GCP-V §10
Auswahl qualifizierter Prüfstellen	AMG §40 ► Abs. 1
Nutzen-Risiko Bewertung der klinischen Prüfung	AMG §40 ► Abs. 1 Satz 3 Nr. 2
Pharmakologisch-toxikologische Prüfung des Arzneimittels	AMG §40 ► Abs. 1 Satz 3 Nr. 6
Information der Prüfer über pharmakologische und toxikologische Ergebnisse, sowie mögliche Risiken	AMG §40 ► Abs. 1 Satz 3 Nr. 7
Abschluss einer geeigneten Probandenversicherung	AMG §40 ► Abs. 1 Satz 3 Nr. 8 und ► Abs. 3
Dokumentation und Berichterstattung bei unerwünschten Ereignissen	GCP-V §13
Einleiten von Maßnahmen zum Schutz bei unmittelbarer Gefahr	GCP-V §11
Entblindung in Notfallsituationen	GCP-V §6
Herstellung und Kennzeichnung von Prüfpräparaten	GCP-V, Abschnitt 2
Qualitätssicherung und Qualitätskontrolle	ICH-GCP, ► Kapitel 5.1
Sicherstellen von Glaubwürdigkeit und Nachvollziehbarkeit der Daten	ICH-GCP, ► Kapitel 5.5
Qualitätssicherung durch Monitoring	ICH-GCP, ► Kapitel 5.18
Mitteilung über Beendigung der Studie	GCP-V §13, ► Abs. 8
Abschließender Bericht über die klinische Prüfung	GCP-V §13 ► Abs. 9
Archivierung wesentlicher Unterlagen	GCP-V §13 ► Abs. 10

◻ Tab. 8.2 Genehmigung der klinischen Prüfung durch Bundesoberbehörden (Zuständigkeiten nach §77 AMG)

Bundesinstitut für Arzneimittel und Medizinprodukte (BfArM)	Paul-Ehrlich-Institut (PEI)	Bundesamt für Verbraucherschutz und Lebensmittelsicherheit
Arzneimittel (wenn nicht dem PEI zugeteilt)	Sera, Impfstoffe	Zur Anwendung an Tieren bestimmte Arzneimittel
Medizinprodukte	Gewebe	
In-vitro-Diagnostika	Blut-, Knochen-, und Gewebezubereitungen	
	Allergene	
	Arzneimittel für neuartige Therapien	
	Xenogene Arzneimittel	
	Gentechnisch hergestellte Blutbestandteile	

Risiko-Verhältnis der eingereichten Studie vertretbar ist und ob die Studie den Maßgaben des AMG und der GCP-V entspricht; dabei stehen sie im Austausch miteinander. Besonders hervorgehoben sei dabei der Aspekt, dass die Studie geeignet sein muss, den Nachweis der Unbedenklichkeit und der Wirksamkeit zu erbringen, auch im Hinblick auf einen möglichen Wirkunterschied bei Frauen und Männern.

Des Weiteren hat der Sponsor laut AMG §67 für die Anzeige der Prüfung bei den zuständigen Behörden Sorge zu tragen. Dabei entscheidet der Sitz des Sponsors, welche Behörde er benachrichtigen muss. Meist handelt es sich um die zuständige Landesbehörde. Die Landesbehörden müssen der klinischen Prüfung nicht zustimmen, sie werden nur über die bestehende Durchführung, sowie bei Änderungen benachrichtigt.

Äußern die zuständige BOB oder die Ethikkommissionen Bedenken bezüglich des Studienvorhabens, so hat der Sponsor diese Bedenken und mögliche Änderungswünsche zu evaluieren. Dies kann bedeuten, dass der Sponsor Teile der klinischen Prüfung, wie z. B. den Prüfplan oder die Patienteninformation, nach Vorgaben der beurteilenden Gremien zu ändern hat, um eine Genehmigung zu erhalten. Erst nach Erhalt der Genehmigung durch die Bundesoberbehörde bzw. die zustimmende Bewertung der Ethikkommission darf der Sponsor die Studie in Deutschland beginnen. Nachträgliche (substanzielle) Änderungen der Studie sind umgehend bei den betreffenden Gremien anzuzeigen und eine Genehmigung hierfür ist einzuholen.

Bevor der Sponsor einen Antrag auf Genehmigung der Studie in Deutschland stellen kann, muss er die Studie laut GCP-Verordnung erst im European Union Drug Regulating Authorities Clinical Trials (EUDRA-CT) registrieren lassen. Dies ist ein von der Europäischen Arzneimittelagentur (EMA) geführtes Register. In diesem wird jeder Studie eine Nummer zugeordnet. Das Register wurde eingeführt, um die Transparenz in klinischen Studien und die Sicherheit der Probanden zu erhöhen.

8.2.3   Auswahl geeigneter Prüfstellen

Der Sponsor ist verpflichtet dafür zu sorgen, dass die Studie unter der Leitung eines qualifizierten Prüfers an einer dafür geeigneten Einrichtung stattfindet. Eine genaue Auswahl der Prüfstellen ist notwendig, um den Schutz der Patienten und die Qualität und Nachvollziehbarkeit der gesammelten Daten zu gewährleisten. Darüber hinaus hat der Sponsor laut AMG §40 ▶ Abs. 1 und §67 ▶ Abs. 1 die Verpflichtung, bei klinischen Prüfungen einen Leiter der klinischen Prüfung zu ernennen und diesen bei den entsprechenden Behörden zu melden. Der gewählte Leiter der klinischen Prüfung (LKP) muss über eine mindestens 2-jährige Erfahrung in der Prüfung von Arzneimitteln verfügen.

8.2.4   Sicherstellung des Schutzes der Probanden

Die Gewährleistung der Probandensicherheit ist die wichtigste Aufgabe des Sponsors. Bereits bei der Auswahl geeigneter Prüfstellen kann und muss der Sponsor für die Sicherheit der Patienten Sorge tragen. Darüber hinaus ist er verpflichtet, das Wohl des Patienten jederzeit durch geeignete Maßnahmen zu schützen.

▪ **Einwilligung zur Teilnahme**
Der Sponsor ist verpflichtet, den Patienten über Nutzen und Risiken der Studie aufzuklären und dem Patienten alle für ihn relevanten Studienunterlagen in einer verständlichen Art und Weise vorzulegen. Erst nach erfolgter Einwilligung darf der Patient an der Prüfung teilnehmen (▶ Abschn. 7.1).

▪ **Versicherung der Probanden während der klinischen Prüfung**
Der Sponsor muss nachweisen, dass er für sein Studienvorhaben über eine geeignete Probandenversicherung verfügt. Dies wird ebenfalls durch das AMG, in §40 ▶ Abs. 1 Nr. 8 und ▶ Abs. 3, genau geregelt (▶ Abschn. 7.1.9).

- **Handhabung und Meldung unerwünschter Ereignisse**

Während des gesamten Studienverlaufs ist der Sponsor verpflichtet, unerwünschte Ereignisse (Adverse Events, AE) binnen bestimmter Fristen an die BOB und die Ethikkommissionen zu melden. Besteht für den Probanden eine unmittelbare Gefahr, so kann und muss der Sponsor sofortige Maßnahmen, wie z. B. eine Entblindung von Prüfern und Teilnehmern nach §6 GCP-V oder das Einstellen der Studie einleiten. Die Ethikkommissionen und die betreffende BOB können die Genehmigung der Prüfung nach AMG §42a widerrufen bzw. ruhen lassen und die Studie dadurch temporär oder vollständig stoppen, wenn nach ihrer Einschätzung das Wohl der Patienten in Gefahr ist.

Gleichermaßen hat der Sponsor sicher zu stellen, dass alle teilnehmenden Prüfer über mögliche Risiken zeitnah informiert werden, um diesen die Möglichkeit zu geben, adäquat im Sinne des Patientenwohles zu reagieren.

8.2.5 Studienmedikation

Der Sponsor hat für die Sicherstellung der korrekten Herstellung und Kennzeichnung der Studienmedikation zu sorgen. Geregelt wird dies gemäß §4 und §5 der GCP-V. Der Sponsor muss demnach gewährleisten, dass die Prüfmedikation den Anforderungen des bei der BOB eingereichten Dossiers genügt. Die Kennzeichnung des Prüfpräparats wird durch die ICH-GCP genau vorgegeben und muss vom Sponsor wie unter §5 ▸ Abs. 2 angegeben, durchgeführt werden.

Ist die Prüfsubstanz bereits zugelassen, gelten die Anforderungen bereits als erfüllt. Sofern der Sponsor außer der Änderung der Kennzeichnung keine Herstellungsvorgänge am Prüfpräparat vornimmt.

8.2.6 Sicherung der Datenqualität

Sinn und Zweck einer klinischen Prüfung ist die Ermittlung neuer Daten zu einer bestimmten Therapieform. Nur wenn die Qualität dieser Daten im gesamten Studienverlauf sichergestellt ist, sind verlässliche Auswertungen und Schlussfolgerungen möglich. Demnach ist der Sponsor nach ICH-GCP ▸ Kapitel 5 5.1 dazu angehalten, die ermittelten Daten einer durchgehenden Qualitätskontrolle zu unterziehen. Dazu gehört, dass er ein angemessenes Monitoring der Daten und der Prüfstellen sicherstellt. Die Aufgabe der beauftragten Monitore ist es, sicher zu stellen, dass die Prüfstellen die Anforderungen aus AMG und GCP-V zu jeder Zeit erfüllen und die während der Studie erhobenen Daten über den gesamten Studienverlauf glaubwürdig und nachvollziehbar sind.

8.2.7 Studienende

Hat der letzte Patient seine letzte Studienvisite abgeschlossen, ist das Studienende erreicht. Der Sponsor ist laut GCP-V §13 ▸ Abs. 8 verpflichtet, die beteiligten Bundesbehörden, die BOB und die Ethikkommissionen, sowie, falls vorhanden, weitere betroffene Behörden in der Europäischen Union innerhalb von 90 Tagen darüber zu unterrichten. Erfolgte das Studienende aufgrund eines Abbruchs der Studie, so verkürzt sich diese Meldefrist auf 15 Tage. Ein Abschlussbericht, welcher eine Zusammenfassung aller relevanten Ergebnisse der klinischen Prüfung enthält, muss der BOB und den Ethikkommissionen innerhalb eines Jahres nach Studienende zugehen. Alle wesentlichen Unterlagen der klinischen Prüfung sowie die Prüfbögen muss der Sponsor nach deutschem Recht für mindestens 10 Jahre aufbewahren.

Literatur

Arzneimittelgesetz (AMG) in der Fassung der Bekanntmachung vom 12.12.2005 (BGBl. I S. 3394), zuletzt geändert durch Art. 1G v. 10.10.2013 I 3813
GCP-Verordnung (GCP-V) 09.08.2004 (BGBl. I S. 2081), zuletzt geändert durch Art. 8 G v. 19.10.2012 I 2192
ICH-Guideline for Good Clinical Practice (ICH-GCP) vom 10.06.1996

Sicherheit in klinischen Prüfungen

Jörg Ritter

C. Fiedler, B. Raddatz (Hrsg.), *Study Nurse / Studienassistenz*,
DOI 10.1007/978-3-662-45423-7_9, © Springer-Verlag Berlin Heidelberg 2015

9.1 Entwicklung des Sicherheitsprofils eines Arzneimittels

Das Sicherheitsprofil eines Arzneimittels entwickelt sich ständig weiter. Der Weg eines Arzneimittels und seines Sicherheitsprofils führt über die präklinische Forschung, die klinischen Phasen I, II, III und im optimalen Fall zu seiner Zulassung (◘ Abb. 9.1).

Obwohl häufig tausende von Patienten die notwendigen klinischen Prüfungen vor der Zulassung eines Arzneimittels durchlaufen, ist das Bild welches man gerne vom Sicherheitsprofil des Arzneimittels zum Zeitpunkt seiner Zulassung hätte, noch nicht »vollständig«. So werden seltene oder vereinzelte Neben- sowie Wechselwirkungen mit anderen Arzneimitteln häufig erst nach der Zulassung erkannt, weil das Arzneimittel erst dann einem riesigen Patientenpool zur Verfügung steht. Ebenso gilt es zu bedenken, dass viele Patienten in klinischen Prüfungen nicht als »Durchschnittspatienten« anzusehen sind. Diese Patienten wurden nach bestimmten Ein- und Ausschlusskriterien ausgewählt. So sind z. B. betagte Patienten, Patienten mit onkologischen Vorerkrankungen oder multimorbide Patienten nicht, oder nur sehr selten, in klinischen Prüfungen zu finden.

Die deutschen Bundesoberbehörden (BfArM und PEI) wissen, dass das Sicherheitsprofil eines Arzneimittels nach dessen Zulassung noch nicht »vollständig« ist. Es werden daher von ihnen immer häufiger ergänzende nichtinterventionelle Unbedenklichkeitsprüfungen nach der Zulassung des Arzneimittels (▶ §4 Abs. 34 AMG) gefordert.

Diese Prüfungen werden u. a. durchgeführt, um ein mögliches Sicherheitsrisiko zu ermitteln, zu beschreiben, zu quantifizieren, das Sicherheitsprofil eines Arzneimittels zu bestätigen oder um die Effizienz von Risikomanagementmaßnahmen (bei pharmazeutischen Unternehmen) zu messen. Spontanmeldungen von Nebenwirkungen durch Ärzte und Apotheker sowie vom pharmazeutischen Unternehmer durchgeführte Phase-IV- und nichtinterventionelle Studien/NIS (z. B. Register oder Anwendungsbeobachtungen/AWB) runden das Sicherheitsprofil nach der Zulassung des Arzneimittels weiter ab.

9.2 Die wichtigsten Begriffsdefinitionen zur Sicherheit in klinischen Prüfungen

9.2.1 Pharmakovigilanz und Pharmakovigilanzsystem

Hinter dem Begriff **Pharmakovigilanz** verbirgt sich die laufende und systematische Überwachung der Sicherheit von Arzneimitteln. Das Ziel der Pharmakovigilanz ist es, unerwünschte Wirkungen von Arzneimitteln zu entdecken, zu sammeln und auszuwerten, um gegebenenfalls entsprechende Maßnahmen zur Risikominimierung in die Wege leiten zu können.

Ein **Pharmokovigilanzsystem** ist in der Regel ein System, das z. B. von einer Behörde oder von der Arzneimittelsicherheitsabteilung eines pharmazeutischen Unternehmers genutzt wird, um deren gesetzliche Aufgaben und Verantwortungen in Bezug auf die Pharmakovigilanz zu erfüllen. Das System muss vom Design so konzipiert sein, dass es die Überwachung und Sicherheit von Arzneimitteln gewährleistet und insbesondere jede Veränderung des Nutzen-Risiko-Profils der Arzneimittel erkennt.

Mit der Einführung des 2. AMG Änderungsgesetzes (am 26.10.2012) wurden die deutschen Bundesoberbehörden (BfArM und PEI) dazu verpflichtet, ein Pharmakovigilanzsystem zu betreiben.

Pharmazeutische Unternehmen müssen seitdem ein solches Pharmakovigilanzsystem unterhalten, mit dem sie ihre Medikamente fortlaufend überwachen und das jeweilige Nutzen-Risiko-Verhältnis systematisch prüfen. Dieses System muss auf Anfrage den Behörden zugänglich gemacht werden. Pharmazeutische Unternehmen müssen zudem ein Risikomanagementsystem für alle ihre Arzneimittel vorweisen, die nach Inkrafttreten des 2. AMG Änderungsgesetzes zugelassen wurden.

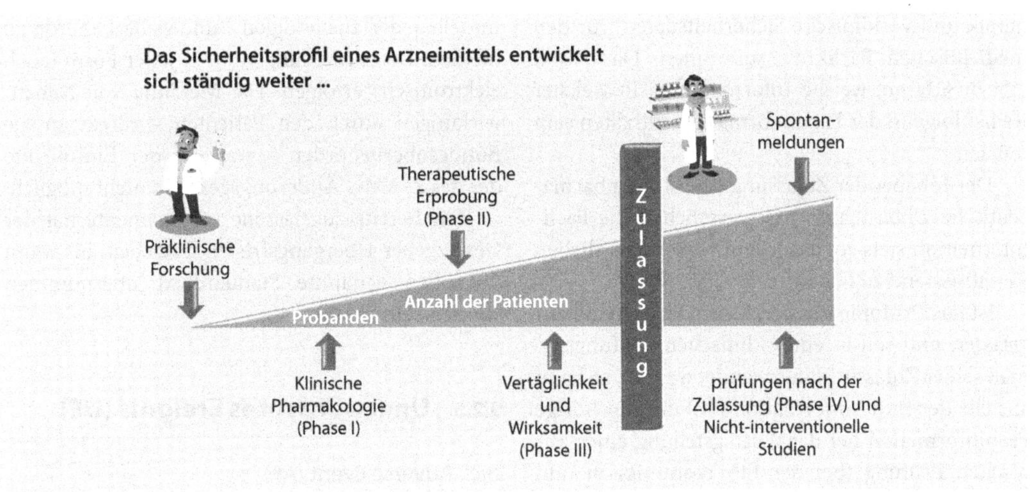

Abb. 9.1 Weiterentwicklung des Sicherheitsprofils eines Arzneimittels. (Mit freundl. Genehmigung der Winicker-Norimed GmbH, Nürnberg)

9.2.2 Prüferinformation

engl. **Investigator's Brochure (IB)**

> **Prüferinformation**
>
> Die Zusammenstellung der für die klinische Prüfung am Menschen relevanten klinischen und nichtklinischen Daten über die in der klinischen Prüfung verwendeten Prüfpräparate (§3 ▶ Abs. 4 GCP-V, ▶ auch ICH-GCP 1.36 und in ICH-GCP ▶ Kapitel 7).

Die Prüferinformation enthält:

- Angaben zu physikalischen, chemischen und pharmazeutischen Eigenschaften der Substanz und ihrer Formulierung,
- präklinische Ergebnisse (Pharmakologie und Toxikologie) sowie
- Ergebnisse bisher durchgeführter klinischer Prüfungen zum Prüfpräparat.

Eine Aktualisierung der Prüferinformation sollte **mindestens einmal jährlich** durch den Sponsor erfolgen. SUSARs (▶ Abschn. 9.2.8), die nach der letzten Aktualisierung der Prüferinformation aufgetreten sind, sollten – wenn möglich – in der folgenden Ausgabe der Prüferinformation aufgenommen worden sein.

Ist das Prüfpräparat noch nicht in Deutschland zugelassen oder soll dies in einer klinischen Prüfung nicht gemäß seiner Zulassung angewendet werden, so muss die Prüferinformation bei der Antragstellung einer klinischen Prüfung (bei der Ethikkommission und der zuständigen Bundesoberbehörde) eingereicht werden.

9.2.3 Fachinformation

engl. **Summary of Product Characteristics (SPC oder SmPC)**

Der Inhaber der Zulassung (meist der pharmazeutische Unternehmer) ist verpflichtet für Arzneimittel, die für den Verkehr außerhalb der Apotheken nicht freigegeben sind, auf Anforderung eine Gebrauchsinformation (Fachinformation) **für den medizinischen Fachkreis** (Ärzte, Apotheker, medizinisches Personal…) zur Verfügung zu stellen.

Die Fachinformation ist eine ausführlichere Zusammenfassung der Merkmale eines Arzneimittels und fasst wesentliche Eigenschaften sowie begleitende Informationen (z .B. pharmakologische Eigenschaften wie Pharmakokinetik, Pharmakodynamik und vorklinische Sicherheitsdaten) für den medizinischen Fachkreis zusammen. Das AMG gibt in §11a an, welche Informationen in welcher Reihenfolge in der Fachinformation enthalten sein müssen.

Der Inhaber der Zulassung (meist der pharmazeutische Unternehmer) ist verpflichtet die Fachinformation stets auf aktuellem wissenschaftlichen Kenntnisstand zu halten.

Ist das Prüfpräparat bereits in Deutschland zugelassen und soll in einer klinischen Prüfung gemäß seiner Zulassung angewendet werden, so kann anstelle der Prüferinformation (IB) die zugehörige Fachinformation bei der Antragstellung einer klinischen Prüfung (bei der Ethikkommission und der zuständigen Bundesoberbehörde) eingereicht werden.

9.2.4 Packungsbeilage

engl. **Package Leaflet**

Arzneimittel dürfen nur mit einer Packungsbeilage (Gebrauchsinformation/Beipackzettel) ausgegeben werden.

Die Packungsbeilage ist die Zusammenfassung der Merkmale eines Arzneimittels und fasst dessen wesentliche Eigenschaften sowie begleitende Informationen **für den Verbraucher** zusammen. Die Packungsbeilage muss allgemein verständlich in deutscher Sprache und in gut lesbarer Schrift (mit der Überschrift »Gebrauchsinformation«) in den Verkehr gebracht werden.

Das AMG gibt in §11 an, welche Informationen und in welcher Reihenfolge diese in der Packungsbeilage enthalten sein müssen.

Der Inhaber der Zulassung ist verpflichtet, die Packungsbeilage ebenso wie die Fachinformation (► Abschn. 9.2.3) stets auf aktuellem wissenschaftlichen Kenntnisstand zu halten.

Mit der Einführung des 2. AMG Änderungsgesetzes müssen pharmazeutische Unternehmer jetzt zusätzlich einen Standardtext in die Packungsbeilage aufnehmen. In diesem werden die Patienten ausdrücklich aufgefordert, jeden Verdachtsfall einer Nebenwirkung ihren Ärzten, Apothekern, Angehörigen von Gesundheitsberufen oder un-

mittelbar der zuständigen Bundesoberbehörde zu melden. Diese Meldung kann in jeder Form (auch elektronisch) erfolgen. Die Meldung von Nebenwirkungen durch den Patienten – direkt an die Bundesoberbehörden – war vor der Einführung der des 2. AMG Änderungsgesetzes nicht möglich.

Für bereits zugelassene Medikamente hat der Gesetzgeber Übergangsfristen festgelegt, bis wann der oben genannte Standardtext übernommen worden sein muss.

9.2.5 Unerwünschtes Ereignis (UE)

engl. **Adverse Event (AE)**

> **Unerwünschtes Ereignis**
>
> Ein unerwünschtes Ereignis ist jedes nachteilige Vorkommnis, das einer betroffenen Person widerfährt, der ein Prüfpräparat verabreicht wurde, und das nicht notwendigerweise in ursächlichem Zusammenhang mit dieser Behandlung steht. (§3 ► Abs. 6 GCP-V, ► auch ICH-GCP 1.2)

Mittlerweile werden unerwünschte Ereignisse von einigen Sponsoren auch als »nicht schwerwiegende unerwünschte Ereignisse« (nsUEs) bezeichnet, um diese »klarer« von schwerwiegenden unerwünschten Ereignissen (► Abschn. 9.2.8) abzugrenzen (◘ Abb. 9.2).

9.2.6 Nebenwirkung (NW)

engl. **Adverse (Drug) Reaction [A(D)R]**

Die Begriffe Nebenwirkung und unerwünschte Arzneimittelwirkung (UAW) können synonym verwendet werden.

> **Nebenwirkung**
>
> Eine Nebenwirkung ist jede nachteilige und unbeabsichtigte Reaktion auf ein Prüfpräparat, unabhängig von dessen Dosierung (§3 ► Abs. 7 GCP-V, ► auch §4 ► Abs. 13 AMG und ICH-GCP 1.1)

Schematische Darstellung verschiedener Ausprägungen eines unerwünschten Ereignisses

UE = unerwüschtes Ereignis
SUE = schwerwiegendes unerwünschtes Ereignis
UAW = unerwünschte Arzneimittelwirkung
SUAW = schwerwiegende unerwünschte Arzneimittelwirkung
UUAW = unerwartete unerwünschte Arzneimittelwirkung
SUSAR = Suspected unexpected serious adverse reaction

⬛ Abb. 9.2 Schematische Darstellung verschiedener Ausprägungen eines unerwünschten Ereignisses. (Mit freundl. Genehmigung der Winicker-Norimed GmbH, Nürnberg)

9.2.7 Unerwartete Nebenwirkung (UNW)

engl. **Unexpected Adverse (Drug) Reaction [UA(D)R]**

Die Begriffe unerwartete Nebenwirkung und unerwartete unerwünschte Arzneimittelwirkung (UUAW) können ebenfalls synonym verwendet werden.

Unerwartete Nebenwirkung

Eine unerwartete Nebenwirkung ist eine Nebenwirkung, die nach Art oder Schweregrad nicht mit der vorliegenden Information über das Prüfpräparat übereinstimmt (§3 ▶ Abs. 9 GCP-V, ▶ auch §4 ▶ Abs. 13 AMG und ICH-GCP 1.60).

9.2.8 Schwerwiegendes unerwünschtes Ereignis (SUE)

engl. **Serious Adverse Event (SAE) oder Serious Adverse (Drug) Reaction (SA[D]R)**

Die Begriffe schwerwiegendes unerwünschtes Ereignis (SUE) oder schwerwiegende unerwünschte Arzneimittelwirkung (SUAW) können synonym verwendet werden (⬛ Abb. 9.2).

Schwerwiegendes unerwünschtes Ereignis

Dies ist jedes unerwünschte Ereignis oder jede unerwünschte Arzneimittelwirkung das oder die (§3 ▶ Abs. 8 GCP-V, ▶ auch ICH-GCP 1.50):
- tödlich oder
- lebensbedrohlich ist,
- eine stationäre Behandlung oder deren Verlängerung erforderlich macht oder
- zu bleibender oder schwerwiegender Behinderung oder Invalidität führt oder
- eine kongenitale Anomalie oder einen Geburtsfehler zur Folge hat.

Ein SUE/SUAW muss, nachdem die Prüfstelle (oder nur ein Mitglied des Studienteams) vom Ereignis Kenntnis erhalten hat, **unverzüglich** an den Sponsor gemeldet werden (▶ Abschn. 9.3.2). Achten Sie immer darauf, **welche Ereignisse** im Rahmen der klinischen Prüfung laut Prüfplan, oder im Falle einer nichtinterventionellen Studie laut Beobachtungsplan, dokumentiert und ggf. gemeldet werden müssen.

 Müssen UEs/SUEs dokumentiert und ggf. gemeldet werden, so beinhaltet dies automatisch die Dokumentation und ggf. die Meldung von UAWs/SUAWs.

Es müssen alle unerwünschten Ereignisse dokumentiert und ggf. gemeldet werden. Unabhängig, ob diese im kausalen Zusammenhang mit dem Prüfpräparat stehen oder nicht.

 Müssen nur UAWs/SUAWs dokumentiert und ggf. gemeldet werden, so sind dies nur unerwünschte Ereignisse, die im kausalen Zusammenhang mit dem Prüfpräparat stehen. Nicht gemeldete SUEs/SUAWs sind eine häufige Fehlerquelle und »beliebte« Audit-findings.

Ein Beinbruch beim Skaten (inkl. kurzem Krankenhausaufenthalt) wird z. B. häufig fälschlicherweise nicht als SUE gemeldet. Dies geschieht, da der zuständige Mitarbeiter des Prüfungsteams keinen kausalen Zusammenhang mit dem Prüfpräparat sieht und/oder die Definition eines SUEs nicht kennt.

SUEs/SUAWs müssen immer unverzüglich gemeldet werden. Es gibt z. B. Prüfer, die fälschlicherweise nach Kenntnisnahme der Hospitalisierung, auf den Krankenhausbrief des Patienten warten, um nicht zwei Meldungen (»Erstmeldung nach Kenntnisnahme/Initial Report« und »Follow-Up Meldung«) versenden zu müssen – das ist falsch.

Achten Sie auf die Definition, was genau in Ihrem Prüfplan/Beobachtungsplan als stationäre Behandlung verstanden wird. Bei einigen Sponsoren gilt eine stationäre Behandlung erst ab 24 Stunden als eine SUE/SUAW. Bei anderen Sponsoren ist jede Aufnahme ins Krankenhaus, unabhängig von der Verweildauer, ein SUE/SUAW.

Sollte Ihnen eine geplante stationäre Behandlung (z. B. elektiver Eingriff, Rehabilitation) vor dem Einschluss des Patienten in die klinische Prü-

fung bekannt sein, so muss diese oft nicht als SUE dokumentiert und gemeldet werden. Wichtig ist jedoch, dass Sie diese Information vor Einschluss des Patienten in die klinische Prüfung, in der Krankenakte dokumentiert haben. Beachten Sie entsprechende Informationen in Ihrem Prüfplan/Beobachtungsplan – Sie können sich so unnötige Arbeit ersparen!

9.2.9 Verdachtsfall einer unerwarteten, schwerwiegenden Nebenwirkung (SUSAR)

engl. **Suspected Unexpected Serious Adverse Reaction (SUSAR)**

Der Begriff »SUSAR« hat sich im deutschen Sprachgebrauch etabliert. Es gibt bisher keine adäquate deutsche Abkürzung (◨ Abb. 9.2).

Ein Verdachtsfall einer unerwarteten schwerwiegenden Nebenwirkung liegt vor, wenn:

– der Prüfer eine schwerwiegende Nebenwirkung (SUAW) meldet (also **ein kausaler Zusammenhang** des Prüfpräparates mit dem schwerwiegenden Ereignis vermutet wird) und

– diese schwerwiegende Nebenwirkung (Ausmaß und/oder Ergebnis) bisher noch nicht in der Prüferinformation oder in der Fachinformation aufgeführt ist oder von den bisherigen bekannten Informationen abweicht.

Die Prüfung, ob die SUAW in der Prüferinformation oder der Fachinformation aufgeführt ist oder von bisherigen bekannten Informationen abweicht, obliegt dem Sponsor (Pharmakovigilanzabteilung).

Jeder neue SUSAR ist als Update der aktuellen Prüferinformation anzusehen und muss, nach seiner Versendung vom Sponsor (§13 GCP-V), **zeitnah** vom Prüfer und seinem Stellvertreter zur Kenntnis genommen werden.

Zur zeitnahen Kenntnisnahme der SUSAR-Meldungen und zur unverzüglichen Weiterleitung an die Prüfgruppe, werden Prüfer und Stellvertreter meist in den Prüferverträgen verpflichtet.

9.3 UE/SUE-Dokumentation[1]

9.3.1 Funktion und Verantwortlichkeit

Wer gewährleistet die Sicherheit in klinischen Prüfungen in Deutschland?

»Partner« in Sachen Sicherheit sind:
- Prüfer und sein Team,
- Sponsor,
- Patienten,
- Ethikkommissionen,
- Bundesoberbehörden (BfArM, PEI).

Eine enge, durch Gesetze und Richtlinien untermauerte Zusammenarbeit aller oben genannten »Partner« gewährleistet die Sicherheit von klinischen Prüfungen in Deutschland.

■ **Verantwortlichkeiten des Prüfers und seines Teams**

Vor Beginn der klinischen Prüfung sollten der Prüfer und sein Team gewährleisten, dass sie:
- mit dem Sicherheitsprofil des Prüfpräparats vertraut sind und wissen, mit welchen UEs/SUEs im Rahmen der klinischen Prüfung zu rechnen ist,
- verstehen, welche Arzneimittel und Tests in Wechselwirkung mit dem Prüfpräparat treten könnten (► Prüferinformation ► Abschn. 9.2.2, oder ggf. Fachinformation ► Abschn. 9.2.3),
- neue Versionen der Patienteninformationen/ Einwilligungserklärungen zeitnah an die Prüfungsteilnehmer übergeben, um z. B. über neue sicherheitsrelevante Informationen zu unterrichten,
- wissen, was zu tun ist, wenn z. B. ein UE/SUE auftritt,
- die Prüfungsteilnehmer auffordern, alle UEs/ SUEs zu berichten,
- wissen, wie und wann UEs/SUEs identifiziert, dokumentiert und ggf. gemeldet werden müssen,

Beispiel

Eine bei ACE-Hemmern häufige Nebenwirkung (Reizhusten) wurde z. B. nicht gleich als solche erkannt. Viele Prüfer haben diese Nebenwirkung als »einfache Erkältung« gewertet und nicht dokumentiert.

- während der klinischen Prüfung (anhand regelmäßige geplanter dokumentierter Besprechungen innerhalb des Teams) immer darüber informiert sein werden, welche neuen/relevanten UEs/SUEs an der Prüfstelle aufgetreten sind,
- wissen, wie mit SUSAR- Meldungen des Sponsors umgegangen wird: → Kenntnisnahme durch den Prüfer oder seinen Stellvertreter und **Weitergabe der Informationen an das ganze Team** (Dokumentation!).

❯ Bitte dokumentieren Sie immer alle unerwünschten Ereignisse, selbst wenn sie Ihnen als »unwichtig« erscheinen.

■ **Verantwortlichkeiten des Prüfungsteilnehmers**

Natürlich haben Prüfungsteilnehmer Rechte und Pflichten, denen sie in einer klinischen Prüfung nachkommen müssen. Der Prüfer muss sicherstellen, dass er den Prüfungsteilnehmer zu Beginn der klinischen Prüfung über diese aufgeklärt hat. Der Prüfungsteilnehmer sollte sich zur eigenen Sicherheit über die Bedeutung einer genauen und vollständigen Auskunft über aufgetretene UEs/SUEs gegenüber dem Studienteam bewusst sein.

Praxistipp

- Besprechen Sie das Auftreten von möglichen UEs/SUEs mit den Prüfungsteilnehmern.
- Betonen Sie die Wichtigkeit der Berichterstattung über alle aufgetretenen Ereignisse (z. B. Notfallbehandlungen, Arztbesuche, neue Symptome etc.).
- Erklären Sie den Prüfungsteilnehmern wie Tagebücher, Apps etc. gehandhabt werden, sofern diese im Rahmen der klinischen Prüfung bereitgestellt werden.
- Teilen Sie den Prüfungsteilnehmern mit, über welchen Zeitraum sie das Auftreten von UEs/SUEs berichten müssen.

---

1 Müssen UEs/SUEs dokumentiert und ggf. gemeldet werden, so beinhaltet dies automatisch die Dokumentation und ggf. die Meldung von UAWs/SUAWs. Wegen der besseren Lesbarkeit wird daher in diesem Abschnitt nur auf UE/SUE-Meldungen verwiesen.

⬛ Tab. 9.1 Wo muss dokumentiert werden	UE	SUE
In der Krankenakte des Prüfungsteil-nehmers	X	X
Im Prüfbogen (CRF/eCRF) → meist auf einer speziellen Seite	X	X
Meldung auf separaten Meldebogen		X

9.3.2 Dokumentationsverfahren

Für Sie ist es essenziell zu wissen **Wo, Was, Wann, Wem** und **Wie** bei einem aufgetretenen UE/SUE dokumentiert und ggf. gemeldet werden muss und welche Überlegungen zu treffen sind.

- **Wo muss dokumentiert werden?**
⬛ Tab. 9.1

- **Was muss bei einem UE in der Krankenakte und im CRF dokumentiert werden?**
- Ereignis/ Diagnose,
- Beginn/Ende,
- Intensität,
- Kausalzusammenhang mit dem Prüfpräparat,
- Behandlung (einschließlich Prüfpräparat, ggf. Einnahmeunterbrechung, neue Begleitmedikation),
- alle Follow-up-Informationen zum Ereignis (z. B. Ausgang des Ereignisses).

- **Was muss bei einem SUE in der Krankenakte, im CRF und auf dem separaten Meldebogen dokumentiert werden?**
- Ereignis/ Diagnose,
- Beginn/Ende,
- Intensität,
- warum ist das Ereignis schwerwiegend (z. B. Krankenhausaufnahme),
- Kausalzusammenhang mit dem Prüfpräparat,
- Behandlung (einschließlich Prüfpräparat, ggf. Einnahmeunterbrechung, neue Begleitmedikation),
- alle Follow-up-Informationen zum Ereignis (z. B. Ausgang des Ereignisses).

Ist es nicht möglich, einen SUE-Meldebogen über das eCRF zu versenden (der Bogen wird beim eCRF meist schon automatisch mit Basisinformationen versehen), so müssen diese Basisinformationen immer von Ihnen auf dem Meldebogen angegeben werden.

Basisinformationen sind u. a.

- Nummer des Prüfungsteilnehmers, Nummer und Anschrift Ihrer Prüfstelle,
- Patientendaten wie Größe, Gewicht, Geschlecht, Geburtsjahr.

- **Wann muss was in Krankenakte und CRF dokumentiert und ggf. mit einem separaten Meldebogen gemeldet werden?**
Die Dokumentations- und Meldefristen sind abhängig von der Art des Ereignisses:

- **SUEs:** Dokumentation (in Krankenakte und CRF) und Meldung über einen separaten Meldebogen unverzüglich nach Kenntnisnahme (innerhalb von 24 Stunden oder einem Werktag nach Kenntnisnahme – welche Frist für Sie gilt, steht im Prüfplan)
    - Schwangerschaften sind wie SUEs, meist unverzüglich, auf einem separaten Meldeformular zu melden. Beachten Sie diesbezüglich die Informationen in Ihrem Prüfplan.
    - In vielen klinischen Prüfungen gibt es spezielle unerwünschte Ereignisse – sog. »Adverse Events of special interest - **AESIs**« (z. B. Blutbildveränderungen, Leberwerterhöhungen), die häufig wie **SUEs** behandelt und berichtet werden müssen (▶ Abschn. 9.4.1 und §12, ▶ Abs. 5 GCP-V).
- **Follow-up-Meldungen zu SUEs:** Dokumentation und Meldung (identisch wie bei der SUE Erstmeldung).
- **UEs:** meist ist nur eine zeitnahe Dokumentation (in Krankenakte und CRF) nach Kenntnisnahme erforderlich.
    - Neuerdings sind in einigen klinischen Prüfungen auch UEs unverzüglich an den Sponsor zu berichten. Achten Sie daher, immer auf die entsprechenden Informationen im Prüfplan.

Sie dürfen als Studienassistenz Ihrem Prüfer beim Ausfüllen von SUE-Meldeformularen und deren anschließender Weiterleitung behilflich sein.

> ❯ Die Bewertung des Ereignisses sowie die Überprüfung und letztendliche Freigabe des Formulars (mit Datum und Unterschrift) muss jedoch durch den Prüfer oder ein vom Prüfer autorisiertes ärztliches Mitglied der Prüfgruppe erfolgen (§12, ▶ Abs. 4 GCP-V). Bei einem eCRF erfolgt die Unterschrift über eine elektronische Signatur.

Sollte der Prüfer oder kein autorisiertes ärztliches Mitglied der Prüfgruppe im Hause sein, ist es möglich, dass Sie als Studienassistenz im Ausnahmefall eine SUE-Meldung an den Sponsor senden, um der Meldeverpflichtung gerecht zu werden. Geben Sie bei solchen Meldungen nur die nötigsten Informationen an (Patientennummer, Gewicht, Größe, Ereignis, Datum – wenn bekannt). Verweisen Sie auf eine Follow-up-Meldung sobald der Prüfer oder ein autorisiertes ärztliches Mitglied der Prüfgruppe wieder im Haus ist. Daten wie Kausalzusammenhang, Intensität, etc. dürfen nicht von Ihnen, sondern nur vom Prüfer oder von einem autorisierten ärztlichen Mitglied der Prüfgruppe bewertet und angegeben werden. Fragen Sie Ihren zuständigen Monitor um Rat, wenn Sie sich nicht sicher sind, welche Angaben Sie machen dürfen.

Praxistipp

- In manchen klinischen Prüfungen, müssen bestimmte UEs/SUEs nicht berichtet werden, z. B. wenn diese mit der Grunderkrankung assoziiert sind.
- Sie können sich viel Arbeit sparen wenn Sie die Abschnitte im Prüfplan, die sich mit den »unerwünschten Ereignissen« befassen, genau lesen. Ihr Monitor wird Ihnen bei Fragen mit Rat und Tat zur Seite stehen.

■ **Wie und an wen muss gemeldet werden?**
Angaben wie und an wen gemeldet werden muss, finden Sie in Ihrem Prüferordner (»Investigator Site File«). Bei Rückfragen steht Ihnen auch hier der zuständige Monitor zur Verfügung.

Gemeldet werden müssen meist nur SUEs, AESIs und Schwangerschaften auf entsprechenden Meldebögen in Papierform per Fax und/oder elektronisch (z. B, über ein eCRF) an den Sponsor (Pharmakovigilanzabteilung) oder einen Beauftragten des Sponsors z. B. an eine CRO (Contract Reasearch Organisation/ Auftragsforschungsunternehmen).

Wichtig ist der **Datenschutz** des Patienten: Achten Sie immer auf die Schwärzung des Namens, Geburtsdatums des Patienten auf allen Seiten von z. B. Krankenhausentlassungsbriefen, wenn Sie diese als Zusatzinformation an eine SUE-Meldung hängen. Personenbezogene Daten sind vor ihrer Übermittlung unter Verwendung des Identifizierungscodes der betroffenen Person zu pseudonymisieren.

Praxistipp

Sollten Sie die Faxnummer für Ihre SUE-Meldung suchen, so finden Sie diese entweder direkt auf Ihrem SUE-Meldebogen oder in Ihrem Prüferordner (häufig unter den Rubriken »Kontakte« oder »SUE«).

9.4 Dokumentations- und Mitteilungspflichten

Prüfer (§12 GCP-V) und Sponsor (§13 GCP-V) haben in Bezug auf UEs und SUEs Mitteilungspflichten. Diese werden hier exemplarisch an einigen Absätzen der Gesetze aufgezeigt. Auf Mitteilungspflichten von Behörden wird nicht eingegangen.

9.4.1 Dokumentations- und Mitteilungspflichten des Prüfers

Der Prüfer hat den Sponsor unverzüglich über das Auftreten eines SUEs, ausgenommen Ereignisse, über die laut Prüfplan oder Prüferinformation nicht unverzüglich berichtet werden muss, zu unterrichten und ihm anschließend einen ausführlichen schriftlichen Bericht zu übermitteln (§12 ▶ Abs. 4 GCP-V). Über UEs und unerwartete klinisch-diagnostische Befunde, die im Prüfplan für die Bewertung der klinischen Prüfung als entscheidend bezeichnet sind, unterrichtet der Prüfer den Sponsor innerhalb der im Prüfplan angegebenen Fristen (§12 ▶ Abs. 5 GCP-V).

Im Fall des Todes einer betroffenen Person übermittelt der Prüfer der zuständigen Ethikkommission, bei multizentrischen Studien auch der beteiligten Ethikkommissionen, der zuständigen Bundesoberbehörde sowie dem Sponsor alle für die Erfüllung ihrer Aufgaben erforderlichen zusätzlichen Auskünfte. Personenbezogene Daten sind vor ihrer Übermittlung unter Verwendung des Identifizierungscodes der betroffenen Person zu pseudonymisieren (§12 ▶ Abs. 6 GCP-V).

Zu Dokumentations- und Mitteilungspflichten des Prüfers ▶ auch »Meldung von unerwünschten Ereignissen« ICH-GCP 4.11.

9.4.2 Dokumentations- und Mitteilungspflichten des Sponsors

Der Sponsor hat alle ihm von den Prüfern mitgeteilten unerwünschten Ereignisse ausführlich zu dokumentieren. Diese Aufzeichnungen werden der zuständigen Bundesoberbehörde und den zuständigen Behörden anderer Mitgliedstaaten der Europäischen Union und anderer Vertragsstaaten des Abkommens über den Europäischen Wirtschaftsraum, in deren Hoheitsgebiet die klinische Prüfung durchgeführt wird, auf Anforderung übermittelt. Personenbezogene Daten sind vor ihrer Übermittlung unter Verwendung des Identifizierungscodes der betroffenen Person zu pseudonymisieren (§13 ▶ Abs. 1 GCP-V).

Der Sponsor hat über jeden ihm bekannt gewordenen Verdachtsfall einer unerwarteten schwerwiegenden Nebenwirkung durch in dieser oder einer anderen klinischen Prüfung des Sponsors verwendete und denselben Wirkstoff enthaltende Prüfpräparate:

− unverzüglich, spätestens aber innerhalb von **15 Tagen** nach Bekanntwerden, die zuständige Ethikkommission, die zuständige Bundesoberbehörde und die zuständigen Behörden anderer Mitgliedstaaten der Europäischen Union und anderer Vertragsstaaten des Abkommens

über den Europäischen Wirtschaftsraum, in deren Hoheitsgebiet die klinische Prüfung durchgeführt wird, sowie die an der klinischen Prüfung beteiligten Prüfer zu unterrichten (§13 ▶ Abs. 2 GCP-V),

− die zu einem Todesfall geführt hat oder lebensbedrohlich ist, unverzüglich, spätestens aber innerhalb von **7 Tagen** nach Bekanntwerden alle für die Bewertung wichtigen Informationen und innerhalb von höchstens acht weiteren Tagen die weiteren relevanten Informationen an die o.g. Institutionen zu übermitteln (§13 ▶ Abs. 3 GCP-V).

Personenbezogene Daten sind vor ihrer Übermittlung unter Verwendung des Identifizierungscodes der betroffenen Person zu pseudonymisieren.

Der Sponsor unterrichtet unverzüglich, spätestens aber innerhalb **von 15 Tagen** nach Bekanntwerden, die zuständige Bundesoberbehörde, die zuständige Ethik-Kommission und die zuständigen Behörden anderer Mitgliedstaaten der Europäischen Union und anderer Vertragsstaaten des Abkommens über den Europäischen Wirtschaftsraum, in deren Hoheitsgebiet die klinische Prüfung durchgeführt wird, über jeden Sachverhalt, der eine erneute Überprüfung der Nutzen-Risiko-Bewertung des Prüfpräparates erfordert. Hierzu gehören insbesondere:

− Einzelfallberichte von erwarteten schwerwiegenden Nebenwirkungen mit einem unerwarteten Ausgang,
− eine Erhöhung der Häufigkeit erwarteter schwerwiegender Nebenwirkungen, die als klinisch relevant bewertet wird,
− Verdachtsfälle schwerwiegender unerwarteter Nebenwirkungen, die sich ereigneten, nachdem die betroffene Person die klinische Prüfung bereits beendet hat,
− Ereignisse im Zusammenhang mit der Studiendurchführung oder der Entwicklung des Prüfpräparats, die möglicherweise die Sicherheit der betroffenen Personen beeinträchtigen können (§13 ▶ Abs. 4 GCP-V).

Zu Dokumentations- und Mitteilungspflichten des Sponsors siehe auch »Meldung von unerwünschten Arzneimittelwirkungen« ICH-GCP 5.17.

Studienmedikation

Marc Schönefeld

C. Fiedler, B. Raddatz (Hrsg.), *Study Nurse / Studienassistenz*,
DOI 10.1007/978-3-662-45423-7_10, © Springer-Verlag Berlin Heidelberg 2015

10.1   Begriffsbestimmung Studienmedikation

In klinischen Prüfungen kommt der Studienmedikation (Prüfpräparat) eine zentrale Bedeutung zu. Es gilt deren Sicherheit, Verträglichkeit und Wirksamkeit zu untersuchen.

> **Prüfpräparat**
>
> Prüfpräparate sind Darreichungsformen von Wirkstoffen oder Placebos, die in einer klinischen Prüfung am Menschen getestet oder als Vergleichspräparate verwendet oder zum Erzeugen bestimmter Reaktionen am Menschen eingesetzt werden. Hierzu gehören Arzneimittel, die nicht zugelassen sind, und zugelassene Arzneimittel, wenn diese im Rahmen einer klinischen Prüfung am Menschen in einer anderen als der zugelassenen Darreichungsform oder für ein nicht zugelassenes Anwendungsgebiet oder zum Erhalt zusätzlicher Informationen über das zugelassene Arzneimittel eingesetzt werden (§3 Abs. 3 GCP-V, siehe auch ICH-GCP 1.33).

Das Studienmedikament wird vom Sponsor bereitgestellt. Dieser trägt die Verantwortung für die Herstellung und Distribution (Auslieferung) zu den eingebundenen Prüfstellen. Studienmedikamente können z. B. als Infusionslösung, als Injektionslösung, in Tablettenform, als Creme, Inhalationsmittel etc. in klinischen Prüfungen erprobt werden. Eine genaue Beschreibung der Studienmedikation hinsichtlich Formulierung[1], Zubereitung, Dosierung und Lagerung ist im Studienprotokoll hinterlegt. Für weitere Informationen zur Studienmedikation kann die Investigator's Brochure (IB) bzw. die Fachinformation – je nach Zulassungsstatus und Studientyp – herangezogen werden.

---

1   Eine Formulierung ist im pharmazeutischen Sinne eine Bereitstellung eines Arzneimittels in einer Form, die die gewünschte Bioverfügbarkeit garantiert.

10.2   Drug Account – Bilanzierung der Studienmedikation

Der Verbleib der Studienmedikation muss während einer klinischen Prüfung stets lückenlos und eindeutig nachvollzogen werden können. Dies beinhaltet, dass an der Prüfstelle entsprechende schriftliche Nachweise über

- die Lieferung (Menge und Datum),
- die Lagerung,
- die Ausgabe an Prüfungsteilnehmer,
- ggf. die Rücknahme vom Prüfungsteilnehmer,
- die Vernichtung bzw. den Rückversand geführt werden müssen.

Um diese Punkte nachvollziehbar zu machen, wird in klinischen Prüfungen der sog. Drug Account durchgeführt und auf vom Sponsor bzw. der CRO zur Verfügung gestellten Formularen, auf denen die Drug-accountability-Dokumentation vorgenommen werden muss, erfasst.

Als Drug Account wird der Nachweis des Verbleibs und der Bilanzierung der ausgelieferten Studienmedikation bezeichnet. Darüber hinaus ist der Drug Account ein Nachweis über die Compliance (Einnahmetreue) der Prüfungsteilnehmer (Patienten/Probanden).

Die Bilanzierung umfasst die Dokumentation und Kontrolle der an die Prüfstelle gelieferten Studienmedikamente, den Bestand vor Ort, den Verbrauch pro Prüfungsteilnehmer und die Rückgabe an den Sponsor bzw. die Vor-Ort-Vernichtung von Studienmedikation.

Je nach Art der Studienmedikation und dem Design der Studie ist es möglich, dass die Drug-accountability-Formulare (syn. Drug Dispensing Logs) nach unterschiedlichen Kriterien gestaltet sind, nach denen sich die Dokumentation richten muss. So kann das Drug Dispensing Log z. B. patientenspezifisch (pro Prüfungsteilnehmer ein Log), chargennummerspezifisch (pro Chargennummer der Studienmedikation ein Log; ◘ Abb. 10.1) oder chronologisch nach Lieferdatum geführt werden. Die sponsorspezifischen Drug-accountability-Formulare können im Rahmen klinischer Prüfungen auch zum Quelldokument werden.

Alle Eintragungen auf den Drug Dispensing Logs, wie z. B. Lieferungen, Ausgabe von Studien-

			Dispensing Log (mit Vernichtung)					

MUSTERSTUDIE, MU1234

Name des Prüfers	Zentrumsnummer	Produktbezeichnung/ Stärke	Chargennummer	Monitor
Dr. Mustermann	2354	Wirktgutzumab (50mg/ml)	C65432	H. Muster

Datum (dd-mmm-yyyy)	Lieferung Anzahl Vials	Ausgabe von Prüfpräparat an den Patienten		Bilanz Anzahl Vials	Dokumentation durch [Kürzel]	Vernichtung		Kommentare
		Anzahl Vials	Patientennummer			Datum der Vernichtung (dd-mmm-yyyy)	Kürzel	
12-AUG-2014	4	—	—	4	DM	—	—	
15-Sep-2014	—	1	001	3	DM	—	—	
27-Sep-2014	5	—	—	8	DM	—	—	
29-Sep-2014	—	2	002	6	DM	—	—	
06-Okt-2014	—	1	001	5	DM	—	—	
20-Okt-2014	—	2	002	3	DM	—	—	
22-Okt-2014	5	—	—	8	DM	—	—	
10-Nov-2014	—	1	001	7	DM	14-Nov-2014	DM	7 Vials abgelaufen und vernichtet

Mustermann 14 Nov 2014
Datum und Unterschrift des Prüfers

Seite 1 von 1

Abb. 10.1 Chargennummerspezifisch angelegtes Drug Dispensing Log. Neben drei Lieferungen (Spalte Lieferung) ist die Ausgabe von Studienmedikation an zwei Prüfungsteilnehmer 001 und 002 (Spalte Ausgabe von Prüfpräparat) sowie die Vernichtung der Restmedikation (Spalte Vernichtung) aufgeführt. In der Spalte Bilanz ist die Anzahl der Studienmedikation, die sich aktuell an der Prüfstelle befindet, abzulesen.

medikation an Prüfungsteilnehmer, Rückversand oder Vernichtung, müssen immer vom ausführenden Studienpersonal durch Kürzel/Signatur schriftlich bestätigt werden. Das komplettierte Drug Dispensing Log muss in den meisten klinischen Prüfungen abschließend vom Prüfer signiert werden.

> Personen des Studienteams, welche an der Prüfstelle mit der Handhabung der Studienmedikation betraut sind, müssen vor Aufnahme Ihrer Tätigkeit entsprechend auf die Anforderungen gemäß Studienprotokoll trainiert worden sein.

Dies kann durch den Monitor oder den Prüfer bzw. dessen Stellvertreter erfolgen. Die Verantwortlichkeiten (z. B. Annahme, Zubereitung, Verabreichung) müssen zudem schriftlich vom Prüfer zugewiesen werden (auf der Delegations- bzw. Autorisierungsliste im Prüferordner).

Im Folgenden ist der »Lebenszyklus« der Studienmedikation von der Lieferung über die Ausgabe an Prüfungsteilnehmer, ggf. der Rücknahme vom Prüfungsteilnehmer bis hin zum Rückversand bzw. der Vor-Ort-Vernichtung dargestellt und geschildert. Es wird aufgezeigt, welche Punkte besonders zu beachten und für den Drug Account zu dokumentieren sind.

10.2.1 Lieferung von Studienmedikation

Die Lieferung der Studienmedikation wird durch den Sponsor veranlasst. Der Transport erfolgt durch einen Kurier. Handelt es sich bei der Studienmedikation um Kühlware, muss vom Sponsor festgelegt sein, ob eine Aufzeichnung der Lagerungstemperatur während des Transports notwendig ist und durch wen diese Kontrolle zu erfolgen hat.

Die Zuweisung dieser Verantwortlichkeit für die Prüfstelle oder den Kurier muss im Studienprotokoll eindeutig definiert sein. Bei Studienmedikamenten, die normalerweise nicht im Kühlschrank aufbewahrt werden (z. B. Kapseln), kann es im Rahmen einer klinischen Prüfung ebenfalls erforderlich sein, dass eine **Temperaturkontrolle** während des Transports durchgeführt wird. Soll die Temperaturkontrolle durch die Prüfstelle erfolgen, muss vom Kurier ein entsprechender Nachweis zur Überprüfung zusammen mit der Lieferung an die Prüfstelle ausgehändigt werden. Häufig kommen elektronische Temperaturaufzeichnungsgeräte (**Temperatur-Logger**) zum Einsatz. Diese Geräte geben Auskunft darüber, ob die vorgeschriebene Temperatur auch während des Transports eingehalten wurde.

Zu Studienbeginn sollte mit dem Sponsor geklärt werden, wie mit der gelieferten Studienmedikation zu verfahren ist, wenn es zu Abweichungen bei der Lagerungstemperatur während des Transports gekommen ist. Es ist empfehlenswert, den Temperatur-Logger direkt nach Annahme der Studienmedikation zu prüfen.

Wird die zu kühlende Studienmedikation in validierten Kühlboxen verschickt, kann die separate Temperaturkontrolle während des Transports entfallen. Validierte Kühlboxen halten über einen definierten Zeitraum (z. B. exakt 72 Stunden) die Innentemperatur konstant und kühlen so die Studienmedikation bis diese an der Prüfstelle ausgepackt und vor Ort der Kühlung zugeführt wird. Auf den Kühlboxen ist ein Datum mit Uhrzeit angebracht. Dieses gibt Auskunft wie lange die Kühlung durch die Box gewährleistet ist. Dieses definierte Datum, welches gut erkennbar sein sollte, darf nicht überschritten werden, d. h. vor Ablauf muss die Studienmedikation an der Prüfstelle oder der Apotheke der gekühlten Lagerung zugeführt werden. Kommt es zu einer Überschreitung des Datums bzw. der Uhrzeit, muss der Inhalt der Kühlbox in Quarantäne gestellt werden. Es darf keine Ausgabe an Prüfungsteilnehmer erfolgen. Es

ist erst mit dem Sponsor abzuklären, ob die Studienmedikation weiter verwendet werden kann.

> **Praxistipp**
>
> Achten Sie darauf, dass Ihre korrekte Lieferadresse inkl. Ansprechpartner beim Sponsor vorliegt. Diese sollte spätestens vor der Initiierung der Prüfstelle noch einmal mit Ihrem zuständigen Monitor abgestimmt werden.

Beim Auspacken der Lieferung ist in jedem Fall zu überprüfen, ob die gelieferten Mengen bzw. Chargen mit den Angaben auf dem Lieferschein übereinstimmen. Zudem sollte geprüft werden, ob alle gelieferten Chargen eine ausreichende Haltbarkeit aufweisen. Unstimmigkeiten müssen in jedem Fall vermerkt (Krankenakte und/oder Drug-accountability-Formulare) und an den Sponsor bzw. den Monitor weitergeleitet werden. Die Angaben zur gelieferten Studienmedikation (Datum der Lieferung, Menge, Stärke, ggf. Packungsnummer, Batch-Nummer oder Chargennummer) müssen auf den studienspezifischen Drug-accountability-Formularen dokumentiert werden.

10.2.2 Lagerung von Studienmedikation

Die Lagerung der Studienmedikation kann in den Räumlichkeiten der Praxis oder Klinik bzw. in einer eingebundenen **Apotheke** vorgenommen werden. Wird die Studienmedikation in einer Apotheke gelagert, so muss mit dem Sponsor vor Studienbeginn geklärt werden, ob die Drug-accountability-Formulare von der Apotheke oder der Prüfstelle, geführt werden müssen. Erfolgt die Lagerung in der Apotheke, ist sicherzustellen, dass das verantwortliche Personal auf die Anforderungen der klinischen Prüfung trainiert wurde und die benötigten Formulare vor Ort sind. Meist werden diese in einem separaten Apothekenordner (Pharmacy Binder) zusammengefasst. Zudem muss die Apotheke der zuständigen Regierungsbehörde angezeigt werden, bevor diese die Tätigkeit im

Rahmen der klinischen Prüfung aufnimmt. Dies erfolgt durch den Sponsor.

Bei der Lagerung von Studienmedikation ist auf folgendes zu achten:

- Bei temperaturempfindlichen Studienmedikamenten muss eine Dokumentation der Temperaturkontrolle des Lagerungsorts (Kühlschrank, Kühlraum) an der Prüfstelle/der Apotheke erfolgen (Temperatur-Log). Das Temperatur-Log muss einen Verweis zum Messort (z. B. Name/Typ und Standort des Kühlgeräts) aufweisen.
- Die Lagerungstemperatur muss wie im Studienprotokoll beschrieben regelmäßig (z. B. tägliche Erhebung der Temperatur) mit Hilfe eines **Minimum-Maximum Thermometers** gemessen und im Temperatur-Log dokumentiert werden. Im Temperatur-Log werden meist die minimale und maximale Temperatur, Datum, Unterschrift/Kürzel der ablesenden Person festgehalten.
- Andere validierte Temperaturmessmethoden müssen mit dem Monitor/Sponsor abgesprochen werden.

Praxistipp

Bedingt durch den Füllstand und den Lagerungsort innerhalb eines Kühlgeräts kann die Temperatur großen Schwankungen unterliegen. Der Temperaturfühler des Minimum-Maximum-Thermometers sollte deshalb so im Kühlgerät platziert werden, dass sich dieser im mittleren Bereich und nicht an der Rückwand bzw. direkt an der Tür befindet. Falls möglich kann der Temperaturfühler des Thermometers in ein geschlossenes Gefäß (z. B. Vacutainer) eingebracht werden. Der Temperaturfühler reagiert dann unempfindlicher auf warme Zugluft beim Öffnen des Kühlgeräts.

- Erfolgt die Temperaturkontrolle mittels eines elektronischen Temperatur-Loggers mit integriertem Alarmsystem, so sollten die Temperaturkurven spätestens am Studienende ausgedruckt und abgelegt werden. Auf Anfrage des Monitors sollten diese auch während des Studienverlaufs zur Verfügung stehen.

- Die Lagerungsbedingungen müssen adäquat sein, d. h.:
  - Studienmedikation muss separat von sonstiger Medikation (z. B. Handelsware) gelagert werden.
  - Studienmedikation muss sicher vor Unbefugten aufbewahrt werden (Kühlschrank oder Raum, in dem sich der Kühlschrank befindet, muss abschließbar sein).
  - Studienmedikation muss gemäß den im Studienprotokoll/der Investigator´s Brochure bzw. Fachinformation spezifizierten Lagerungsbedingungen (temperatur-, licht- und feuchtigkeitsgeschützt) gelagert werden.

Zu Beginn der klinischen Prüfung sollte mit dem Monitor geklärt werden, in welchem Umfang Abweichungen der Lagerungstemperatur an den Sponsor berichtet werden müssen. Dies ist notwendig, da die Verwendbarkeit der Studienmedikation von den korrekten Lagerungsbedingungen abhängt. Bis zur Klärung, ob die Studienmedikation im Falle einer **Temperaturabweichung** weiterhin verwendet werden kann, muss diese in Quarantäne gestellt werden. Sie darf in dem Quarantänezeitraum nicht an Prüfungsteilnehmer ausgegeben werden. Studienmedikation, welche in **Quarantäne** gestellt wird, sollte weiterhin gemäß den im Studienprotokoll vorgeschriebenen Lagerungsvorschriften aufbewahrt werden, bis deren Verwendbarkeit mit dem Sponsor geklärt wurde. Die betroffenen Chargen sollten optisch markiert und von nicht betroffener Studienmedikation separiert werden. Die Freigabe der Studienmedikation sollte auf jeden Fall schriftlich durch den Sponsor erfolgen und im Prüferordner/Apothekenordner abgeheftet werden. Oft gibt es für die Meldung von Temperaturabweichungen separate Formulare, welche vom Sponsor zur Verfügung gestellt werden.

Es ist von Vorteil, wenn an der Prüfstelle ein weiteres Kühlgerät vorhanden ist, in das die Studienmedikation überführt werden kann, wenn es zu einem Defekt des genutzten Geräts kommt. Tritt dieser Fall ein, muss auch für das Ersatzkühlgerät ein Temperatur-Log etabliert werden. Die Umlagerung muss dokumentiert werden (Datum, Uhrzeit, Kürzel).

Praxistipp

Das Temperatur-Log sollte vor jeder Ausgabe von Studienmedikation an Prüfungsteilnehmer auf etwaige Abweichungen hin kontrolliert werden. Falls es zu Abweichungen der Lagerungstemperatur gekommen ist, muss umgehend der Sponsor informiert werden, und ggf. auf die Freigabe der Medikation gewartet werden.

Bei Verwendung eines elektronischen Temperatur-Loggers, welcher Temperaturkurven aufzeichnet und über einen USB-Anschluss am Computer ausgelesen werden kann, ist es ratsam, dass die Temperaturkurve vor jeder Ausgabe von Studienmedikation an Prüfungsteilnehmer kontrolliert wird.

Wird die Lagerungstemperatur mit Hilfe eines Minimum-Maximum-Thermometers erfasst, so kann es bei einigen Modellen notwendig sein, dass diese nach dem Ablesen manuell zurückgesetzt werden. Meist kann über die Reset-Taste die Messung neu gestartet werden.

10.2.3 Ausgabe von Studienmedikation an/Rücknahme vom Prüfungsteilnehmer

Die Ausgabe/Verabreichung und ggf. die Rücknahme von (nicht)verbrauchter Studienmedikation muss auf den studienspezifischen **Drug-accountability-Formularen** dokumentiert werden. In der Krankenakte sollten diese Informationen ebenfalls eingetragen sein. Mit dieser doppelten Dokumentation wird sichergestellt, dass die Krankenakte alle notwendigen Informationen zur Therapie enthält. Dies ist besonders bei einem Verlust der Drug-accountability-Formulare von großer Bedeutung.

Es sollte das Datum der Ausgabe/Verabreichung bzw. Rücknahme, die Menge, Stärke und ggf. die Packungs- oder Chargennummer dokumentiert werden. In der Bilanz wird die ausgegebene Menge von der gelieferten Menge abgezogen. So ergibt sich der aktuell noch vorrätige Bestand an Studienmedikation.

Wird die Studienmedikation in einer Apotheke gelagert, muss spätestens zu Beginn der klinischen Prüfung geklärt werden, wie die Apotheke die Information über die benötigte Menge/Charge, welche an einen bestimmten Prüfungsteilnehmer ausgegeben werden muss, erhalten soll. Dies kann z. B. durch elektronische Medikationsmanagementsysteme (IVR-/IWR-Systeme) direkt erfolgen bzw. schriftlich vom Studienteam an die Apotheke übermittelt werden (z. B. als Fax).

Praxistipp

Es ist ratsam, die Bilanz der Studienmedikation nach jeder Ausgabe/Verabreichung zu aktualisieren und zu prüfen. Hierzu kann der verbleibende Bestand laut Drug-accountability-Formularen mit dem tatsächlichen Bestand, welcher noch vorrätig ist, verglichen werden. Etwaige Unstimmigkeiten können so frühzeitig erkannt und behoben werden.

Im Rahmen von klinischen Studien, bei denen Prüfungsteilnehmer die Studienmedikation Zuhause einnehmen, muss deren **Compliance** (Einnahmetreue) anhand der zurückgebrachten Menge an Restmedikation kontrolliert werden. Bei Unstimmigkeiten sollte der betroffene Prüfungsteilnehmer entsprechend befragt und die Angaben in der Krankenakte und ggf. im CRF oder auf den Drug-accountability-Formularen dokumentiert werden. Je nach Anforderung des Studienprotokolls kann es in einer klinischen Prüfung erforderlich sein, dass der Prozentsatz der Compliance der Prüfungsteilnehmer errechnet werden muss. Ein Prüfungsteilnehmer gilt dann z. B. erst nach Auslassen mehrerer, vorher festgelegter Dosen als nicht-compliant.

Beispiel

Es soll vom Prüfungsteilnehmer pro Tag eine Tablette im Rahmen der klinischen Prüfung eingenommen werden. Der Patient hat bei der siebten Visite 30 neue Tabletten erhalten. Da die Visiten in 4-wöchentlichen Abständen stattfinden, ist die Studienmedikation bis zur achten Visite ausreichend. Der Patient bringt zur Visite 8 jedoch 7 Tabletten wieder mit an die Prüfstelle. Es lässt sich daraus schließen, dass der Patient nicht vollständig compliant war und einige Tagesdosen nicht eingenommen wurden.

Fragen Sie beim Prüfungsteilnehmer gezielt nach Gründen für die Mängel bezüglich der Compliance und dokumentieren Sie dessen Erklärungen detailliert.

10.2.4 Rückversand von Studienmedikation

Im Rahmen klinischer Prüfungen kann es erforderlich sein, dass die Studienmedikation an den Sponsor bzw. ein vom Sponsor beauftragtes Unternehmen zurück gesendet werden muss. Dies betrifft z. B. gebrauchte Studienmedikation (angebrochene oder auch leere Verpackungen) oder Studienmedikation mit abgelaufenem Haltbarkeitsdatum. Dieser Rückversand erfolgt spätestens zum Studienende oder in regelmäßigen Abständen während der Durchführung der klinischen Prüfung. Der Sponsor führt die zurückgesendeten Studienmedikamente der ordnungsgemäßen Vernichtung zu.

Spätestens zum Studienende müssen zudem alle nicht verwendeten und noch gelagerten Studienmedikamente an den Sponsor zurückgeschickt werden, falls dies nicht anders mit dem Sponsor vereinbart wurde. Die **Bilanz** muss wie nachfolgend aufgeführt dokumentiert werden:

- Übersichtliche Auflistung der Studienmedikation, welche zurückgesendet wird. Hierfür stellt der Sponsor ein separates Formular für den Rückversand zur Verfügung.
- Das Original des Rückversandformulars (oder Kopie, falls vom Sponsor vorgegeben) wird der Medikationslieferung beigelegt.
- Eine Kopie des Formulars (ggf. auch das Original) wird im Prüferordner oder Apothekenordner abgelegt.
- Der Erhalt der Studienmedikamente sollte vom Sponsor schriftlich bestätigt werden. Das Rückversandformular ist bei vielen Sponsoren als Rückfaxformular konzipiert.

Meist ist vorgesehen, dass der Rückversand von Studienmedikation auch auf den Drug-accountability-Formularen dokumentiert wird.

Der Rückversand von Studienmedikation muss, wie die Lieferung, durch einen Kurier erfolgen. Die Kontaktdaten des Kuriers sollten im Prüferordner/Apothekenordner vorzufinden sein oder müssen beim Sponsor erfragt werden.

> **Praxistipp**
>
> Kontaktieren Sie Ihren zuständigen Monitor, falls Sie Studienmedikation an den Sponsor zurück senden möchten. Dieser überprüft Ihre Angaben nochmals anhand seiner vorliegenden Information zur Studienmedikationsbilanz und gibt ggf. eine entsprechende Freigabe für den Rückversand.

Oftmals informiert aber der Monitor die Prüfstelle oder die Apotheke, wenn ein Rückversand durchgeführt werden soll. Ferner hilft er bei der Zusammenstellung des Rückversands.

10.2.5 Vernichtung von Studienmedikation vor Ort

Falls vom Sponsor vorgesehen, können nichtgebrauchte und/oder gebrauchte Studienmedikation (z. B. angebrochene Einstechfläschchen) direkt in der Prüfstelle bzw. der eingebundenen Apotheke der Vernichtung zugeführt werden. Ein Rückversand an den Sponsor entfällt in diesem Fall. Die Vor-Ort-Vernichtung sollte vertraglich geregelt sein. Ebenso die Anforderungen an die Art der Vernichtung und die erforderliche Dokumentation für den Sponsor. Die Vernichtung darf nur erfolgen, wenn die Drug-accountability-Dokumentation vollständig ist und der Sponsor (Monitor) die Vernichtung an der Prüfstelle freigegeben hat.

Die Information zur Vernichtung von Studienmedikation muss je nach Sponsorvorgabe auf separaten Formularen oder direkt auf den Drug-accountability-Formularen notiert werden.

Dokumentiert werden sollten folgende Informationen:
- Datum der Vernichtung,
- Identifikationsnummer der Studie,
- Identifikationsnummer der Prüfstelle,
- Bezeichnung der Studienmedikation,
- Chargennummer, Anzahl (Container, Tabletten, Schachteln, Ampullen etc.),
- Signatur/Kürzel der Person, welche die Studienmedikation der Vernichtung zugeführt hat.

 Die Vernichtung von Studienmedikation an der Prüfstelle bzw. der Apotheke muss vorher vom Sponsor (Monitor) schriftlich genehmigt werden.
Die Vernichtung vor Ort sollte im Prüfervertrag schriftlich fixiert sein und darf erst erfolgen, wenn der Sponsor diese freigegeben hat.

Folgende Informationen zum **Vernichtungsprozess** sind an den Sponsor zu übermitteln:
- Name und Adresse des autorisierten Unternehmens, welches die Vernichtung vornimmt,
- Umgang mit leerer/angebrochener Studienmedikation bis zur Vernichtung (Ort der Zwischenlagerung),
- Vernichtungsmethode (z. B. Verbrennung),
- Frequenz der Vernichtung (bzw. Abholung von der Prüfstelle).

10.2.6 Zusammenfassende Übersicht zum Drug Account

Beim Drug Account sollten folgende Punkte berücksichtigt werden:
- Führen Sie den Drug Account kontinuierlich und vermeiden Sie längere Dokumentationspausen, um Unstimmigkeiten frühzeitig identifizieren zu können.
- Der vollständige Bestand von Studienmedikation an der Prüfstelle muss mit den Angaben auf den Lieferscheinen und der Dokumentation in den Drug-accountability-Formularen immer übereinstimmen.

- Falls erforderlich, sollte für jeden Prüfungsteilnehmer ein separates Formular (patientenspezifisches Dispensing Log) geführt werden. Auf diesem wird die Ausgabe und Rückgabe von Studienmedikation für den Prüfungsteilnehmer dokumentiert.
- Auftretende Diskrepanzen bei der Bilanzierung müssen dokumentiert werden.
- Bei einem Hinweis auf mangelnde Compliance des Prüfungsteilnehmers sollte die Ursache erfragt und dokumentiert werden.
- Die Angaben im Drug-acountability-Formular müssen mit den Angaben in den Quelldaten, dem CRF, ggf. Tagebuch, den spezifischen Studienmedikamentbehältern/-blistern (verbraucht/unverbraucht) für den entsprechenden Prüfungsteilnehmer, ggf. mit den Angaben des zentralen Randomisierungssystems, übereinstimmen.

Für den **Rückversand**/die **Vernichtung** sollten zusätzlich noch folgende Punkte beachtet werden:
- Die Drug-accountability-Formulare müssen vollständig ausgefüllt und korrekt sein, bevor Studienmedikation an den Sponsor zurückgeschickt oder vor Ort vernichtet wird.
- Die Formulare für den Rückversand von Studienmedikation müssen vollständig und korrekt ausgefüllt und von der verantwortlichen Person datiert und unterschrieben werden.
- Eine Kopie der Liste/Formulare von zurückgeschickten/vernichteten Studienmedikamenten muss im Prüferordner oder Apothekenordner abgelegt werden.
- Der Rückversand von Studienmedikation darf nur durch einen vom Sponsor beauftragten Kurier erfolgen.
- Der Sponsor sollte der Prüfstelle eine Empfangsbestätigung über den Erhalt der zurückgesendeten Studienmedikamente zur Ablage im Prüferordner zusenden.

Checkliste zum Drug Account

Anhand der schriftlichen Dokumentation müssen folgende Schritte im »Lebenszyklus« eines Studienmedikaments eindeutig nachvollziehbar sein.

- Lieferung: Sponsor → Prüfstelle
  - Wann sind welche Mengen/Chargen an Studienmedikation an die Prüfstelle verschickt worden?
  - Dokumentation: Lieferscheine, Drug-accountability-Formulare
- Ausgabe/Rücknahme: Prüfstelle → Prüfungsteilnehmer → (Prüfstelle)
  - Welche Studienmedikamente wurden wann und in welcher Menge von der Prüfstelle an welchen Prüfungsteilnehmer ausgegeben? Was und wie viel davon wurde wann vom Prüfungsteilnehmer wieder zurückgebracht?
  - Dokumentation: Drug-accountability-Formulare
- Rückversand/Vernichtung: Prüfstelle → Sponsor (ggf. Monitor)
  - Wann wurden welche und wie viele der restlichen Studienmedikamente (benutzt/unbenutzt) an den Sponsor zurückgeschickt?
  - Dokumentation: Rückversand von Studienmedikamenten (Auflistung auf dafür vorgesehen Formular)
  - Wurden Studienmedikamente an der Prüfstelle vernichtet (nicht verwendet, angebrochen, abgelaufen)? Wenn ja, wann, was und durch wen?
  - Dokumentation: Vernichtung von Studienmedikamenten (Auflistung auf dafür vorgesehenem Formular, z. B. Drug-accountability-Formulare)
- Bestätigung: Sponsor → Prüfstelle
  - Hat der Sponsor die zurückgesendete Studienmedikation, in der angegebenen Menge erhalten?
  - Dokumentation: Rückversand von Studienmedikation/Rückantwortfax

10.3 IVR-/IWR-Systeme

Es werden folgende Typen von Systemen unterschieden:

IVRS: Interactive Voice Response System Hierbei handelt es sich um ein telefonbasiertes Sprachdialogsystem bei dem sich der Anrufer über die Tasten des Telefons durch ein Menüsystem arbeitet und entsprechende Eingaben machen kann (z. B. Datum der Screening-Visite, Datum der Signatur der Patienteneinwilligungserklärung, …).

IWRS: Interactive Web Response System Hierbei handelt es sich um ein internetbasiertes System bei dem der Anwender die geforderten Eingaben über eine Webseite tätigen kann. Für diese IWR-Systeme werden personenspezifische Zugangsdaten ausgegeben.

Kombination IVRS/IWRS Hier kommen beide der oben genannten Systeme zum Einsatz. Dem Benutzer ist es freigestellt, ob er die erforderlichen Daten per Internet oder Telefon eingeben möchte.

IVR- oder IWR-Systeme werden in erster Linie für die Randomisierung von Prüfungsteilnehmern im Rahmen klinischer Prüfungen verwendet. Dabei entscheidet das System anhand vorher festgelegter Stratifizierungspunkte (z. B. Alter, Geschlecht, ethnische Zugehörigkeit, …) in welchem Behandlungsarm der jeweilige Prüfungsteilnehmer behandelt werden soll. Dies gewährleistet, dass in allen Behandlungsarmen Prüfungsteilnehmer behandelt werden, die gleiche Merkmale aufweisen (Gleichverteilung). Es soll hierdurch unter anderem verhindert werden, dass z. B. in einem Behandlungsarm mehr Männer als Frauen behandelt oder sich der überwiegende Teil der älteren Prüfungsteilnehmer in einem Behandlungsarm befindet.

Zudem können diese IVR- oder IWR-Systeme auch für das **Medikationsmanagement** im Rahmen klinischer Prüfungen verwendet werden. Dabei erfolgt die Zuordnung der Studienmedikation (Chargennummer, Batch-Nummer, Dosis, etc.) durch das System, nachdem gewisse Daten durch das Studienteam dort eingegeben wurden. Über die getätigte Eingabe erhalten Sie vom System eine entsprechende schriftliche Bestätigung per Fax oder E-Mail, welche im Prüferordner oder ggf. im Apothekenordner abgelegt werden sollte.

Folgende Informationen werden üblicherweise in IVR-/IWR-Systemen eingegeben:

- Informationen zum Screening (Auswahl-/ Erstvisite in Studie) eines neuen Prüfungsteilnehmers (z. B. Datum der Screeningvisite, Datum der Unterzeichnung der Einwilligungserklärung),
- Information zum Screening Failure (z. B. Grund, weshalb der gescreente Prüfungsteilnehmer nicht für die Studienteilnahme geeignet ist – Angabe des Ein-/Ausschlusskriteriums, welches zutrifft bzw. nichtzutrifft),
- die Information zur Randomisierung eines gescreenten Prüfungsteilnehmers (z. B. Datum, Alter, Geschlecht),
- ggf. einzelne Studienvisiten (Datum), damit Prüfmedikation zugewiesen und ggf. automatisch nachgeliefert werden kann,
- Information, wenn ein Prüfungsteilnehmer die klinische Prüfung beendet hat (Datum, Grund) und
- ggf. besteht die Möglichkeit den Prüfungsteilnehmer über das System zu Entblinden.

Für die IVR-/IWR-Systeme erfolgt eine separate Einweisung in Form eines Trainings vom Sponsor. Dieses Training erfolgt in der Regel spätestens im Rahmen der Prüfstelleninitiierung durch den zuständigen Monitor. Es ist darauf zu achten, dass die Personen, die die entsprechenden Systeme bedienen, diese Verantwortlichkeit schriftlich vom Prüfer zugewiesen bekommen haben. Dies wird in der Delegations- bzw. Autorisierungsliste im Prüferordner fixiert.

Falls eine Apotheke von der Prüfstelle in die klinische Prüfung eingebunden ist, kann es erforderlich werden, dass auch die Apotheker Zugang zum IVR-/IWR-System benötigen. In diesem Fall müssen die Apotheker entsprechend trainiert werden. Es sollte unbedingt vor Studienstart geklärt werden, welche Aktionen vom Team an der Prüfstelle bzw. dem Apothekenteam im System getätigt werden und wie die Kommunikation zwischen Apotheke und Prüfstelle geregelt ist. Dies wird idealerweise schriftlich fixiert.

 IVR-/IWR-Systeme nicht mit dem elektronischen CRF verwechseln. Die IVR-/IWR-Systeme dienen lediglich zur Randomisierung von Prüfungsteilnehmern und ggf. dem Medikationsmanagement durch Registrierung der einzelnen Studienvisiten. Das eCRF hingegen dient zur Dokumentation aller erhobenen Daten der durchgeführten Studienvisiten (z. B. Vitalparameter, unerwünschte Ereignisse, Begleitmedikation usw.).

10.4   Entblindung

Klinische Prüfungen werden oftmals in einem verblindeten Design durchführt, um den eigentlichen Effekt des Studienmedikaments vom Placeboeffekt abgrenzen zu können.

Die **Verblindung** ist das bewusste Vorenthalten der Information über die Identität eines Prüfpräparats in Übereinstimmung mit den Angaben des Prüfplans (§3 Abs. 10 GCP-V). Dies bedeutet, dass eine Gruppe von Prüfungsteilnehmern das zu testende Medikament und die andere Gruppe ein wirkstofffreies Placebo erhält. Es ist dem Prüfungsteilnehmer nicht bekannt, in welcher Gruppe (Behandlungsarm) er behandelt wird. Bei einer Doppelblindstudie ist die Zugehörigkeit zum Behandlungsarm, und somit die Information, ob der Prüfungsteilnehmer Placebo oder Verum erhält, neben dem Prüfungsteilnehmer auch der Prüfstelle und dem Monitor nicht bekannt. Dieses doppelblinde Prüfkonzept dient der Minimierung der subjektiven Beeinflussung der Studienergebnisse durch Prüfer und Prüfungsteilnehmer (▶ Kap. 4).

Nach §6 der GCP-Verordnung »muss der Sponsor bei verblindeten Prüfpräparaten ein Verfahren zur unverzüglichen **Entblindung** etablieren, das eine sofortige Identifizierung und, sofern erforderlich, eine unverzügliche Rücknahme der Prüfpräparate ermöglicht. Es ist sicherzustellen, dass die Identität eines verblindeten Prüfpräparats nur so weit offen gelegt wird, wie dies erforderlich ist«.

Meist erfolgt die Entblindung im Rahmen verblindeter klinischer Prüfungen mittels Notfallkuvert oder IVR-/IWR-System.

10.4.1 Entblindung über Notfallkuverts

Notfallkuverts sind verschlossene Kuverts auf denen die Patienten- oder Randomisierungsnummer aufgedruckt ist. Im Kuvert befindet sich ein Dokument auf dem der Behandlungsarm des entsprechenden Prüfungsteilnehmers aufgeführt ist. Falls ein Prüfungsteilnehmer entblindet werden muss, wird das entsprechende **Notfallkuvert** geöffnet. In diesem steht, welche Studienmedikation der Prüfungsteilnehmer erhalten hat.

Notfallkuverts werden der Prüfstelle meist zusammen mit dem Prüferordner zum Beginn der verblindeten klinischen Prüfung zur Verfügung gestellt. Es ist darauf zu achten, dass die Notfallkuverts spätestens bei Erstlieferung des Studienmedikaments an der Prüfstelle vorliegen und im Notfall zugänglich und griffbereit sind.

10.4.2 Entblindung über IVR-/ IWR-Systeme

Häufig bieten die IVR- oder IWR-Systeme (▶ Abschn. 10.3) eine Möglichkeit die Identität des verblindeten Studienmedikaments offen zu legen. Bei den telefonischen und internetbasierten Systemen erfolgt die Entblindung anhand der dazugehörigen Anleitung. Die Prüfstelle erhält nach getätigter Entblindung in der Regel eine entsprechende schriftliche Bestätigung (per E-Mail und/oder Fax) mit der Information zum zugewiesenen Behandlungsarm.

10.4.3 Unbeabsichtigte Entblindung aufgrund eines Fehlers an der Prüfstelle

Die Verblindung von Studienmedikamenten muss gemäß den Anforderungen des Studienprotokolls gewahrt bleiben. Dennoch kann es vorkommen, dass die Identität des Studienmedikaments versehentlich offengelegt wird (z. B. im Rahmen einer einfachblinden Studie gegenüber dem Prüfungsteilnehmer). Falls es an der Prüfstelle zu einem derartigen Fall gekommen sein sollte, so muss unbedingt der Sponsor darüber informiert werden.

Hintergrund ist, dass die Objektivität der Studienergebnisse verfälscht werden könnte. Eine adäquate Dokumentation des Sachverhalts in den Quelldaten ist ebenfalls notwendig.

10.4.4 Wann ist eine Entblindung notwendig?

❯ Prüfungsteilnehmer sollten nur entblindet werden, wenn die Information über die Identität des verabreichten Prüfpräparats zwingend für die Weiterbehandlung des Prüfungsteilnehmers und somit zur Abwendung von Gefahren, welche die Patientensicherheit beeinflussen, erforderlich ist.

Vor der Entblindung eines Prüfungsteilnehmers sollte wenn möglich mit dem Sponsor Rücksprache gehalten werden, um abzuklären, ob die Entblindung wirklich notwendig ist. Einige Sponsoren bieten hierfür extra Notfallrufnummern an, welche ständig besetzt sind. Falls jedoch dringender medizinischer Handlungsbedarf zur Abwendung von Gefahren besteht und die Entblindung im Ermessen des behandelnden Arztes sofort geschehen muss, so kann dies auch ohne vorherige Kontaktaufnahme mit dem Sponsor erfolgen. Der Sponsor muss in solchen Fällen jedoch zeitnah über das Vorgehen in Kenntnis gesetzt werden. In den Quelldaten sollte stets der Grund für die Entblindung und alle unternommenen Schritte (wie Telefonate mit dem Sponsor) dokumentiert werden.

❯ Prüfungsteilnehmer sollten niemals auf persönlichen Wunsch hin oder aufgrund von persönlichem Interesse entblindet werden.

In der Regel erhalten alle Prüfstellen nach Beendigung der klinischen Prüfung eine entsprechende Auflistung mit den Behandlungsarmen ihrer Prüfungsteilnehmer vom Sponsor.

Entblindung notwendig   In einer doppelblinden klinischen Prüfung wird ein niedermolekulares Heparin zur Blutverdünnung gegen ein Placebo getestet. Der Prüfungsteilnehmer wird aufgrund eines Unfalls hospitalisiert und es ist ein operativer

Eingriff erforderlich. In diesem Fall ist es für die Weiterbehandlung des Patienten von Interesse, ob der Patient ein blutverdünnendes Medikament erhielt oder nicht.

Entblindung nicht notwendig   Ein Prüfungsteilnehmer, welcher im Rahmen einer doppelblinden Vergleichsstudie ein Antirheumatikum erhielt, erlitt beim Sport eine Fraktur des Sprunggelenks und wird in das Krankenhaus eingewiesen. Dieser wird entsprechend schmerztherapeutisch behandelt und erhält einen Gips. Für die Behandlung des Patienten ist es nicht wichtig, welche Studienmedikation der Patient erhalten hat.

Literatur

► www.bfarm.de
► www.gesetze-im-internet.de
► www.pei.de

Grundlagen der Pharmakologie

Heidrun Sippel-Rühaak

C. Fiedler, B. Raddatz (Hrsg.), *Study Nurse / Studienassistenz*,
DOI 10.1007/978-3-662-45423-7_11, © Springer-Verlag Berlin Heidelberg 2015

11.1 Woher weiß das Arzneimittel, wo es hin muss?

Diese Frage eines Patienten beschreibt deutlich die Schwierigkeit die Wege und Wirkungen von Arzneimitteln in unserem Organismus zu verstehen. Als Grundlage zum Verständnis der Vorgänge zwischen dem Arzneimittel bzw. dem Wirkstoff und dem menschlichen Organismus dient dieses Kapitel zur allgemeinen Pharmakologie. Behandelt werden allgemeine Gesetzmäßigkeiten der Wirkungen von Arzneimitteln, die unabhängig von der einzelnen Substanz Gültigkeit haben.

Die zwei Teilbereiche der Pharmakologie, Pharmakokinetik und Pharmakodynamik, beschreiben umfassend das Schicksal eines Arzneimittels im Organismus und dessen meist dosisabhängige Wirkung (◘ Abb. 11.1).

Arzneimittelwirkung Neben der gewünschten Wirkung existiert immer auch eine unerwünschte Arzneimittelwirkung (UAW). Für eine sinnvolle Arzneimitteltherapie muss es daher immer zu einem verantwortungsvollen Abwägen des therapeutischen Nutzens des Arzneimittels mit dem Risiko von unerwünschten Wirkungen kommen.

Die Erfassung des Verhaltens einer Prüfsubstanz im menschlichen Organismus sowie erste Bewertungen zur Sicherheit und Verträglichkeit stehen immer an erster Stelle bei Beginn einer klinischen Prüfung neuer Arzneimittel am Menschen (Kuhlmann, 2007). Die folgende Beschreibung dieser Vorgänge soll zur Unterstützung der Tätigkeit der Studienassistenz einen Beitrag leisten.

11.2 Pharmakokinetik

> **Pharmakokinetik**
>
> Diese beschreibt den Verlauf (die Bewegung) des Arzneimittels bzw. der Wirkstoffkonzentration im Organismus und die dafür benötigte Zeit. Also die zeitabhängige Wirkung des Organismus auf das Arzneimittel.

Pharmakokinetik wird in folgende Teilbereiche unterteilt (◘ Abb. 11.2):

- Applikation,
- Aufnahme (Resorption),
- Verteilung,
- Metabolismus,
- Ausscheidung (Exkretion).

In der englischen Literatur auch als **LADME-Prinzip** bezeichnet: Liberation (► Freisetzung), Absorption (► Resorption), Distribution (► Verteilung), Metabolism (► Metabolismus), Elimination (► Ausscheidung).

11.2.1 Der Weg des Arzneimittels durch den Organismus

Applikation und Freisetzen des Wirkstoffs

> **Extravasale Applikationsarten (Auswahl)**
> - Enteral
>   - Über den Magen-Darm-Trakt (p.o.)
> - Parenteral
>   - In den Muskel (i.m.)
>   - In das Unterhautgewebe (s.c.)
>   - Über die Atemwege (pulmonal)
>   - Durch die Mundschleimhaut (sublingual, buccal)
>   - Durch die Haut (transdermal)
>   - Über die Rektumschleimhaut (rektal)

- **Zerfall der Arzneiform und Lösung des Wirkstoffs**

Durch die Auflösung der Arzneiform am Applikationsort wird der Wirkstoff freigesetzt und der Wirkstoff gelöst. Dies ist bei festen Arzneiformen (Tabletten, Kapseln) nach oraler Applikation das wässrige Milieu des Magen-Darm-Trakts. Die Geschwindigkeit dieses Vorgangs hängt von der Arzneiform und den verwendeten Hilfsstoffen ab (galenische Zubereitung).

So ist z. B. bei Retardpräparaten eine verzögerte, kontinuierliche und damit auch längerdauernde

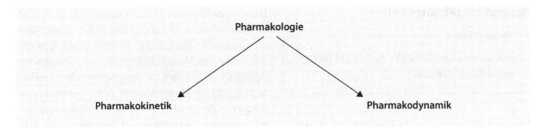

Abb. 11.1 Unterteilung der Pharmakologie in Pharmakokinetik und Pharmakodynamik

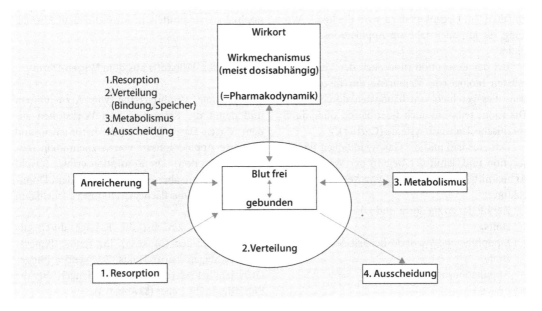

Abb. 11.2 Pharmakokinetik: Weg des Arzneimittels im Organismus

Freisetzung des Wirkstoffs gewünscht. Damit kann die Wirkdauer des Wirkstoffes deutlich verlängert werden und somit die Einnahmehäufigkeit der Medikamente verringert werden. Dies ist häufig bei Behandlung chronischer Erkrankungen wie z. B. bei der Behandlung von Bluthochdruck von Vorteil für den Patienten. Andererseits kann auch eine schnelle Freisetzung und Lösung des Wirkstoffs gewünscht sein, was bei Schmerzmedikamenten gegen akute Schmerzen vorteilhaft ist. In manchen Fällen können in einem Arzneimittel auch beide Arten der Freisetzung kombiniert vorliegen. Das bedeutet, aus einem Teil der Arzneiform wird der Wirkstoff schnell freigesetzt und führt so zu einem schnellen Wirkeintritt. Die Freisetzung des Wirkstoffs aus der zweiten, der Retardkomponente

erfolgt aber verzögert und gewährleistet damit eine verlängerte Wirkdauer des Medikaments. Dies ist z. B. bei dem Antihypertonikum Nifedipin als Adalat SL der Fall.

Bei Verabreichung von Lösungen liegt der Wirkstoff bereits in gelöster Form vor. Damit können ohne Verzögerung die Resorptionsprozesse am Applikationsort beginnen. Nach subkutaner Applikation ist dies z. B. das Unterhautgewebe. Nur gelöste Wirkstoffe werden in die Blutgefäße aufgenommen. Die Löslichkeit ist abhängig von verschiedenen Faktoren, wie z. B.

— Fettliebigkeit (Lipophilie), Wasserlöslichkeit (Hydrophilie) des Wirkstoffs und
— pH-Wert der Umgebung.

Resorption (Absorption)

> **Resorption**
>
> Aufnahme eines Wirkstoffs vom Applikationsort in den Blutkreislauf.

Man spricht dann von einer systemischen Wirkung eines Arzneimittels, da es durch die Verteilung mit dem Blut (► Verteilung) die Möglichkeit hat im ganzen Organismus (System) seine Wirkung zu entfalten. Im Gegensatz dazu steht die lokale Wirkung, die am oder nahe am Applikationsort stattfindet.

Bei der Resorption (und auch der Verteilung) müssen biologische Membrane durchtreten werden, dies geschieht am häufigsten durch passive Diffusion, teilweise auch über Poren oder durch spezifische Transportsysteme (Carrier).

Das Ausmaß und die Geschwindigkeit der Resorption und damit der Beginn der Wirkung des Arzneimittels sind abhängig von verschiedensten Faktoren:
- Zerfall der Arzneiform und Lösung des Wirkstoffs,
- Lipophilie und Wasserlöslichkeit des Wirkstoffs,
- Applikationsort.

Zusätzlich bei oraler Gabe:
- Magen- und Darmperistaltik (Vorsicht: diese ist durch andere Arzneimittel beeinflussbar),
- Magenfüllung, Nahrungsbestandteile,
- gleichzeitige Anwesenheit anderer Arzneimittel,
- Gesundheitszustand des Patienten (z. B. Magen-Darm-Erkrankungen).

 Je lipophiler ein Wirkstoff ist, desto leichter können Zellmembrane durch passive Diffusion durchtreten werden, desto leichter erfolgen die Resorption und die Verteilung im Organismus. Häufig sind Arzneimittel sowohl lipophil als auch hydrophil. Das ermöglicht die gleichmäßigste Verteilung eines Arzneimittels im Organismus.

Der Applikationsort eines Arzneimittels ist für die Geschwindigkeit und das Ausmaß der Resorption oft von großer Bedeutung. So ist z. B. die Resorption über die Mundschleimhaut bei sublingualer Applikation nach der i.v.-Applikation die schnellste Möglichkeit Arzneimittel in den Organismus zu bringen. Dies wird z. B. bei der sublingualen Applikation von »Nitrosprays« (Glyceroltrinitrat, z. B. Nitrolingual) bei Angina-pectoris-Anfällen oder Bluthochdruckkrisen genutzt. Die Resorption über die Mundschleimhaut ist jedoch nur bei einigen lipophilen Arzneimitteln in ausreichendem Ausmaß möglich.

■ **Weg des Wirkstoffs aus dem Magen-Darm-Trakt**

Die perorale Verabreichung von Arzneimitteln und damit die Resorption von Wirkstoffen aus dem Magen-Darm-Trakt ist die natürlichste und häufigste Applikationsart von Arzneimitteln (enterale Resorption). Die Resorption erfolgt sowohl aus dem Magen, aber größtenteils aus dem Dünndarm (größte Oberfläche, ca. 100 m²; Eichelbaum u. Schwab 2013).

Es erfolgt zunächst die Passage durch die Schleimhautzellen (Mukosa), ins venöse Blutsystem des Magen-Darm-Trakts. Das venöse Blutgefäßsystem befördert den Wirkstoff danach über die Pfortader in die Leber (◘ Abb. 11.3).

First-Pass-Effekt   Bei der ersten Passage durch die Leber nach peroraler Verabreichung eines Arzneimittels, also vor Erreichen des systemischen Kreislaufs (präsystemisch), findet in den Leberzellen eine chemische Veränderung von Fremdstoffen statt. Dieser Vorgang wird als First-Pass-Effekt bezeichnet. Diese enzymatische Veränderung kann erheblichen Einfluss auf die Wirkung von Arzneimitteln haben. Hierauf wird bei der Beschreibung des Metabolismus (► Metabolismus) und der Bioverfügbarkeit genauer eingegangen

Verteilung

Nach erfolgter Resorption befinden sich die Wirkstoffe im strömenden Blut und werden mit diesem im Organismus verteilt.

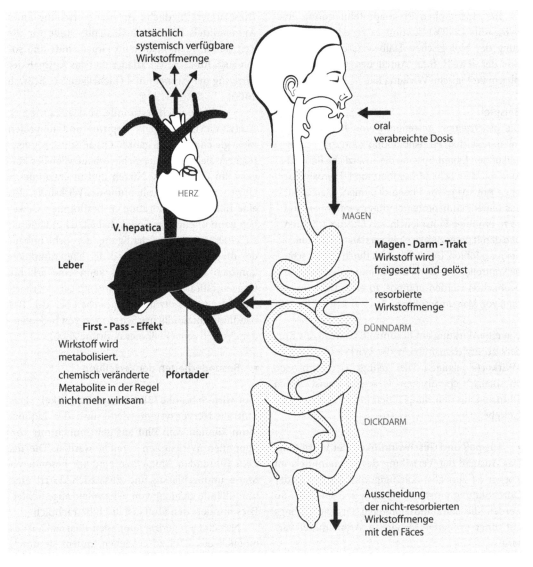

□ **Abb. 11.3** First-Pass-Effekt und Bioverfügbarkeit. Tatsächlich im systemischen Blutkreislauf zur Therapie zur Verfügung stehende Menge des Wirkstoffs. Gezeigt sind Verluste durch Nichtresorption und durch chemische Veränderung des Wirkstoffs in der Leber (First-Pass-Effekt). (Mod. nach Kretz FJ u. Reichenberger S, 1995, Medikamentöse Therapie, 4. Aufl., Thieme)

■ **Plasmaproteinbindung**

Im strömenden Blut werden viele Wirkstoffe reversibel an Plasmaproteine (hauptsächlich Albumin, z. T. auch Globuline u. a.) gebunden. Durch diese Bindung entsteht ein großer Wirkstoff-Protein-Komplex. Dieser Komplex kann:

- Kapillarporen nicht durchdringen,
- nicht an den Wirkort gelangen,
- nicht metabolisiert werden,
- meist nicht ausgeschieden werden,

Es besteht ein dynamisches Gleichgewicht zwischen gebundenem und ungebundenem Anteil. Das bedeutet, in dem Maße, wie die ungebundenen Wirkstoffmoleküle aus den Blutgefäßen heraus diffundieren, können sich die gebundenen Wirkstoffmoleküle von den Proteinen lösen.

Bei einer hohen Plasmaproteinbindung eines Wirkstoffs (>90%), kommt es zu einer Verlängerung der biologischen Halbwertszeit (HWZ), da nur der jeweils freie Anteil des Wirkstoffs eine pharmakologische Wirkung hat.

Beispiel

Die gleichzeitige Anwendung von Arzneimitteln mit der gleichen Proteinbindung kann zu Wechselwirkungen führen. So kann die zusätzliche Behandlung mit dem Schilddrüsenhormon L-Thyroxin das orale Antikoagulanz Phenprocoumon (Marcumar) aus seiner Plasmaproteinbindung verdrängen und so zu erhöhten Blutspiegeln von Marcumar führen und damit potenziell zu einer verstärkten Blutungsneigung führen. Dies muss u. U. durch engmaschige Kontrollen (Messung der Gerinnungswerte, INR) beobachtet werden und ggf. zu einer Dosisänderung von Marcumar führen.

Um eine Wirkung auf bestimmte Gewebe des Körpers zu erzielen, müssen die Wirkstoffe an ihren »Wirkort« gelangen. Dies gelingt wiederum nach physikalisch-chemischen Gesetzen meist durch Diffusion aus den Blutgefäßen in die umliegenden Gewebe.

▪ Ausmaß und Geschwindigkeit der Verteilung

Das Ausmaß der Verteilung des Arzneimittels im Körper ist zunächst abhängig von der Stärke der Durchblutung einzelner Organe und Gewebe. So werden die stark durchbluteten Organe anfangs mit einer größeren Menge an Arzneimittel versorgt.

> ❯❯ Die Durchblutung der Gewebe kann durch bestimmte Faktoren verändert werden, wie z. B. durch Krankheit oder Alter. Damit werden auch die Verteilung und die Geschwindigkeit der Verteilung der Arzneimittel im Organismus verändert.

Je nach chemischer Beschaffenheit können sich Arzneimittel in unterschiedlichen Geweben des Organismus unterschiedlich gut verteilen. Hauptsächliche Räume sind der Plasmaraum, der intrazelluläre Raum, oder der Raum zwischen den Zellen von Geweben, also der interstitielle Raum.

Diese unterschiedliche Art der Verteilung eines Arzneimittels hat eine bedeutende Rolle für die Zeit seiner Verweildauer im Organismus und somit auch für seine Wirkdauer und das Ausmaß der Wirkung der Arzneimittel (Eichelbaum u. Schwab 2013).

So verteilen sich bestimmte Analgetika wie z. B. Acetylsalicylsäure (z. B. Aspirin) und Ibuprofen nicht gleichmäßig im ganzen Organismus, sondern reichern sich v. a. in den Schleimhautzellen des Magens, im Gewebe der Nieren und in entzündeten Geweben an. Diese Anhäufung des Wirkstoffs, also eine höhere Konzentration in bestimmten Geweben kann ungünstige Folgen haben, da es dadurch zu einer erhöhten Schädigung der Schleimhaut des Magen-Darm-Trakts und der Nierenfunktion kommen kann. Andererseits kann eine erhöhte Konzentration dieser Medikamente am Wirkort, nämlich dem Entzündungsgewebe, bei der Behandlung entzündlicher Schmerzen von bedeutendem Vorteil sein (Zeilhofer u. Brune 2006).

▪ Besonderheiten der Verteilung

Blut-Hirn-Schranke (Blut-Liquor-Schranke) Das zentrale Nervensystem (ZNS) und der Liquorraum können vom Blut aus gewöhnlich nur von lipophilen Wirkstoffen erreicht werden. Die ins ZNS führenden Blutgefäße sind im besonderen Maße undurchlässig und zusätzlich durch eine umhüllende Schicht von Gliazellen abgedichtet. Dies mindert den Stoffaustausch beträchtlich.

Nur einigen gering lipophilen Pharmaka ist es möglich das ZNS zu erreichen, indem sie durch körpereigene Transportsystem aktiv ins ZNS transportiert werden, da sie chemische Ähnlichkeit mit körpereigenen Substanzen haben (z. B. L-Dopa, in Madopar enthalten, zur Behandlung der Parkinson-Krankheit).

> ❯❯ In der Pharmakologie wird von einer zentralen Wirkung eines Arzneimittels gesprochen, wenn es fähig ist, die Blut-Hirn-Schranke zu überwinden, wie z. B. alle Psychopharmaka. Umgekehrt können Arzneimittel aber auch nur eine periphere Wirkung besitzen, wenn sie die Blut-Hirn-Schranke nicht überwinden können.

Plazentarschranke Die Plazentarschranke ist für die meisten Arzneimittel durchlässig. Das bedeutet, dass die meisten Wirkstoffe, die sich im mütterlichen Blut befinden auf den Embryo/Fetus übergehen können. Eine Ausnahme bilden große Moleküle wie Heparin, das daher während der Schwangerschaft verabreicht werden kann, ohne dass der Fetus mitbehandelt wird.

Metabolismus (Biotransformation)

Lipidlösliche (also schlecht wasserlösliche) Substanzen werden sehr leicht in den Körper aufgenommen, können aus dem Körper aber nur schwer und damit langsam ausgeschieden werden, weil sie aus der Niere oder dem Darm wieder ins Blut rückresorbiert werden können. Da der Mensch ständig lipophile Substanzen aufnimmt (mit der Nahrung, auch Arzneimittel) müssen diese Stoffe chemisch verändert werden, damit sie den Körper über die Ausscheidungsorgane auch wieder verlassen können.

❯ **Die chemische Veränderung von Arzneimitteln im Organismus wird Metabolismus genannt. Dafür existieren v. a. in der Leber (in geringerem Ausmaß auch in der Niere, der Lunge und in Zellen des Magen-Darm-Trakts) zwei große Enzymsysteme. Diese verändern unspezifisch Substanzen häufig in zwei aufeinanderfolgend ablaufenden Phasen. Das Ziel ist, die Substanzen wasserlöslicher, also leichter ausscheidbar zu machen.**

Die von der Leber chemisch veränderten Anteile eines Wirkstoffs werden Metabolite genannt (◙ Abb. 11.3). In der Regel sind diese pharmakologisch nicht mehr wirksam, es existieren aber Ausnahmen, z. B. bei einigen Benzodiazepinen.

Eine wichtige Rolle bei der Metabolisierung von Fremdstoffen, also auch von Arzneimitteln, spielen die **Enzyme der Phase I**, die Cytochrom-P_{450}-Enzyme (Abkürzung CYP) genannt werden. Es existiert eine Vielzahl verschiedener Formen dieser Enzyme, die man zur Einordnung in Familien unterteilt. Zur Unterscheidung werden diese mit einer bestimmten Bezeichnung versehen. Ein Enzymtyp (syn. Isoenzym), der sehr häufig bei der Metabolisierung von Arzneimitteln beteiligt ist, ist das CYP 3A4.

Eine Sonderform von Arzneimitteln stellen sog. **Pro-Drugs** dar. Diese Wirkstoffe stellen Vorstufen dar, die erst durch die Metabolisierung in die eigentlichen Wirkstoffe umgewandelt werden. (Beispiele hierfür sind etliche ACE-Hemmstoffe, wie z. B. Ramipril.)

Bei den Reaktionen der **Phase-II-Enzymsysteme** handelt es sich in der Regel um eine Bindung (Konjugation) der Fremdstoffe an große, gut wasserlösliche körpereigene Substanzen (z. B. Glutathion). Durch diese Bindung werden die Fremdstoffe oder deren Metabolite weitestgehend pharmakologisch inaktiv und können meist rasch über die Niere ausgeschieden werden. Teils ist mit dieser Bindung auch eine Entgiftung toxischer Metabolite verbunden.

Beispiel

Bei der Metabolisierung des Analgetikums Paracetamol entsteht in der Phase-I-Reaktion durch Cytochrom-P_{450}-Enzyme ein sehr reaktiver, toxischer Metabolit. In therapeutischer Dosierung von Paracetamol wird dieser Metabolit sofort von Phase-II-Enzymen (hier Glutathion) gebunden und inaktiviert. Wenn Paracetamol in sehr hohen, nicht-therapeutischen Dosierungen verabreicht wird, oder die Dosisintervalle nicht beachtet werden, entsteht eine so große Menge an toxischem Metabolit, dass die Entgiftungsfunktion nicht mehr ausreicht und es zu Leberschädigungen kommt.

Diese Vorgänge können auch als gutes Beispiel für die hohe Bedeutung der Einhaltung von Dosierungsvorschriften von Arzneimitteln angesehen werden.

■ **Auswirkung der Metabolisierung auf die Arzneimittelwirkung**

Je stärker also ein Medikament metabolisiert wird, desto weniger unveränderter Wirkstoff verbleibt für die pharmakologische Wirkung. Aus diesen Prozessen ist ersichtlich, dass die Metabolisierung, je nach Ausmaß, zu erheblichen Veränderungen der Konzentration des Wirkstoffs im Organismus und damit zu Veränderung der Wirkung des verabreichten Arzneimittels führen kann.

Die Aktivität der metabolisierenden Cytochrom-P_{450}-Enzyme können durch einige

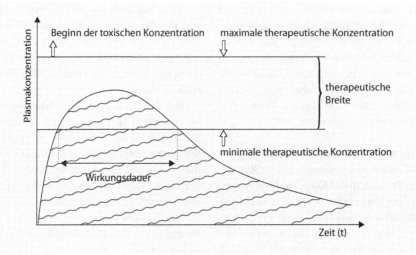

◘ Abb. 11.4   Schematischer Verlauf einer Arzneimittelkonzentration nach einmaliger Gabe. Die therapeutische Breite bezeichnet die Konzentration eines Arzneimittels im Blut, in dem es zur gewünschten Wirkung ohne ernsthafte, lebensbedrohliche unerwünschte Wirkungen kommt. Zur Berechnung der Bioverfügbarkeit werden die Flächen unter den Plasmakonzentrationskurven berechnet (area under the curve (AUC), *schraffiert*)

Arzneimittel gesteigert oder gesenkt werden. Die daraus resultierenden Wechselwirkungen zwischen gleichzeitig verabreichten Arzneimitteln sind in der Pharmakotherapie vielfältig! Ebenso kann es durch Krankheit oder Alter zu Leberfunktionsstörungen kommen, die die Funktion dieses Enzymsystems verändert. Daraus können sich veränderte Konzentrationen (veränderte Wirkspiegel) der Arzneimittel im Organismus ergeben (◘ Abb. 11.4).

Arzneimittelwechselwirkungen

Als Arzneimittelwechselwirkungen bezeichnet man die quantitative und qualitative Änderung der Wirkung eines Arzneimittels durch eine zweite Substanz (Arzneimittel, Nahrungsbestandteile). Es kann zu einer Verstärkung oder Abschwächung der Wirkung kommen (Klotz et al. 2007).

Beispiel
So verändert z. B. das häufig in Selbstmedikation eingenommene leicht antidepressiv wirkende Johanniskraut durch Beeinflussung der Funktion einiger Cytochrom-P_{450}-Enzyme die Wirkung etlicher gleichzeitig eingenommener Arzneimittel erheblich. Es führt u. a. zu einer verminderten Wirkung des Lipidsenkers Simvastatin (z. B. Zocor) oder des Benzodiazepins Midazolam (z. B. Dormicum). Ebenso kann es die Konzentration von Hormonen zur Empfängnisverhütung (»Pille«) so stark herabsetzen, dass eine ausreichende Antikonzeption nicht mehr gegeben ist (Fachinformation: Johanniskrautratiopharm; Becker-Brüser et al. 2000, 2001, 2014).

Auch Nahrungsmittel können mit den metabolisierenden Enzymen interagieren. Hier hat in den letzten Jahren besonders die Grapefruit (als Frucht und Saft) Bedeutung erlangt. Gleichzeitige Einnahme von Grapefruit und einer Vielzahl von Medikamenten kann sowohl deren Wirkung verstärken, als auch vermindern. Die gleichzeitige Einnahme von Grapefruit sollte bei diesen Arzneimitteln komplett unterlassen werden (aponet.de 2012; Nelson D 2012).

- **Einfluss genetischer Variationen auf die Metabolisierung**
Das Versagen einer Arzneitherapie kann als Ursache eine genetische Veränderung haben. So kann das bei Brusttumoren häufig eingesetzte Antiöstrogen Tamoxifen von einigen Frauen nicht in die

eigentlich wirksame Substanz Endoxifen umgewandelt werden. Diese Frauen besitzen das für die Umwandlung nötige bestimmte Cytochromenzym CYP 2D6 nicht (Dingermann 2013).

Einflüsse genetischer Veränderungen auf die Arzneimitteltherapie rücken immer mehr in den Focus (Dingermann 2013; Bielenberg 2003; BfArM 2014). Hierbei haben genetische Variationen (sog. Polymorphismen) für die arzneimittelmetabolisierenden Enzyme große Bedeutung. Es gibt ethnische Besonderheiten z. B. »Schnell- und Langsamacetylierer« die europäische und afrikanische Bevölkerung einerseits und Asiaten und Eskimos andererseits (>90% Langsamacetylierer). Langsamacetylierer bauen verschiedene Arzneimittel, z. B. das Antituberkulosemittel Isoniazid wesentlich langsamer ab und haben dadurch eine deutlich erhöhte Konzentration im Organismus, eine verlängerte Wirkdauer und damit auch erhöhte Möglichkeit für unerwünschte Wirkungen dieser Medikamente (Klotz et al. 2007).

Ausscheidung (Exkretion)

Aufgenommene Fremdstoffe und auch deren Abbauprodukte müssen vom Körper wieder ausgeschieden werden.

> **Elimination**
>
> Unter der Elimination versteht man die Gesamtheit aller Prozesse, die zur Abnahme der Menge eines Wirkstoffs im Organismus führen; d. h. alle Formen des Metabolismus zuzüglich aller Arten der Ausscheidung.

Hauptausscheidungsweg für Arzneimittel ist die Niere (renale Exkretion). Daneben besteht in geringerem Umfang auch die biliäre Ausscheidung durch die Leber (Leber → Galle → Darm), und die pulmonale Ausscheidung über die Lunge (z. B. Inhalationsnarkotika). Die Abgabe über die Haut, Speichel, Muttermilch spielt meist nur für toxikologische Untersuchungen eine Rolle. Die Abgabe von Arzneimitteln in die Muttermilch erfolgt allerdings bei einigen Substanzen in einem so großem Ausmaß, dass die stillende Mutter in der Zeit der Einnahme nicht stillen darf, bzw. alternative Arzneimittel einnehmen soll (Foth u. Stahlmann 2010;

Pharmakovigilanz- und Beratungszentrum für Embryonaltoxikologie).

> **Clearance**
>
> Das Maß für die Fähigkeit des Körpers einen Wirkstoff zu eliminieren ist die Clearance.

Die **systemische Clearance** (Gesamtclearance) beschreibt die Fähigkeit des Körpers (mit Hilfe seiner Ausscheidungsorgane Leber, Niere, Lunge) ein bestimmtes Volumen Blut pro Zeiteinheit vom Wirkstoff zu befreien (zu »klären«), d. h. durch Metabolismus und/oder Exkretion einen verabreichten Wirkstoff aus dem Körper in einer bestimmten Geschwindigkeit zu eliminieren.

Die Eliminationsfähigkeit des Organismus ist von großer klinischer Relevanz.

Durch Funktionsstörungen der Hauptausscheidungsorgane Niere und Leber kann es zu einer verlangsamten Ausscheidung des Wirkstoffs aus dem Organismus kommen. Bei gleichbleibender Dosierung würde sich also immer mehr Wirkstoff im Körper anreichern und das Auftreten von bedrohlichen unerwünschten Wirkungen erheblich zunehmen. Man spricht hier von **Kumulation**.

Große klinische Bedeutung für die Elimination von Arzneimitteln hat die Nierenfunktion. Als Maß für die Nierenfunktion (genauer der glomeruläre Filtrationsrate) dient die Bestimmung der **Kreatininclearance** ($Cl_{Kreatinin}$ in ml/min) oder die Verwendung der **Formel nach Cockroft-Gault**.

> ❯ Bei Arzneimitteln, die größtenteils renal eliminiert werden, wird eine Verminderung der Nierenfunktion meist durch Reduktion der Dosis und/oder Veränderung des Dosierungsintervalls der Arzneimittel ausgeglichen.

11.2.2 Verlauf der Wirkstoffkonzentration im Körper in Abhängigkeit von der Zeit

Der beschriebene Weg des Arzneimittels im Körper ist kein nacheinander ablaufender Vorgang, sondern besteht aus fließenden, sich z. T.

überlagernden Prozessen. Diese verlaufen je nach chemischer Beschaffenheit des Arzneimittels sowie beeinflusst durch die biologischen Funktionen des Organismus in unterschiedlicher Geschwindigkeit (◘ Abb. 11.4).

Um die tatsächliche in den Organismus aufgenommene Menge des Wirkstoffs zu überprüfen, wäre es am besten dessen Konzentration am Wirkort zu messen. Dies ist aber aus klar ersichtlichen Gründen vielfach unmöglich. Daher hat sich die Messung der **Wirkstoffkonzentration im Blut** (Plasma, Serum), also die Messung des **Wirkspiegels**, als das am leichtesten zu erreichende Kompartiment am geeignetsten erwiesen. Die Beziehung zwischen der Arzneimittelmenge im Blut und der tatsächlich im Organismus vorhandenen Menge wird durch mathematische Berechnungen anhand des Verteilungsvolumens bestimmt.

Aus dem Zusammenspiel von Invasionsprozessen (Anfluten des Wirkstoffs im Körper), Verteilung im Körper und Evasionsprozessen (Ausscheiden des Wirkstoffs aus dem Körper) resultiert eine Plasmakonzentration des Wirkstoffs über einen bestimmten Zeitablauf (◘ Abb. 11.4).

■ **Bioverfügbarkeit**

Ein oral verabreichtes Arzneimittel wird fast nie den oben beschrieben Weg durch den Organismus **ohne Verluste** durchlaufen können (◘ Abb. 11.3). Schon bei der Freisetzung aus der Arzneiform und dem Lösen des Wirkstoffs sowie beim Durchtritt durch die Darmschleimhaut können Anteile des Wirkstoffs im Magen-Darm-Kanal weitertransportiert werden, ohne die Resorption ins Blut »geschafft« zu haben. Ebenso hat der oben beschriebene First-Pass-Effekt bei einigen Arzneimitteln einen erheblichen Einfluss.

Bioverfügbarkeit

Unter Bioverfügbarkeit versteht man den Anteil des verabreichten Wirkstoffs, der nach Freisetzen aus der Arzneiform und Lösen (z. B. im Magen-Darm-Trakt), Resorption und First-Pass-Effekt unverändert in den großen Blutkreislauf gelangt und damit zur systemischen Wirkung zur Verfügung steht.

Definitionsgemäß spricht man bei einer i.v. Verabreichung eines Wirkstoffs von einer 100% Bioverfügbarkeit. Die Bioverfügbarkeit eines Arzneimittels nach oraler Gabe wird durch Vergleich mit i.v.-Gabe ermittelt.

Die Bioverfügbarkeit **desselben Wirkstoffs** kann in Abhängigkeit der verwendeten Arzneiform und unterschiedlicher Applikationsarten beträchtlich schwanken (▶ Abschn. 11.2.1).

Die Bioverfügbarkeit von Generika (Nachahmerpräparate) darf nur in einem engen Bereich schwanken; man spricht hier von Bioäquivalenz. Bei den meisten Arzneimitteln sind diese geringen Abweichungen klinisch ohne Bedeutung. Bei einigen Arzneimitteln kann aber auch diese geringe Schwankung der Wirkspiegel (also der Konzentration des Wirkstoffs im Blut) zu einer veränderten Wirkung und unerwünschten Wirkungen führen! Bei diesen Arzneimitteln darf **während der Therapie** nicht eigenmächtig das Handelspräparat gewechselt werden, z. B. Phenprocoumon (z. B. Marcumar), Antiepileptika, L-Thyroxin (Becker-Brüser et al. 2014, Arzneimittelbrief 2009, Krämer et al. 2008).

■ **Halbwertszeit (HWZ)**

Die HWZ ist eine wichtige Größe bei der Beschreibung des Verhaltens von Arzneimitteln im Organismus. Mit Hilfe der Halbwertszeit kann die Verweildauer und die jeweilige Konzentration jedes Wirkstoffs im Körper bestimmt werden und somit auch die Dauer seiner Wirkung. Ebenso wird die HWZ benötigt, um die richtigen Dosierungsintervalle der verschiedenen Arzneimittel zu ermitteln.

Halbwertszeit

In der Pharmakologie versteht man unter der Halbwertszeit (HWZ, $t_{1/2}$) die Zeit, in der die Konzentration eines Wirkstoffs im Blut bzw. im Organismus auf die Hälfte seines Anfangswerts abnimmt.

Das bedeutet, dass unsere Ausscheidungsorgane in der Regel fähig sind, die im Organismus vorhandene Arzneimittelkonzentrationen (im therapeutischen Bereich) immer **in der gleichen Zeit** zu eliminieren. Entsprechend sind nach Beendigung

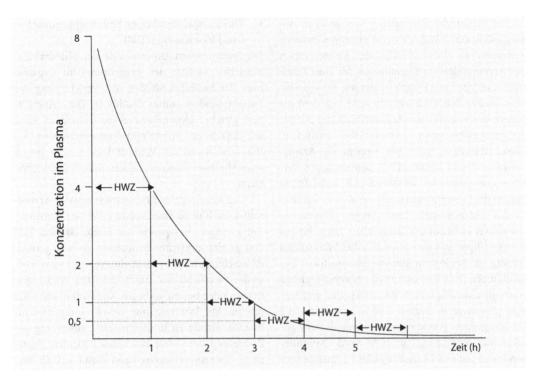

● **Abb. 11.5** Darstellung der Elimination von Arzneimitteln und der Halbwertszeit (HWZ). Die Konzentration des Wirkstoffs nimmt während einer Halbwertszeit immer um die Hälfte der im Plasma (bzw. Organismus) vorhandenen Konzentration ab. Die Werte der Konzentration im Plasma und der Zeit sind willkürlich gewählt. (Mod. nach Aktories et al. 2013, Allgemeine und spezielle Toxikologie, Urban Fischer)

der Verabreichung nach **einer** HWZ noch 50% der Ausgangskonzentration vorhanden, nach zwei HWZ noch 25% (ein Viertel), nach drei HWZ 12,25% (ein Achtel) usw. Das bedeutet, hohe Plasmakonzentrationen eines Wirkstoffs werden in der gleichen Zeiteinheit ausgeschieden wie niedrige Plasmakonzentrationen (● Abb. 11.5; Klotz et al. 2007, Eichelbaum u. Schwab 2013). Die Dauer der Halbwertszeit ist für jeden Wirkstoff spezifisch und abhängig von seiner Molekülstruktur.

Nach 4–5 HWZ nach Beendigung der Verabreichung ist der Wirkstoff nahezu völlig ausgeschieden.

Die HWZ ist eine konstante dosisunabhängige Größe, aber:
- Bei starker Überdosierung, bzw. Vergiftung kann die HWZ komplett verändert sein (meist verlängert!).
- Die HWZ kann zwischen Patienten variieren, z. B. durch individuell schwankende

Resorptions- und Eliminationszeiten, durch genetische Unterschiede der Metabolisierung sowie durch Nieren- oder Leberfunktionsveränderungen (Krankheit, Lebensalter).
- Man geht meistens von einer durchschnittlichen HWZ bzw. einem angegebenen Bereich der HWZ (z. B. 4–6 Stunden) aus.

■ **Mehrmalige Dosierungen**

Meist werden medikamentöse Therapien nicht mit einer Einmalgabe, sondern als längerdauernde Therapie durchgeführt. Möglichst rasch und anhaltend soll eine gewünschte Wirkung erzielt werden. Dies ist nur möglich, wenn im Körper über einen genügend langen Zeitraum wirksame und untoxische Konzentrationen aufrechterhalten werden. Es müssen daher über einen bestimmten Zeitraum die durch die Elimination erfolgten Arzneimittelverluste durch neue Arzneimittelgaben ausgeglichen werden.

Bei Beginn der Behandlung kommt es in Abhängigkeit der HWZ während eines bestimmten Zeitraums zu einem Anstieg der Konzentration des Arzneimittels im Organismus, bis zum Erreichen eines gewissen Plateaus, dem sog. Fließgleichgewichtszustands oder »steady state«, in dem die Menge des zugeführten Arzneimittels der Menge des ausgeschiedenen Arzneimittels entspricht. Dieser ist nach ca. 4–5 HWZ erreicht. Bei Arzneimitteln mit sehr kurzer HWZ können durch verschiedene galenische Verfahren (z.B. Retard-Präparate) die Einnahmeintervalle verlängert werden.

Bei Arzneimitteln mit langer Halbwertszeit dauert es bei oraler Gabe relativ lange bis ein gleichmäßiger und ausreichend hoher Wirkspiegel erreicht ist. Bei bestimmten medikamentösen Behandlungen ist es aber essenziell notwendig schnell einen gleichmäßig hohen Wirkspiegel zu erzielen. Man gibt dann zu Beginn eine höhere Dosis, die Sättigungsdosis (»loading dose«) mit der ein gewünschter Wirkspiegel erreicht wird. Anschließend wird mit einer Erhaltungsdosis (»maintenance dose«) weitertherapiert, die nur noch so hoch ist, um die pro Zeiteinheit ausgeschiedene Arzneimittelmenge auszugleichen.

Bildlich kann man hier den Organismus mit einem Gefäß mit Abfluss vergleichen, das durch einen »Schwall« Flüssigkeit gefüllt wird, anschließend kann die Flüssigkeitshöhe des Gefäßes mit einem kleinen »Zulauf« (entspricht der verabreichten Dosis), der dem »Ablauf« (Ausscheidung) entspricht auf gleicher Höhe gehalten werden (Fichtl et al. 1998).

Praxistipp

Bei einer Antibiotikatherapie soll schnell ein hoher Wirkspiegel erzielt werden, um Bakterien sicher abtöten zu können. Hier wird die Bedeutung der Bioverfügbarkeit eines Arzneimittels deutlich. Viele Antibiotika müssen bei schwerwiegenden bakteriellen Erkrankungen zunächst i.v. verabreicht werden, da nur so die benötigten hohen Wirkspiegel erreicht werden. Bei erfolgreicher Therapie kann dann nach einigen Tagen auf die orale Verabreichung übergegangen werden. Die dadurch erzielten meist niedrigeren Wirkspiegel sind zur Beendigung der Therapie ausreichend.

- **Wirkspiegelmessungen bzw. therapeutisches Drug Monitoring (TDM)**

Die individuellen Unterschiede der pharmakokinetischen Abläufe der Arzneimittel im Organismus der Patienten werden mit Verfeinerung der Messmethoden immer deutlicher. Trotz Applikation gleicher Dosen kann es zu individuell stark schwankenden Arzneimittelkonzentrationen im Blut und damit am Wirkort kommen (▸ http://www.klinchem.med.tum.de/forschung/steimer/tdm.html).

Die Messung der Konzentrationen der Arzneimittel im Blut ist insbesondere bei Arzneimitteln mit geringer therapeutischer Breite (◻ Abb. 11.3) von großer klinischer Bedeutung, da hier geringe Abweichungen der Plasmakonzentrationen entweder zu erheblichen unerwünschten Wirkungen führen oder bei zu geringen Konzentrationen die gewünschte Wirkung nur unvollständig eintritt. Ebenso wichtig ist in diesem Zusammenhang die Bedeutung der Compliance des Patienten. Manches »Therapieversagen« kann damit auf die unvollständige oder nicht regelmäßige Einnahme der Medikamente durch den Patienten zurückgeführt werden.

11.2.3 Einfluss des Lebensalters auf die Pharmakokinetik

Zwei Lebensalter sind in der Pharmakologie von besonderer Bedeutung, das Kind (Neugeborenes bis Schulkind) und der alte Mensch.

Im **Kindesalter** und besonders in der Früh- und Neugeborenentherapie sind auch heute noch viele Arzneimittel nicht zugelassen, sodass hier meist »off label« therapiert wird (Lemmer u. Brune 2010). Alle Bereiche der Pharmakokinetik sind in den verschiedenen kindlichen Altersstufen verändert und können v. a. bei Arzneimitteln mit enger therapeutischer Breite zu Unter- oder Überdosierungen führen (Seyberth u. Schwab 2010, Klotz et al. 2007).

Auch beim **älteren Menschen** verändern sich pharmakokinetische Parameter, so nimmt z. B. der Anteil des Gesamtkörperwassers in Bezug auf das Körpergewicht ab (von 75% beim Neugeborenen auf 55% beim >65-jährigen), hingegen nimmt der

Fettanteil im Alter um ca. 35% zu (Klotz et al. 2007). Dies hat Auswirkungen auf die Verteilung von Arzneimitteln im Körper und somit auch auf die Verweildauer der Medikamente im Körper. Die wohl größte klinische Relevanz hat sicherlich die altersbedingte **Abnahme der Nierenfunktion** (Abnahme der glomerulären Filtrationsrate). Sie hat bei über 80-jährigen häufig nur noch 30% ihrer ursprünglichen Funktion (Pues 2011). Da sehr viele Arzneimittel überwiegend über die Niere ausgeschieden werden, muss dies bei der Dosierung unbedingt berücksichtigt werden (Dosisanpassung bei Niereninsuffizienz DANI; ▶ Abschn. 11.2.1, ▶ Kreatininclearance). Zu beachten ist hierbei, dass die Kreatininclearance im Alter oft kein zuverlässiger Parameter ist, besser wäre die Bestimmung der glomerulären Filtrationsrate.

Die im Alter verminderte Leberfunktion äußert sich auch dadurch, dass die Funktion der Cytochrom-P_{450}-Enzyme nachlässt. Bei Arzneimitteln die einen **hohen First-Pass-Effekt** aufweisen kommt es so zu einem höheren Wirkspiegel der unveränderten Substanz, da sie in der Leber weniger abgebaut (metabolisiert) werden. Dies resultiert in einer **verstärkten Wirkung** des Arzneimittels.

Aus diesen Veränderungen ist klar ersichtlich, dass die Anzahl und die Dosis der im Alter verordneten Arzneimittel immer einer kritischen Prüfung unterzogen werden sollte! Auch die Selbstmedikation von Patienten (OTC-Präparate) muss immer berücksichtigt werden.

11.3   Pharmakodynamik

> **Pharmakodynamik**
>
> Die Pharmakodynamik beschreibt die Wirkung des Arzneimittels auf den Organismus.

Dazu zählt der **Wirkungsmechanismus** eines Arzneimittels, also die biochemische und physikalische Beeinflussung von körpereigenen Funktionen. Dieser ist nicht bei allen Arzneimitteln vollständig bekannt. Ebenso die Aufklärung der Beziehung zwischen der verabreichten Dosis eines Arzneimittels und der ausgelösten Wirkung (**Dosis-Wirkungs-Beziehung**). Dabei wird die Wirksamkeit und Wirkstärke des Arzneimittels geprüft. Ebenso wichtig bei der Prüfung neuer Arzneimittel als auch bei bereits zugelassenen Medikamenten ist das Erkennen und die Aufklärung **unerwünschter Arzneimittelwirkungen** (UAW) Die **Wirkqualität** beschreibt die klinisch sichtbaren Wirkungen wie z. B. Schmerzlinderung.

▪ Dosis-Wirkungs-Beziehung

Die Findung der richtigen Dosis ist sicher eine der schwierigsten Aufgaben bei der Prüfung neuer Arzneimittel sowie in der Arzneitherapie selbst:

> » Alle Dinge sind Gift, und nichts ist ohne Gift; allein die Dosis machts, dass ein Ding kein Gift sei.

Dieser so wichtige Leitsatz von Paracelsus (Theophrast Paracelsus, Werke), stellt anschaulich die Problematik der Arzneimitteltherapie auch noch unserer Tage dar. Die meisten Arzneimittel wirken dosisabhängig und ihre Wirkung kann anhand von Dosis-Wirkungs-Kurven veranschaulicht werden (Klotz et al. 2007).

Auch nach der Zulassung von Arzneimitteln kann es zu Veränderungen der angewendeten Dosierungen kommen. So wurde durch Studien festgestellt, dass bei der Behandlung der Herzinsuffizienz β-Blocker zunächst in sehr niedrigen Dosierungen eingeschlichen werden müssen, dass aber das Erreichen einer hohen Zieldosis nach mehreren Wochen einen lebensverlängernden Effekt verursacht (Eschenhagen u. Erdmann 2010).

▪ Therapeutische Breite

Die Sicherheit eines Arzneimittels in der Therapie bezüglich der angewendeten Dosen kann über den Begriff therapeutische Breite definiert werden (◘ Abb. 11.3). In übertragener Sicht handelt es sich hierbei um einen Dosisbereich zwischen der Dosis, die nötig ist um den gewünschten Effekt zu erzielen und der Dosis, die zu erheblichen unerwünschten Wirkungen führt. Eine **geringe therapeutische Breite** eines Arzneimittels beinhaltet immer die Gefahr schon bei geringfügigen Dosiserhöhungen gefährliche, u. U. lebensbedrohliche unerwünschte Arzneimittelwirkungen hervorzurufen. Bei diesen Arzneimitteln ist es heute üblich, die individuellen

Plasmawirkspiegel der Patienten zu überprüfen (z. B. Aminoglykosid- oder Cyclosporin-A-Therapie; ► Abschn. 11.2.2, ► Wirkspiegelmessungen bzw. TDM).

■ **Wirkmechanismen**

Die meisten Wirkstoffe wirken spezifisch, d. h. ihre Wirkung ist weitgehend von ihrer chemischen Struktur abhängig. Arzneimittel wirken meistens an einem genau definierbaren Angriffsort im Organismus und lösen dadurch eine biologische Wirkung aus.

Die Wirkungsmechanismen der Arzneimittel können unterschiedliche sein. Häufig binden sie an verschiedene **Rezeptoren**, die sie aktivieren (**Agonisten**), oder hemmen (**Antagonisten**, Blocker) können. Beispiel für eine Rezeptor aktivierende Wirkung ist das Morphin, das an Opioidrezeptoren bindet, diese aktiviert und dadurch schmerzhemmende Mechanismen in Gang setzt. Als Antagonisten wirken etwa die β-Blocker wie z. B. Metoprolol (z. B. Beloc-Zok). Sie vermindern so hauptsächlich eine zu starke Wirkung der körpereigenen Botenstoffe des Sympathikus auf den Organismus, was klinisch durch eine Senkung der Frequenz und des Blutdrucks erkennbar ist.

Weitere Wirkorte der Arzneimittel können Enzyme sein, die gehemmt oder aktiviert werden können (z. B. Hemmung des Enzyms Cyclooxgenase durch Acetylsalicysäure, z. B. Aspirin). Weiterhin die Beeinflussung des Transports von Ionen durch spezielle Ionenkanäle etwa durch Kalziumantagonisten (z.B. Nifedipin, z.B. Adalat).

■ **Akute und chronische Wirkung**

Die gewünschten Wirkungen der Arzneimittel auf den Organismus können sofort sichtbar werden. Dies kann bei der Behandlung akuter Schmerzen durch Analgetika gut beobachten werden. Oder aber die Wirkung tritt erst nach einer gewissen Zeit ein, wie z. B. bei der Rheumabehandlung mit Methotrexat. Hier wird die antirheumatische Wirkung erst nach einer bis zu sechsmonatigen Behandlung deutlich. Auch das Auftreten von unerwünschten Wirkungen kann akut sein, z. B. die schädigende Wirkung der Acetylsalicylsäure oder nichtsteroidaler Antirheumatika (NSAR; z. B. Ibuprofen) auf den Magen-Darm-Trakt. Oder sie werden verzögert nach längerdauernder Behandlung als chronische Schädigung sichtbar, wie die Nierenschädigung ebenfalls nach Behandlung mit nichtsteroidalen Antirheumatika (NSAR). Als schwerwiegende chronische Wirkungen gelten mutagene und cancerogene Schädigungen.

Literatur

Aktories K, Förstermann U, Hoffmann F, Starke K (2013) Allgemeine und spezielle Pharmakologie und Toxikologie Urban & Fischer, München

Aponet (2012) Grapefruit stört immer mehr Medikamente ► http://www.aponet.de/aktuelles/ihr-apotheker-informiert/2012-11-grapefruit-stoert-immer-mehr-medikamente.html

Becker-Brüser W et al. (2000) Neues zu Johanniskraut (Jarsin u.a.) – Manie und wichtige Interaktionen. arznei-telegramm a-t 31: 31

Becker-Brüser W et al. (2001) Zytochrom P_{450}: Viele Interaktionen, wenige Grundregeln. arznei-telegramm a-t 32: 89–91

Becker-Brüser W et al (2014) Gefahr bei Wechsel von Phenprocoumon-Präparaten (Marcumar, Generika)? arznei-telegramm a-t: 45: 24

Becker-Brüser W et al. (2014) Johanniskraut – Schwanger trotz IMPLANON. arznei-telegramm a-t: 45: 43

Bielenberg J (2003) Arzneimittelintoxikationen und Therapieversager als Folge genetischer Polymorphismen im oxydativen Metabolismus. Bioäquivalenz von Levothyroxin-Präparaten. Arzneimittelbrief 43: 31b

Bielenberg J (2003) Arzneimittelintoxikationen und Therapieversager als Folge genetischer Polymorphismen im oxydativen Metabolismus. ► http://www.uni-duesseldorf.de/kojdapharmalehrbuch/apothekenmagazin/Fortbildungsartikel/2003-06.pdf

Bundesinstitut für Arzneimittel und Medizinprodukte (2014) ► http://www.bfarm.de/DE/Forschung/Pharmakogenomik/Projekte/_node.html

Charité - Universitätsmedizin Berlin, Pharmakovigilanz- und Beratungszentrum für Embryonaltoxikologie ► https://www.embryotox.de/embryotox.html

Dingermann T (2013) Personalisierte Medizin. Stratifizierte Arzneimitteltherapie – Behandlung von Menschen statt Behandlung von Krankheiten ► http://www.kas.de/wf/doc/kas_9164-1442-1-30.pdf?130316161136

Docheck Flexicon: ► http://flexikon.doccheck.com/de/Pharmakokinetik

Fachinformation: Johanniskraut: Johanniskraut-ratiopharm: ► http://www.fachinfo.de/suche/fi/000066

Fachinformation: Tamoxifen-ratiopharm ► http://www.fachinfo.de/pdf/002019#view=FitH&pagemode=none&toolbar=1&statusbar=0&messages=0&navpanes=0

Eichelbaum M, Schwab M (2013) Allgemeine Pharmako-
logie und Toxikologie. Wirkung des Organismus auf
Pharmaka: allgemeine Pharmakokinetik. In: Aktories K,
Förstermann U, Hoffmann F, Starke K (Hrsg.) Allgemeine
und spezielle Pharmakologie und Toxikologie. Urban &
Fischer, München

Eschenhagen T, Erdmann E (2010) Herzinsuffizienz In: Lemmer B, Brune K (Hrsg.) 2010 Pharmakotherapie Klinische
Pharmakologie. Springer, Heidelberg Berlin

Estler CJ, Schmidt H (2007) Pharmakologie und Toxikologie.
Schattauer, Stuttgart

Forth W, Henschler D, Rummel W, Starke K (1998) Allgemeine
und spezielle Pharmakologie und Toxikologie. Spektrum Heidelberg

Foth H, Stahlmann R (2010) Arzneitherapie in der Schwangerschaft und während der Stillperiode. In: Lemmer B,
Brune K (Hrsg.) Pharmakotherapie Klinische Pharmakologie. Springer, Heidelberg Berlin

Kassenärztliche Vereinigung Nordrhein (2009) ▶ https://
www.kvno.de/10praxis/40verordnungen/10arzneimit-
tel/a_z/l-thyroxin/index.html

Klotz U, Schwab M, Schmidt H (2007) Allgemeine Pharmakologie und Toxikologie. In: Estler CJ, Schmidt H (Hrsg.)
Pharmakologie und Toxikologie. Schattauer, Stuttgart

Krämer G et al. (2008) Aut item Ankreuzen: Bei Antiepileptika wichtiger denn je! Z Epileptol 21: 79 -81

Lemmer B, Brune K (2010) Pharmakotherapie Klinische Pharmakologie. Springer, Heidelberg Berlin

Nelson D (2012) Study: Grapefruit and prescription medication–a hazardous mix ▶ http://www.consumeraffairs.
com/news04/2012/11/study-grapefruit-and-prescrip-
tion-medication-a-hazardous-mix.html

Paracelsus T (1965) Werke. Bd. 2, Darmstadt, zitiert in:
(▶ http://www.zeno.org/nid/20009261362)

Pues M (2011) Niereninsuffizienz. Angepasst dosieren.
Pharmazeutische Zeitung online. ▶ http://www.
pharmazeutische-zeitung.de/index.php?id=36618

Ruhland J (2014) Therapeutisches Drug-Monitoring (TDM),
Institut für Klinische Chemie und Pathobiochemie am
Klinikum rechts der Isar der Technischen Universität
München, ▶ http://www.klinchem.med.tum.de/for-
schung/steimer/tdm.html

Seyberth HW, Schwab M (2010) Besonderheiten der Arznei-
mittel im Kindesalter. In: Lemmer B, Brune K (Hrsg.)
Pharmakotherapie Klinische Pharmakologie. Springer,
Heidelberg Berlin

Zeilhofer HU, Brune K (2007) Analgetika, Antiphlogistika und
Antirheumatika. In: Estler CJ, Schmidt H (Hrsg.) Pharmakologie und Toxikologie. Schattauer, Stuttgart

Monitoring

Kerstin Lorz

C. Fiedler, B. Raddatz (Hrsg.), *Study Nurse / Studienassistenz*,
DOI 10.1007/978-3-662-45423-7_12, © Springer-Verlag Berlin Heidelberg 2015

12.1 Monitoring in kommerziellen klinischen Prüfungen

Gemäß der ICH-GCP-Leitlinie Punkt 1.38 wird Monitoring definiert als »die Überwachung des Fortgangs der klinischen Prüfung sowie die Sicherstellung, dass diese gemäß Prüfplan, Standardarbeitsanweisungen (SOPs), Guter Klinischer Praxis (GCP) sowie der geltenden gesetzlichen Bestimmungen durchgeführt, dokumentiert und berichtet wird.«

Das Monitoring stellt eine wichtige qualitätssichernde Maßnahme bei der Durchführung klinischer Studien dar. Vom Sponsor wird gefordert sicherzustellen, dass eine klinische Prüfung angemessen überwacht wird. In ▶ Kapitel 5.18 der ICH-GCP-Leitlinien wird das Monitoring thematisiert und festgelegt, dass dieses i. Allg. vor, während und nach einer klinischen Prüfung stattfinden muss. Ziel und Zweck sind hierbei:

- Dafür Sorge zu tragen, dass die Rechte und das Wohlergehen der Prüfungsteilnehmer geschützt werden.
- Die Qualität der erhobenen Daten zu gewährleisten. Diese müssen korrekt, vollständig und anhand der Originaldaten nachvollziehbar sein.
- Zu verifizieren, dass die Durchführung der klinischen Prüfung in Übereinstimmung mit dem gültigen Prüfplan, der Guten Klinischen Praxis (GCP) sowie den gesetzlichen Bestimmungen erfolgt.

Ausgeführt wird das Monitoring von entsprechend geschultem Personal, welches vom Sponsor benannt wird. Die vom Monitor oder »Clinical Research Associate« (CRA) durchgeführten Besuche im Verlauf einer Studie werden in die Typen »Pre Study Visit« (PSV oder Selektionsbesuch), »Initiation Visit« (IV oder Einweisungsbesuch), »Periodic Monitoring Visit« (PMV oder Monitorbesuch) und »Close-out Visit« (COV oder Abschlussbesuch) eingeteilt; auf diese Besuchsarten wird nachfolgend im Detail eingegangen. Die in diesem Kapitel aufgeführten Aufgaben und Abläufe erheben keinen Anspruch auf Vollständigkeit, sondern sind eine Zusammenstellung der wichtigsten Punkte, welche den jeweiligen Besuch kennzeichnen.

12.1.1 Pre Study Visit (PSV)

Zweck des Besuchs

Der PSV dient der Beurteilung und Auswahl von Prüfstellen (z. B. Kliniken oder Arztpraxen) für die Durchführung einer klinischen Prüfung und wird daher oftmals als Selektionsbesuch bezeichnet. Zur Abschätzung, ob die Teilnahme an einer geplanten klinische Studie für den Prüfer überhaupt von Interesse ist, werden vor der Vereinbarung des PSV bereits studienspezifische Informationen wie z. B. die Studiensynopse an die Prüfstelle verschickt. Zuvor muss jedoch eine Geheimhaltungsvereinbarung vom Prüfer unterzeichnet und zurück an den Sponsor (oder die beteiligte CRO) gesendet worden sein.

Der Monitor erläutert der Prüfstelle, meist anhand der Synopse, die wichtigsten Rahmendaten zur geplanten Studie und beantwortet zudem offene Fragen. Aufgrund des frühen Zeitpunkts im Verlauf der klinischen Prüfung kann es vorkommen, dass Ihnen der Monitor noch nicht alle Aspekte der Studie im Detail benennen bzw. alle Fragen vollständig beantworten kann. Die noch fehlenden Informationen werden der Prüfstelle jedoch baldmöglichst in der Nachbereitung zum Besuch mitgeteilt.

Im Rahmen des PSV wird schließlich abgewogen, ob eine Prüfstelle für die Teilnahme an einer geplanten klinischen Prüfung in Frage kommt. Die Beurteilung der Eignung erfolgt durch einen Monitor im Auftrag des Sponsors. Die Prüfstelle sollte diese Gelegenheit jedoch ebenfalls nutzen, um zu bewerten, ob eine Teilnahme an der Studie möglich bzw. sinnvoll ist, d. h. ob z. B. das gesuchte Patientenklientel und ausreichende Kapazitäten vorliegen, um die vom Sponsor gestellten Anforderungen erfüllen zu können. Es ist hierbei zu beachten, dass evtl. nicht alle für eine Studie geeigneten Patienten auch tatsächlich für diese zur Verfügung stehen bzw. teilnehmen können.

Beispiel

1. Ein Patient ist aufgrund seines Krankheitsbilds für die Teilnahme an einer bestimmten klinischen Prüfung geeignet. Bei der Aufklärung stellt sich jedoch heraus, dass der Patient sehr weit von der Prüfstelle entfernt wohnt und

daher nicht bereit ist die zusätzlichen Visiten wahrzunehmen.

2. Eine Patientin erfüllt alle Kriterien für eine placebokontrollierte klinische Prüfung. Aufgrund der möglichen Randomisierung in den Placeboarm der Studie lehnt die Patientin jedoch die Teilnahme ab.

Eine realistische Einschätzung des tatsächlichen Aufwands sowie des Rekrutierungspotenzials zu Beginn einer Studie ermöglicht eine darauf angepasste, effektive Durchführung im späteren Verlauf.

> **Praxistipp**
>
> Machen Sie sich vor dem PSV mit den vorhandenen Studienunterlagen vertraut und notieren Sie Fragen, die Sie dem Monitor stellen wollen, damit keine wichtigen Punkte vergessen werden.

Beteiligtes Prüfstellenpersonal

Beim PSV muss der Prüfer (oder sein Stellvertreter) anwesend sein, es empfiehlt sich jedoch die Beteiligung von Studienkoordinatoren/Study Nurses und ggf. weiterem ärztlichen Personal.

Zeitaufwand während des Besuchs

Es sollte für einen PSV eine Dauer von mindestens 1–2 Stunden veranschlagt werden. Hierbei ist die Zeit für eine Prüfstellenbegehung sowie die Vor- und/oder Nachbereitung für die Prüfstelle nicht eingerechnet.

Gesprächsthemen beim PSV

- Ein- und Ausschlusskriterien zur Sicherstellung, dass die Prüfstelle über einen geeigneten Patientenpool verfügt. Hierbei sollte besonders auf möglicherweise kritische Punkte, welche den Patienteneinschluss negativ beeinflussen könnten, eingegangen werden (z. B. geringer Spielraum bei vorgegebenen Laborwerten).
- Studiendauer, Studienablauf, zeitlicher Rahmen und erwartete Patientenzahl pro Prüfstelle.
- Mögliche Rekrutierungsstrategien, parallel laufende konkurrierende Studien.

- Zu erwartender Aufwand bezüglich Vorbereitung und Durchführung der Patientenvisiten (z. B. zusätzliche Untersuchungen außerhalb der Routine), bezüglich der Dokumentation der Daten in der Krankenakte sowie den Dokumentationsbögen; benötigte personelle und zeitliche Ressourcen.
- Notwendigkeit des Ausdrucks elektronischer Krankenakten sofern kein validierter Audit-Trail (sicherheitsrelevante chronologische Aufzeichnung von Änderungen für jeden Nutzer im System) vorhanden ist bzw. dem Monitor kein selektiver Zugang zu den Krankenakten der Studienpatienten zur Verfügung gestellt werden kann.
- Vorgaben zur Meldung von (schwerwiegenden) unerwünschten Ereignissen (UEs und SUEs).
- Details zum Prüfpräparat (Formulierung, Handhabung, Lagerung usw.) sowie mögliche Beteiligung einer Apotheke für die Lagerung und Zubereitung.
- Einbindung des lokalen oder eines zentralen Labors, v. a. Eingehen auf geforderte Laborwerte außerhalb der Routine.
- Kontinuierliche Ablage der aktuellen Ringversuchszertifikate für lokale Labore.
- Ausstattung der Prüfstelle, insbesondere spezielle Anforderungen wie erforderliche Geräte (z. B. Gefrierschrank, Zentrifuge), mögliche Einbindung anderer Abteilungen (Radiologie, Pathologie etc.).
- Notwendige Schulungen des Studienpersonals z. B. Training zum Versand von Labormaterial, Training auf elektronische Dokumentationssysteme (eCRF) oder Systeme zur Randomisierung, Visitenanmeldung und Medikationszuteilung, welche telefonisch oder webbasiert sein können (IVRS/IWRS – »interactive voice/web response system«); Abfrage der vorhandenen Erfahrung mit den Studiensystemen.
- Mögliche Teilnahme der Patienten an optionalen Substudien z. B. für Biomarkeranalysen.

> **Substudien erfordern in der Regel die Unterzeichnung zusätzlicher Einwilligungserklärungen!**

- Frequenz und Art des Monitorings (Besuche vor Ort und/oder telefonisches Monitoring).
- Art der Krankenakten (Papier/elektronisch) und Zugang zu den Akten.
- Qualifikation von Prüfer/Stellvertreter und weiterem Studienpersonal, Zusammensetzung des Studienteams (Ärzte, Study Nurses, Dokumentare etc.), Erfahrung der beteiligten Personen im Bereich klinischer Prüfungen.
- Einholung essenzieller Dokumente zur Ethikeinreichung (Lebensläufe, GCP-Zertifikate, Stellvertretererklärung, Financial Disclosure Information usw.).
- Technische Anforderungen zur Nutzung der elektronischen Systeme (ggf. Einbindung der IT-Abteilung).
- Informationen zur Vertragsgestaltung und zum Prüferhonorar.

 Im Falle der Einbindung weiterer Abteilungen oder einer Apotheke sollte die dazu notwendige Vertragserstellung rechtzeitig in die Planung einbezogen werden, v. a. wenn separate Verträge notwendig werden.

Meist findet während des PSV eine kurze Begehung der Örtlichkeiten der Prüfstelle statt. Neben den Räumen, in welchen die Prüfmedikation gelagert bzw. für die Verabreichung zubereitet wird, können auch die Behandlungsräume für Patienten (z. B. bei Infusionen), der Lagerungsort für die Prüferordner bzw. das Archiv, das lokale Labor oder Räume mit spezieller Ausrüstung besucht werden (z. B. Gefrierschränke zur Probenaufbewahrung, EKG-Geräte). Geräte, welche für die Studie relevant sind, müssen korrekt geeicht sein bzw. regelmäßig gewartet werden. Ob im Rahmen des Besuchs weitere Abteilungen oder die Apotheke besucht werden, hängt von den Vorgaben des jeweiligen Sponsors ab.

Im Nachgang zum PSV sendet der Monitor der Prüfstelle einen Follow-up-Kontakt (Brief oder E-Mail) mit einer Zusammenfassung der besprochenen Punkte sowie der Beantwortung ausstehender Fragen zu.

Nach dem Selektionsbesuch informiert der Monitor den Sponsor, ob die Prüfstelle weiterhin Interesse an der Studienteilnahme hat und gibt eine Empfehlung bezüglich der Einbindung der Prüfstelle ab.

In einigen Fällen kann ein PSV vor Ort entfallen und stattdessen telefonisch durchgeführt oder mit dem Initiierungsbesuch kombiniert werden. Dies ist in der Regel jedoch nur möglich, wenn die Prüfstelle in einem bestimmten Zeitraum (z. B. innerhalb der letzten 12 Monate) bereits in der gefragten Indikation erfolgreich eine Studie mit dem Sponsor durchgeführt hat und es seitdem keine signifikanten Veränderungen an der Prüfstelle gegeben hat.

Wird die Prüfstelle für die klinische Studie ausgewählt, informiert der Sponsor oder der Monitor den Prüfer und als nächster Schritt erfolgt ein Initiierungsbesuch.

12.1.2 Initiation Visit (IV)

Die Initiierung der Prüfstelle kann stattfinden, sobald die zustimmende Bewertung der federführenden Ethikkommission sowie die Genehmigung der zuständigen Bundesoberbehörde vorliegen. Zudem muss die Meldung nach §67 AMG an die lokale Behörde erfolgt sein. Eine weitere Voraussetzung ist das Vorliegen des unterschriebenen Prüfervertrags.

Zweck des Besuchs

Der Besuch dient der detaillierten Einführung in die Anforderungen und die Durchführung der Studie, der Ausstattung der Prüfstelle mit den notwendigen Studienmaterialien sowie der Einholung von für den Studienstart notwendigen Dokumenten und Unterlagen.

Beteiligtes Prüfstellenpersonal

Bei der Einweisung müssen der Prüfer und sein Stellvertreter anwesend sein. Es empfiehlt sich jedoch die Teilnahme von weiteren ärztlichen Mitgliedern der Prüfgruppe. Weiterhin ist die Anwesenheit der beteiligten Studienkoordinatoren bzw. Dokumentare oder Study Nurses erforderlich.

Ist die Apotheke beteiligt, wird zudem ein Termin mit dem hauptverantwortlichen Apotheker vereinbart.

Zeitaufwand während des Besuchs

Der Zeitbedarf für einen IV ist abhängig von der Komplexität der Studie (z. B. Studienphase, Durchführung von Substudien, zusätzliche Analysen wie Biomarkeruntersuchungen), dem Bedarf an Schulungen für das Prüfstellenpersonal auf die notwendigen Systeme sowie der Erfahrung der Prüfstelle. Insgesamt sollte mit einem Zeitaufwand von mindestens 4–5 Stunden gerechnet werden. Es muss jedoch nicht das gesamte Studienpersonal zwingend für die komplette Dauer der Einweisung zur Verfügung stehen. Die angegebene Zeit beinhaltet nicht die mögliche Vor- und/oder Nachbereitungszeit für die Prüfstelle.

> **Es ist oftmals nicht einfach, die für den Einweisungsbesuch notwendige Zeit im Klinik- oder Praxisalltag zur Verfügung zu stellen. Jedoch ist eine ausführliche Einweisung eine wichtige Grundlage für eine erfolgreiche Studiendurchführung und zahlt sich bei Rekrutierung des ersten Patienten und im weiteren Studienverlauf aus!**

Bei der Initiierung erfolgt die Übergabe der Prüferordner, der Laborkits (im Falle der Beteiligung eines Zentrallabors oder von Biomarkeruntersuchungen) sowie weiterer studienspezifischer Materialien (z. B. Patiententagebücher, Patientenfragebögen). Es werden die Dokumentationsbögen (»Case Report Forms«, kurz CRF) ausgehändigt bzw. bei Verwendung elektronischer Dokumentationssysteme entsprechende Schulungen für das Studienpersonal durchgeführt. Meist wird die Übergabe der Unterlagen auf einer Übergabebestätigung dokumentiert. Die genannten Unterlagen können alternativ kurz vor dem Besuchstermin postalisch an die Prüfstelle gesendet werden.

Bei Beteiligung weiterer Abteilungen (z. B. Apotheke zur Lagerung der Prüfmedikation, Radiologie) wird häufig ein separater Ordner für die jeweilige Abteilung erstellt, welcher die für diesen Teilbereich notwendigen Studienunterlagen enthält. Apotheken werden im Rahmen der Einweisung üblicherweise ebenfalls vom Monitor besucht.

Praxistipp

Klären Sie im Vorfeld des Besuchs den Zeitbedarf für das beteiligte Studienpersonal mit dem Monitor ab und planen Sie den zeitlichen Verlauf für den Tag des Besuchs.

Themen/Aspekte beim IV

- Prüfplan mit den Ein-/Ausschlusskriterien und Visitenplan mit Untersuchungen außerhalb der ärztlichen Routine, verbotene Begleitmedikation, ggf. Entblindungsprozess, Bereitstellung von Nummern für den medizinischen Notfall.
- Aktuell vorhandene Anzahl möglicher Studienpatienten.
- Aufklärungs- und Einwilligungsprozess inklusive Informationen zum Datenschutz.
- Meldeverpflichtungen für schwerwiegende unerwünschte Ereignisse (SUEs) und unerwünschte Ereignisse (UEs).
- Notwendigkeit der Kenntnisnahme von SUSAR-Meldungen durch den Prüfer/Stellvertreter (bei Verwendung von elektronischen Systemen findet die Schulung oftmals bereits im Vorfeld der Initiierung jedoch spätestens bei der Initiierung statt, damit die Kenntnisnahme von Beginn der Studie an gewährleistet ist).

> **Die Kenntnisnahme der SUSAR-Meldungen muss in regelmäßigen Abständen durch den Prüfer/Stellvertreter erfolgen, welcher das übrige ärztliche Studienpersonal entsprechend über deren relevanten Inhalt informiert – dies wird auch im Rahmen des Monitorings überprüft! Es empfiehlt sich die Weitergabe der Informationen bezüglich SUSAR-Meldungen an das ärztliche Personal schriftlich zu belegen (Trainingsnachweis).**

- Anforderung an die Dokumentation in der Krankenakte (z. B. bezüglich des Aufklärungsprozesses oder der Dokumentation von SUEs und UEs).
- Komplettierung des Autorisierungslogs (auch Signaturen- oder Delegationsliste genannt), um alle Verantwortlichkeiten im Studienteam festzulegen.

- Prüfpräparat: Lagerung, Umgang und Dokumentation der Ausgabe sowie Rücknahme (Drug Accountability), Nachbestellung, Vernichtung vor Ort oder Rückführung zum Sponsor, Hinweis auf die Investigator's Brochure sowie die aktuelle Fachinformation.
- Bei Bedarf Erklärung von Systemen zur elektronischen Registrierung von Visiten (Achtung: diese sind z. T. an die Versorgung mit Prüfmedikation gekoppelt).
- Durchführung von Trainings für den elektronischen CRF (eCRF) oder Erläuterung der Dokumentation im Prüfbogen.
- Inhalt, Aufbau und Pflege des Prüferordners inklusive der enthaltenen Formulare.

> **Das Führen des Prüferordners liegt in der Verantwortung der Prüfstelle (ICH-GCP Punkt 4.9.4).**

- Verwendung von Labormaterial sowie Prozedere beim Versand mit Durchführung von entsprechenden Schulungen (z. B. IATA-Training oder andere sponsorspezifische Trainings).
- Einholung von Labornormwertlisten und Ringversuchszertifikaten bei Beteiligung eines lokalen Labors.
- Art und Zugang zu Quelldaten (Papierakten bzw. elektronische Akten).
- Hinweis auf Pflichten des Prüfers/Stellvertreters.
- Monitoring, Audits, Inspektionen.
- Archivierungsverpflichtungen.

Für die Besprechung bzw. Schulung der oben genannten Punkte werden meist Trainingsnachweise angefertigt, welche vom Studienpersonal und Monitor signiert werden. Der vom Monitor nach dem Besuch erstellte Initiierungsbericht dient ebenfalls als Schulungsnachweis und wird daher im Prüferordner abgelegt.

Bei der Einweisung werden zudem Unterschriften eingeholt, die im Verlauf der Studie oder für die Freigabe der Prüfstelle zur Medikationsbestellung und zum Rekrutierungsbeginn notwendig sind (z. B. Bestätigung der Kenntnis des Prüfplans, Autorisierungslog).

Der IV bietet zudem erneut die Gelegenheit für die Prüfstelle offene Fragen zu klären. Ist hierfür eine Rücksprache mit dem Sponsor erforderlich, wird der Monitor Ihre Fragen klären und diese zusammen mit den wichtigsten Aspekten des Besuchs in einem Follow-up-Kontakt an Sie adressieren.

Können Mitglieder des Studienteams bei der Einweisung nicht zugegen sein, muss gewährleistet werden, dass diese dennoch adäquat auf die relevanten Aspekte der Studie geschult werden. Dies kann entweder durch bereits eingewiesenes Studienpersonal (vorzugsweise den Prüfer/Stellvertreter) oder durch den CRA beim nächsten Monitorbesuch sowie telefonisch erfolgen. Es ist hierbei zu beachten, dass jedes Mitglied des Studienteams erst nach entsprechender Schulung im Rahmen der klinischen Prüfung tätig werden darf und die zugewiesenen Verantwortlichkeiten im Autorisierungslog eingetragen und abgezeichnet werden müssen. Zudem ist für jedes erfolgte Training ein Trainingsnachweis zu erstellen, der sowohl vom Trainer als auch vom Trainee unterzeichnet und im Prüferordner abgelegt wird.

Praxistipp

Legen Sie mit dem Monitor beim Einweisungsbesuch fest, wer an der Prüfstelle Hauptansprechpartner bzw. Vertretung für die verschiedenen Arbeitsbereiche ist (z. B. Dokumentation, Probenversand, Terminvereinbarungen, medizinische Fragen usw.) und legen Sie die bevorzugten Kommunikationswege fest (z. B. per Telefon oder E-Mail). Der Monitor sollte Ihnen ebenfalls mitteilen, wer als Vertretung kontaktiert werden kann. Diese Maßnahme trägt später zum reibungslosen Ablauf der klinischen Prüfung bei.

Nach Beginn der Rekrutierung an der Prüfstelle erfolgen die regelmäßigen Monitorbesuche.

12.1.3 Periodic Monitoring Visit (PMV)

Zweck des Besuchs

Im Studienverlauf besucht der Monitor in regelmäßigen Zeitabständen die Prüfstelle, um für den

Originaldatenvergleich die Quelldaten (z. B. Krankenakten) mit den Eintragungen in den Dokumentationsbögen (CRF) abzugleichen, die unterzeichneten Einwilligungserklärungen zu überprüfen, Schulungen durchzuführen und ggf. Probleme gemeinsam mit der Prüfstelle zu lösen.

Der erste Monitorbesuch findet zeitnah nach Einschluss des ersten Studienpatienten statt, um die Einhaltung des Prüfplans, des korrekten Studienablaufs sowie der gesetzlichen Vorgaben sicherzustellen. So können mögliche Schwierigkeiten bereits zu Beginn der klinischen Prüfung an der Prüfstelle identifiziert und behoben werden.

Beteiligtes Prüfstellenpersonal

Beim PMV ist die Anwesenheit des Studienkoordinators bzw. der Study Nurse erforderlich, welche die Dokumentation durchführt. Der Prüfer/Stellvertreter oder ein an der Behandlung des Patienten beteiligtes ärztliches Mitglied der Prüfgruppe sollte außerdem für medizinische Fragen zur Verfügung stehen. Bei Lagerung bzw. Zubereitung der Prüfmedikation in der Apotheke muss zudem ein Vertreter des verantwortlichen Apothekenpersonals zur Besprechung vor Ort sein.

> ❯ Es sollte in regelmäßigen Abständen eine Studienbesprechung des Prüfers/Stellvertreters mit dem Monitor eingeplant werden.

Zeitaufwand während des Besuchs

Es sind für einen PMV ca. 5–7 Stunden zu veranschlagen, wobei das Prüfstellenpersonal für Besprechungen, medizinische Fragen oder Korrekturen zur Verfügung stehen muss. Die angegebene Zeit beinhaltet nicht die mögliche Vor- und/oder Nachbereitungszeit für die Prüfstelle.

Aufgaben beim Monitorbesuch

- Abgleich der Originaldaten mit den dokumentierten Eintragungen im (e)CRF – es müssen hierfür alle Krankenakten zur Verfügung stehen (elektronisch und/oder Papier sowie ambulante und stationäre Akten).

> ❯ Der Monitor muss jede Angabe im (e)CRF auch in der Krankenakte wiederfinden. Oftmals ist die Dokumentation bezüglich UEs

in den Krankenakten unzureichend – es ist unbedingt darauf zu achten, dass auch der Zusammenhang zum Prüfpräparat sowie das »Grading« (nach den CTCAE-Kriterien in onkologischen Studien oder den Vorgaben »mild«, »moderate«, »severe«) aufgeführt wird. Die Daten müssen immer zuerst in der Quelle, also der Krankenakte dokumentiert und danach in den Dokumentationsbogen übertragen werden und nicht umgekehrt! Fordern Sie bei Papierakten die Lesbarkeit der Einträge ggf. vom Arzt ein, dies erleichtert auch Ihnen die Dokumentation.

- Prüfung der Einhaltung des Prüfplans und Erfassung von Abweichungen.
- Prüfung, ob schwerwiegende unerwünschte Ereignisse (SUEs) aufgetreten sind und anhand der Vorgaben gemeldet wurden.
- Prüfung der Laborbefunde (lokal oder zentral).

> ❯ Die zeitnahe Bewertung der klinischen Relevanz der Laborwerte durch einen Prüfer ist erforderlich und wird vom Monitor kontrolliert. Es ist hierbei oftmals hilfreich, wenn die Study Nurse die an der Studie beteiligten Ärzte regelmäßig an diese Verantwortung erinnert.

- Prüfung der Einwilligungserklärungen für neue Studienpatienten bzw. von aktualisierten Einwilligungserklärungen bei Änderungen des Prüfplans.
- Nachfragen zu Änderungen an der Prüfstelle und ggf. Einholung notwendiger Dokumente/ Aktualisierung des Autorisierungslogs.

> ❯ Teilen Sie Ihrem Monitor Änderungen an der Prüfstelle bzw. Änderungen in der Zusammensetzung des Studienpersonals zeitnah mit.

- Prüfung der korrekten Lagerung und Ausgabe sowie Bilanzierung der Studienmedikation ggf. mit einem Besuch in der Apotheke.
- Ablage/Einholung relevanter Dokumente und Überprüfung des Prüferordners auf Vollständigkeit.

— Bei Bedarf Prüfung des Versands von Laborproben bzw. der Probenlagerung bis zum Versand.

In vielen Studien mit elektronischer Dokumentation der Daten erfolgt mittlerweile ein risikoadaptierter Ansatz, bei welchem sich der Umfang und die Art des Monitorings nach Aspekten wie Komplexität der Studie, Studienphase oder Sicherheit des Prüfpräparats richten. Neben den Besuchen an der Prüfstelle vor Ort, welche ggf. in geringerer Frequenz stattfinden, gibt es telefonische Kontakte (auch Remote-Monitoring genannt) im Wechsel. Der Monitor prüft hierbei vom Büro aus die Konsistenz und Plausibilität der Daten im elektronischen CRF, die Klärung von Diskrepanzen und offenen Queries erfolgt dann telefonisch. Für die Remote-Kontakte sollte die Study Nurse ausreichend Zeit einplanen und die Studienunterlagen bereithalten, da hier zusätzlich Nachfragen zu UEs und SUEs, zur Medikationslagerung und zu Laborproben adressiert werden können. Der Prüfer/ Stellvertreter sollte ggf. für telefonische Nachfragen zur Verfügung stehen. Hierzu kann auch ein separater Termin vereinbart werden.

Beim risikoadaptierten Monitoring findet der Originaldatenvergleich üblicherweise nicht zu 100% für alle Patienten bzw. alle Datenerhebungspunkte statt, daher liegt bei der Prüfstelle eine große Eigenverantwortung für die Korrektheit und Qualität der Daten. Eine Prüfung zu 100% erfolgt in der Regel für die Einwilligungserklärungen, schwerwiegende unerwünschten Ereignisse, endpunktrelevante Daten sowie alle Einträge für eine zuvor festgelegte Zahl an Patienten. Die übrigen Angaben werden auf Konsistenz und Plausibilität geprüft.

Die Frequenz der Besuche vor Ort sowie Remote-Kontakte ist vom Sponsor vorgegeben und ist u. a. abhängig von der Studienerfahrung der Prüfstelle, der Anzahl der eingeschlossenen Prüfungsteilnehmer, der Anzahl von schwerwiegenden unerwünschten Ereignissen oder dem Schulungsbedarf an der Prüfstelle (z. B. bei Wechsel des Studienpersonals).

 Natürlich können und sollen Sie Ihren Monitor bei Fragen auch außerhalb der vereinbarten Remote-Termine kontaktieren!

Für Besuche, welche vor Ort stattfinden, ist eine effiziente Durchführung von besonderer Bedeutung. Die Terminvereinbarung sollte rechtzeitig vor dem Besuch stattfinden und es empfiehlt sich vorab zu klären, welche Visiten vom Monitor geprüft werden, damit die Dokumentation bis zum Besuch vervollständigt werden kann. Beim Besuch müssen alle notwendigen Unterlagen (Krankenakten, Prüferordner etc.) vorliegen und ein Raum zum Monitoring zur Verfügung stehen. Bei Verwendung elektronischer Krankenakten ist es wichtig, dass zum Monitoring überlappende und signierte Ausdrucke der aktuellen Daten angefertigt werden, sofern kein validiertes elektronisches System existiert, auf welches der Monitor Zugriff erhält. Weiterhin muss bei Zusammenarbeit mit einer Apotheke auch diese mit in die Terminvereinbarung einbezogen werden. Die Study Nurse, welche für die Dokumentation zuständig ist, sollte sich für den Tag des Monitorings in jedem Fall genügend Zeit nehmen, damit offene Fragen zur Dokumentation noch während des Besuchs mit dem Monitor bearbeitet werden können.

Im Follow-up-Kontakt zum Monitorbesuch fasst der Monitor nochmals die wichtigsten besprochenen Aspekte zusammen und erstellt ggf. eine Übersicht der noch zu erledigenden Punkte, welche nicht im Rahmen des PMV geklärt werden konnten.

12.1.4   Close-out Visit (COV)

Zweck des Besuchs

Beim COV werden die Tätigkeiten im Rahmen der Studie abgeschlossen und die Unterlagen für die Archivierung vorbereitet. Es wird sichergestellt, dass alle benötigten Daten und Dokumente vollständig vorliegen. Der Abschlussbesuch findet am Ende der klinischen Prüfung statt, wenn alle Patienten an der Prüfstelle die Studie abgeschlossen haben und alle Daten in den CRF eingetragen sowie monitoriert wurden.

Es ist aber auch möglich, dass der Sponsor oder die Ethikkommission sowie die regulatorische Behörde die gesamte klinische Prüfung vorzeitig beenden oder die Schließung einer bestimmten Prüfstelle veranlasst wird. Weiterhin kann es vorkommen, dass ein Prüfer die Beendigung der klinischen Prüfung an seiner Prüfstelle als notwendig erachtet. Das spezielle Vorgehen in diesen Fällen wird Ihr Monitor ggf. im Detail mit Ihnen besprechen.

Ein Abschlussbesuch erfolgt immer dann, wenn die Prüfstelle Patienten in die Studie eingeschlossen hat bzw. Prüfmedikation an die Prüfstelle geliefert wurde. Die Schließung kann manchmal auch telefonisch (Remote) durchgeführt werden, sofern der Originaldatenvergleich zuvor abgeschlossen wurde.

Eine inaktive Prüfstelle, welche keine Patienten eingeschlossen hat und an welche keine Studienmedikation verschickt wurde, kann oftmals auch per E-Mail geschlossen werden. Es wird dann vom Sponsor für alle an der Prüfstelle vorhandenen Studienmaterialien (z. B. Prüferorder, Labormaterial) die Abholung veranlasst.

Bei Lagerung und/oder Zubereitung der Studienmedikation in einer Apotheke wird diese im Rahmen des Abschlussbesuchs ebenfalls aufgesucht.

Beteiligtes Prüfstellenpersonal

Beim Abschlussbesuch ist in jedem Fall die Anwesenheit eines Studienkoordinators oder einer Study Nurse erforderlich, welche mit den Studienunterlagen gut vertraut sind. Der Prüfer sollte für Fragen bzw. noch notwendige Unterschriften zur Verfügung stehen.

Zeitaufwand während des Besuchs

Die Dauer eines COV beträgt in etwa 3–4 Stunden, wobei das Prüfstellenpersonal hierbei nicht für den gesamten Zeitraum zugegen sein muss. Die angegebene Zeit beinhaltet nicht die mögliche Vor- und/oder Nachbereitungszeit für die Prüfstelle.

Tätigkeiten beim COV

- Lösung offener Queries (sofern vorhanden).
- Einholen noch ausstehender Dokumentationsbögen.
- Überprüfung, dass alle Laborproben ordnungsgemäß versendet wurden bzw. Veranlassung des letzten Versands.
- Einholen noch ausstehender Unterschriften.
- Einsammeln von relevanten Dokumenten für die Ablage im Trial Master File je nach Vorgabe des Sponsors im Original oder in Kopie (z. B. vollständiges Autorisierungslog, Monitorbesuchsnachweis, Drug Account Logs).

- Rückversand noch vorhandener, unbenutzter Studienmedikation, ggf. finale Prüfung der Bilanzierung und Vernichtung.
- Rückversand oder Vernichtung sonstiger Studienmaterialien z. B. Laborkits.
- Vorbereitung der Prüferorder für die Archivierung (korrekte Beschriftung der Ordner, meist mit Angabe der Archivierungsdauer sowie Kontaktadresse des Sponsors auf einem Deckblatt).

Punkte, welche beim Abschlussbesuch besprochen werden

- Verantwortlichkeiten bezüglich der Archivierung (Dauer, Benachrichtigung des Sponsors vor Vernichtung der Studienunterlagen).
- Möglichkeit von Audits und Inspektionen auch nach der Schließung der Prüfstelle.
- Bestehende Publikationsrechte.
- Finale Honorarzahlung.
- Verpflichtung ggf. noch nachfolgende Queries zu beantworten bzw. relevante SUEs in Zusammenhang zur Prüfmedikation weiterhin zu melden.
- Weitergabe von Änderungen zur Financial Disclosure Erklärung bis ein Jahr nach Abschluss der Studie.

Es kommt häufig vor, dass nach dem COV noch Dokumente und Materialien zur Archivierung an die Prüfstelle gesendet werden müssen. Hierbei handelt es sich z. B. um fehlende Formulare im Prüferorder, der Abmeldung der Studie bzw. der Prüfstelle bei der Ethikkommission und den Behörden oder CDs mit der Zusammenfassung aller SUSAR-Meldungen im Studienverlauf.

Nach dem Abschlussbesuch erhalten Sie mit dem Follow-up-Kontakt eine Zusammenfassung der besprochenen Punkte sowie noch fehlende Dokumente zur Ablage im Prüferorder.

> ❯ Die Übergabe der Studienunterlagen an das Archiv kann erst erfolgen, wenn alle Unterlagen/Materialien für die Archivierung vollständig vorliegen. Bei Verwendung von elektronischen CRFs kann es zuweilen bis mehrere Wochen nach dem Abschlussbesuch dauern, bis den Prüfstellen die zu archivierende CD mit den Studiendaten ihrer Patienten zur Verfügung gestellt werden

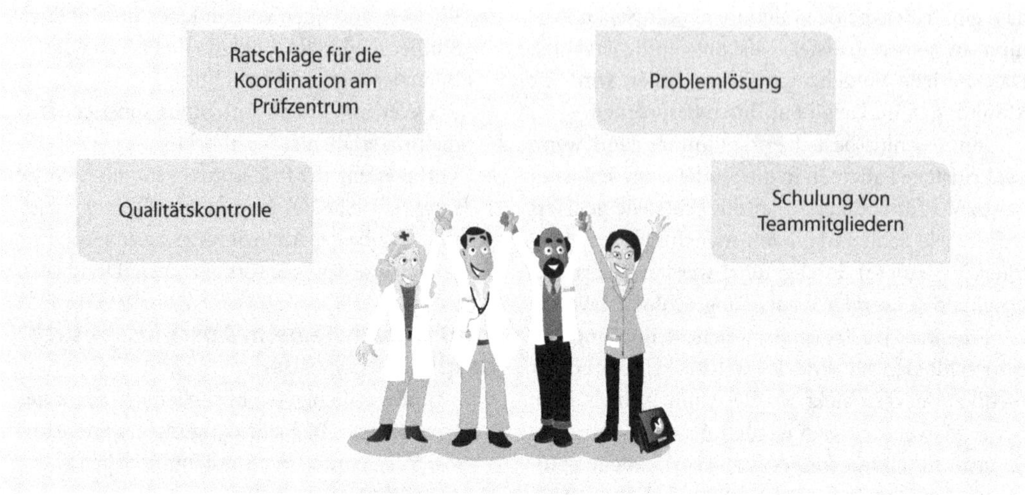

Ratschläge für die
Koordination am
Prüfzentrum

Problemlösung

Qualitätskontrolle

Schulung von
Teammitgliedern

Abb. 12.1 Der Monitor als Planungs- und Durchführungshilfe (Mit freundl. Genehmigung der Winicker-Norimed GmbH)

kann. Ihr Monitor wird Sie informieren, wenn die Unterlagen komplett sind und dem Archiv übergeben werden können.

12.2   Monitoring bei Investigator Initiated Trials

Im Gegensatz zu kommerziellen klinischen Prüfungen, welche von pharmazeutischen Unternehmen als Sponsor durchgeführt werden, können auch wissenschaftliche Einrichtungen (z. B. Kliniken oder Universitäten) klinische Prüfungen realisieren. Diese werden als nichtkommerzielle, »investigator initiated trials«, kurz IITs bezeichnet.

Es gibt keine gesonderte Charakterisierung von IITs in der nationalen Gesetzgebung, daher müssen auch IITs nach den gültigen Richtlinien durchgeführt werden. Das Monitoring unterscheidet sich somit nicht vom Monitoring bei kommerziellen klinischen Prüfungen, der allgemeine Ablauf erfolgt wie zuvor beschrieben. Aufgrund von Kostenfaktoren ist das Monitoring aber oftmals stärker eingeschränkt d. h. es werden bei den Monitorbesuchen meist weniger Datenpunkte bei einer geringeren Anzahl von Patienten überprüft.

Der Umfang des Monitorings sollte auch bei einer IIT vor Beginn der Studie detailliert vom nichtkommerziellen Sponsor vorgegeben werden und der Augenmerk auf kritischen oder fehleranfälligen sowie auswertungsrelevanten Punkten liegen.

Bei IITs ist es besonders wichtig von Beginn an auf eine korrekte Dokumentation zu achten und Probleme frühzeitig mit dem Monitor abzuklären. Es kann sinnvoll sein, bei der Initiierung dementsprechend mehr Zeit einzuplanen. Aufgrund des geringeren Umfangs des Monitorings während der Studie müssen in der Regel mehr Unklarheiten über Rückfragen des Datenmanagements gelöst werden, hierbei wird der Monitor die Prüfstelle unterstützten und anleiten.

12.3   Der Monitor

Der Monitor wird, v. a. im Rahmen der regelmäßigen Besuche, viele Anmerkungen und Korrekturwünsche haben. Jedoch sollten Sie Ihn nicht in erster Linie als Kontrollinstanz wahrnehmen. Betrachten Sie Ihren Monitor vielmehr als Fachmann, der Sie bei der Durchführung der klinischen Prüfung und der Dokumentation der Daten unterstützt, der Ihnen bei der Lösung von Problemen behilflich ist und bei Bedarf die Mitglieder Ihres Studienteams auf relevante oder neue Aspekte der Studie trainiert (Abb. 12.1).

Letztlich verfolgen Prüfstelle und Monitor dasselbe Ziel – zu gewährleisten, dass Rechte und Sicherheit der Prüfungsteilnehmer im Vordergrund stehen, die gesammelten Daten zu einer verbesserten Therapie beitragen und somit für die Patienten von Nutzen sind.

Literatur

► www.bfarm.de
► www.gesetze-im-internet.de
► www.pei.de

Audits und Inspektionen

Melanie Eckert

C. Fiedler, B. Raddatz (Hrsg.), *Study Nurse / Studienassistenz*,
DOI 10.1007/978-3-662-45423-7_13, © Springer-Verlag Berlin Heidelberg 2015

13.1   Qualitätssicherheitsmaßnahmen

Neben dem ▶ Kap. 12 beschriebenen Monitoring gibt es noch weitere Maßnahmen, die dazu beitragen, die Qualität in der Durchführung der klinischen Prüfung und die Patientensicherheit zu gewährleisten. Vereinfacht lässt sich sagen, dass das Monitoring aufgrund der fortlaufenden Überwachung der Studiendurchführung als kontinuierliche »Qualitätskontrolle an der Prüfstelle« angesehen werden kann.

Audits und Inspektionen sind stichprobenartige Überprüfungen des Gesamtprozesses im Rahmen der »Qualitätssicherung« (inklusive des Monitorings!).

Nachfolgend finden Sie ein Gegenüberstellung der wichtigsten Unterschiede zwischen Qualitätskontrolle und Qualitätssicherung (◘ Tab. 13.1; ▶ ICH-CGP 5.1).

Sowohl Audits als auch Inspektionen werden nicht nur bei Ihnen an der Prüfstelle durchgeführt. Diese können bei der CRO oder beim Sponsor selbst, und zwar zu jedem Zeitpunkt, also vor, während oder auch nach Abschluss einer klinischen Prüfung, stattfinden. Sie finden entweder zufällig statt oder können aus einem bestimmten Anlass (»for cause«) heraus veranlasst werden. Häufig ist bereits bei der Planung der Studie durch den Sponsor ein Audit bei einer bestimmten Zahl von teilnehmenden Prüfstellen vorgesehen.

Die Auswahlkriterien für ein zufälliges Audit im Rahmen einer Studie werden häufig bereits in der Planungsphase einer Studie definiert (z. B. hohe Patientenzahl, starke Fluktuation in der Prüfgruppe oder bei Prüfstellen, die zum ersten Mal an einer Studie des Sponsors teilnehmen). Gründe für ein außerplanmäßiges »For-cause«-Audit sind z. B. ein sehr schneller Einschluss sehr vieler Patienten und eine hohe Anzahl an Protokollverletzungen.

Die folgenden Ausführungen weisen nur auf die wichtigsten Punkte im Rahmen von Audits und Inspektionen hin und erheben keinen Anspruch auf Vollständigkeit.

13.2   Unterschiede Audits und Inspektionen

Während es sich bei Inspektionen um eine von Behörden veranlasste und durchgeführte Überprüfung handelt, werden Audits durch den Sponsor der klinischen Prüfung selbst festgelegt. Diese Audits erfolgen durch eine unabhängige Abteilungen des Sponsors oder ggf. eine dritte unabhängige Partei (z. B. CRO).

13.2.1   Audits

Was ist ein »Audit«?   Interessanterweise wird der Begriff »Audit« in der GCP-V nicht definiert. Laut ICH-GCP 1.6 handelt es sich bei einem Audit um:

> » Eine systematische und unabhängige Überprüfung der mit der klinischen Prüfung in Zusammenhang stehenden Aktivitäten ud Dokumente zur Feststellung, ob die überprüften studienbezogenen Aktivitäten gemäß Prüfplan, den Standardarbeitsanweisungen (SOPs, Standard Operating Procedures) des Sponsors, der Guten Klinischen Praxis (GCP) sowie den geltenden gesetzlichen Bestimmungen durchgeführt wurden und ob die Daten gemäß diesen Anforderungen dokumentiert, ausgewertet und korrekt berichtet wurden.

Für Sie als Studienpersonal an Ihrer Prüfstelle ist v. a. das sog. On-site (oder auch Prüfstellen-)Audit von Interesse. Dennoch werden nachfolgend kurz und exemplarisch einige andere Audit-Typen vorgestellt. Dies zeigt Ihnen, dass nicht nur Sie als Prüfstelle davon betroffen sein können, sondern auch die CRO und sogar der Sponsor selbst:

– **System-Audits:** hier werden – häufig unabhängig von einer Studie – ganze Strukturen in den Abläufen hinsichtlich des Qualitätsmanagements überprüft: z. B. die Validierung von eCRF-Systemen oder bei einer CRO die Gewährleistung der Trainingsstandards und/oder der SOP′s.

▣ **Tab. 13.1.** Unterschiede Qualitätskontrolle/ Qualitätssicherung (Mit freundl. Genehmigung der Winicker-Nori-med GmbH)		
	Qualitätskontrolle	**Qualitätssicherung**
Funktion	Fortlaufende Überprüfung der korrekten Durchführung	Stichprobenartige Überprüfung der Prozesse in ihrer Gesamtheit
Verantwortung	Prüfer und sein Team, Monitor (Sponsor)	Unabhängige Audit-Gruppe, Inspektion
Beispiele	Originaldatenvergleich (ODV) zwischen Case Report Form (CRF) und Krankenakte Monitoring	Stichprobenkontrolle der Daten im Prüfbogen Audit
Zusammenfassung	Verfahrensweisen, die sicherstellen, dass der Prozess unter Kontrolle ist und »es richtig gemacht wird«	Verfahrensweisen zur Verifizierung, dass Qualitätskontrollen wirksam sind und »das Richtige gemacht wird«

- **Abteilungs-Audits**: hier werden bestimmte Abteilungen überprüft, wie z. B. die Arznei-mittelsicherheit oder die Prüfwarenabteilung des Sponsors oder auch das Datenmanagement der CRO.

13.2.2 Inspektionen

Anders als für den Begriff des »Audit« findet sich für »Inspektion« in der GCP-V unter §3 (5) eine entsprechende Definition.

> **Inspektion**
>
> Inspektion ist die von der zuständigen Behörde oder Bundesoberbehörde durch-geführte Überprüfung von Räumlichkeiten, Ausrüstungen, Unterlagen, Aufzeichnungen, Qualitätssicherungssystemen und sonstigen nach Beurteilung der Behörde relevanten Ressourcen, die sich in der Prüfstelle, den Ein-richtungen des Sponsors oder des Auftrags-forschungsinstituts, den Laboratorien, den Herstellungsstätten von Prüfpräparaten oder in sonstigen Einrichtungen befinden. Sie dient dem Ziel, die Einhaltung der Regeln der Guten Klinischen Praxis (GCP), der Guten Herstel-lungspraxis (GMP) oder die Übereinstimmung mit den Angaben der Antragsunterlagen zu überprüfen (Vergleiche auch ICH-GCP 1.29).

Inspektionen werden von verschiedenen Behör-den, entsprechend deren Schwerpunkt, durchge-führt (▣ Tab. 13.2):

- den lokalen Aufsichtsbehörden (entspricht der zuständige Regierungsbehörde) mit Schwer-punkt auf der korrekten Studiendurchführung und Patientensicherheit,
- den Datenschutzbehörden mit Schwerpunkt auf der Einhaltung des Datenschutzes oder auch
- den Zulassungsbehörden mit Schwerpunkt auf Prüfung der Datenvalidität, aber auch ähnlich der lokalen Aufsichtsbehörden auf die kor-rekten Studiendurchführung und Patienten-sicherheit.

Durch die Zulassungsbehörden veranlasste Ins-pektionen können sowohl auf nationaler (z. B. die Bundesoberbehörden BfARM und PEI) als auch internationaler (z. B. EMA und FDA) Ebene er-folgen. Genauso wie Audits können Inspektionen sowohl bei Ihnen an der Prüfstelle als auch bei den Sponsoren/ CROs angesetzt werden.

13.3 Ablauf Audit und Inspektion

Im Allgemeinen ist der Ablauf von Audits und In-spektionen sehr ähnlich, unabhängig davon, von wem sie veranlasst wurden oder wie lange sie dau-ern (durchschnittlich etwa 2 Tage).

◻ **Tab. 13.2** Wer ist wofür zuständig? Deutsche Zulassungsbehörden (Mit freundl. Genehmigung der Winicker-Norimed GmbH)

BfArM (Bundesinstitus für Arzneimittel und Medizinprodukte; ▶ http://www.bfarm.de)	PEI (Paul-Ehrlich-Institut[a]; ▶ http://www.pei.de)	Bfs (Bundesamt für Strahlenschutz; ▶ http://www.bfs.de)
Zuständig für alle klinischen Prüfungen von Arzneimitteln, die nicht beim PEI gemeldet werden	Seren	Genehmigung zur Anwendung radioaktiver Stoffe oder ionisierender Strahlung
Bei Prüfungen mit Betäubungsmitteln: Bundesopoiumstelle (Geschäftsbereich des BfArM)	Impfstoffe	Anmeldung zusätzlich zu BfArM/PEI
	Knochenmarks- und Gewebezubereitungen	
	Allergene	
	Testseren	
	Gentransferarzneimittel	
	Zelltherapeutika	
	Gentechnisch hergestellte Blutbestandteile	

[a] geplant: Bundesinstitut für Impfstoffe und biomedizinische Arzneimittel

Je nachdem, ob Ihre Prüfstelle im Rahmen einer Studie für ein Audit oder eine Inspektion ausgewählt wurde, wird Sie der Sponsor bzw. Ihr Monitor oder die durchführende Behörde darüber informieren und mit Ihnen zusammen einen Termin vereinbaren.

13.3.1 Vorbereitung und Terminvereinbarung

Die Ankündigung eines Audits oder einer Inspektion muss nicht heißen, dass etwas falsch gemacht wurde. Trotzdem haben alle Betroffenen eine Schrecksekunde, unabhängig davon, wie erfahren die Prüfstelle, die CRO oder der Sponsor ist. Die Frage, ob die Durchführung gestattet werden muss, stellt sich nicht. Denn gemäß ICH-GCP 4.1.4 sollten der Prüfer/die Institution das Monitoring und die Audits durch den Sponsor sowie Inspektionen durch die zuständigen Behörden zulassen. Zusätzlich ist dies häufig Bestandteil des Prüfervertrags.

Praxistipp

Obwohl der Sponsor (bzw. die Projektleitung des Sponsors) meist zeitgleich die Information erhält, dass eine Inspektion/ein Audit stattfinden wird, informieren Sie bitte trotzdem umgehend ihren zuständigen Monitor. Er wird Sie bei den Vorbereitungen und der Terminvereinbarung gerne unterstützen.

Beachten Sie bereits bei der Terminplanung, dass für die Dauer des Audits/der Inspektion:
- alle Mitglieder der Prüfgruppe informiert werden,
- alle Mitglieder der Prüfgruppe anwesend sein können (oder zumindest erreichbar sind, ggf. telefonisch), um Fragen schnell klären zu können,
- evtl. bereits Zeiten terminiert sind, wann das Studienpersonal für Interviews zur Verfügung stehen soll,
- der Auditor/Inspektor in Ruhe arbeiten kann, d. h. auch entsprechende Räumlichkeiten zur Verfügung stehen,
- der Auditor/Inspektor bei Fragen bzw. benötigten Unterlagen immer einen Ansprechpartner hat,
- ggf. weitere eingebundenen Abteilungen (z. B. Apotheke, Radiologie) informiert sind, um bei Fragen herangezogen werden zu können,

— nur die betroffenen Studienunterlagen und -materialien sichtbar sein dürfen. Unterlagen anderer Studien sind so zu verwahren, dass keine Einsicht möglich ist.

— Alle studienrelevanten Unterlagen aktuell und schnell griffbereit liegen, selbst wenn sie nicht Teil des Prüferordners sind. Dies schließt ggf. zentral aufbewahrte Unterlagen wie Prüfervertrag, Ringversuchszertifikate, Eichzertifikate für Waagen und Minimal-Maximal-Thermometer, TÜV-Zertifikate, etc. mit ein.

> **Praxistipp**
>
> Sollte es gewünscht sein, dass Ihr Monitor während des Audits/der Inspektion vor Ort ist, klären Sie dies unbedingt im Vorfeld mit dem Sponsor und/oder der Behörde ab (bei einem Audit ist der Monitor auf Wunsch häufig mit vor Ort, bei einer Inspektion ist dies meist nicht der Fall).

Inspektion einer Regierungsbehörde Ist eine Überprüfung einer Studie durch die zuständige Regierungsbehörde vorgesehen, erhalten im Vorfeld meist alle Prüfstellen des Bezirks ein entsprechendes Anschreiben. Teil dieses Anschreibens ist häufig ein Fragebogen, über den aktuelle Daten zur Studiendurchführung an Ihrer Prüfstelle erhoben werden (z. B. wie viele Studien laufen und welche bereits durchrekrutiert sind, wie viele Patienten in der betroffenen Studie sind und wie viele SAEs bereits vorgekommen sind, etc.). Das bedeutet aber noch nicht, dass Ihre Prüfstelle tatsächlich für eine Inspektion ausgewählt wird, diese Information wird Ihnen in einem gesonderten Schreiben zugehen.

13.3.2 Ablauf und Durchführung

Unabhängig davon, ob es sich um ein Audit oder eine Inspektion handelt, oder wie lange der Auditor/Inspektor bei Ihnen an der Prüfstelle ist, läuft beides, wie bereits erwähnt, sehr ähnlich ab:

— Begonnen wird mit einer Einführungsbesprechung, zu der nach Möglichkeit alle Teammitglieder anwesend sein sollten. Falls nicht bei der Terminvereinbarung erfolgt, wird ggf. besprochen ob bestimmte Mitglieder des Teams zu bestimmten Zeiten anwesend sein sollten (▸ Interview) und wie der allgemeine Ablauf geplant ist (wann welche Unterlagen benötigt werden, etc.).

— Überprüfung der Prüfungsdurchführung/ der Prüfstelle: Check des Prüferordners/der Dokumentation in den Akten und (e)CRF/ SDV/Begehung der Prüfstelle, ggf. auch des Archivs/Prüfung der verwendeten Geräte/der Lagerung von Medikamenten und anderen Studienmaterialien (z. B. Laborkits),

— Interview mit den beteiligten Personen,

— Abschlussbesprechung: hier werden Sie bereits eine Rückmeldung über die sog. Findings, also die während der Überprüfung aufgefallenen Punkte, und deren Einstufung erhalten.

Der Fokus der Überprüfung liegt, wie beim Monitoring, auch bei einem Audit/einer Inspektion klar auf der Einhaltung der gesetzlichen Regularien und Richtlinien und damit der Sicherstellung von:

— Patientenrechten,

— Patientensicherheit,

— Datenqualität und

— Datenvalidität.

Um diese Punkte bei Ihnen vor Ort zu überprüfen, werden die Auditoren/Inspektoren nachfolgend aufgeführte Schwerpunkte setzten. Zudem ist die korrekte Handhabung (Lagerung/Ausgabe/Verabreichung) der Prüfware wichtig (▸ Kap. 10).

• **Im Prüferordner**

— Vollständiges Vorliegen der notwendigen Unterlagen seitens Ethikkommission und Behörden (Bundesoberbehörden und zuständige Regierungsbehörde),

— Nachvollziehbarkeit der Qualifikationen und Aufgabenverteilung/ Verantwortlichkeiten innerhalb der Prüfgruppe also u. a. CVs inkl. GCP-Zertifikaten aller Mitglieder, Trainingsnachweise für neue Mitglieder der Prüfgruppe **vor** Autorisierung, entspricht die Qualifikation den zugeteilten Verantwortlichkeiten gemäß Delegationsliste (z. B. Aufklärung von

Patienten), Protokolle über regelmäßige Meetings, Besprechungsnotizen, etc.

> ❯ Bei dieser Dokumentation sollten Sie immer das 2. AMG-Änderungsgesetz (AMG §40 (1a) im Hinterkopf behalten: »Der Prüfer (...) bestimmt angemessen qualifizierte Mitglieder der Prüfgruppe. Er hat sie anzuleiten und zu überwachen…«

- Vorliegen vollständiger und korrekte ausgefüllter Patientenunterlagen: Identifikationsliste, Patienteninformation und -einwilligungen (wenn zutreffend, auch der Nachweise über die zeitnahen Aufklärungen bei neuen Versionen), etc.
- Vollständige und nachvollziehbare Dokumentation zur Prüfware: Lieferscheine, Ausgabe an Patienten, Temperaturmessung, etc.
- Relevante Kommunikation: Follow-up-Korrespondenz, Newsletter, Safety-Informationen, etc.

Praxistipp

Damit Sie nicht immer den gesamten Prüferordner durchsuchen müssen, können Dokumente für den täglichen Gebrauch (z. B. Ausgabe Log für Medikation, Temperaturlog) über die Durchführungsdauer der Studie aus dem Prüferordner ausgelagert werden. Stellen Sie aber sicher, dass ein entsprechender schriftlicher Hinweis im Prüferordner zu finden ist, wo sich die ausgelagerten Unterlagen befinden. Versichern Sie sich außerdem, dass alle Mitglieder der Prüfgruppe und der Monitor darüber informiert sind. Am Studienende müssen die Unterlagen wieder an der vorgesehenen Stelle im Prüferordner abgelegt werden.

- **Patientenrechte**
- Vorliegen der vollständigen und korrekten Patienteninformation und -einwilligungen; wenn zutreffend Nachweis über die zeitnahe Aufklärung bei neuer Versionen.
- Nachvollziehbarkeit der Aufklärung: Aufklärung nur durch den Prüfer/Stellvertreter oder entsprechend autorisiertes ärztliches Personal, Dokumentation in den Krankenakten mit Versionsangaben, auch Dokumentation von Besonderheiten (z. B. über Nacht mitgegeben, wurden Fragen gestellt und konnten diese beantwortet werden, falls zutreffend Aufklärung neuer Aspekte aufgrund neuer Version), inkl. Ausgabe der Versicherungsunterlagen und möglicher weiterer Unterlagen wie Patientenkarten.

- Mögliche Teilnahme an Substudien: vorherige Aufklärung des Patienten inkl. Unterschriften.
- Falls zutreffend Information des Hausarztes: Wenn bei der Aufklärung zugestimmt, zeitnah Information des Hausarztes inkl. Dokumentation in den Akten.
- Konsequente Einhaltung der Pseudoanonymisierung bei der Weitergabe von Patientendaten (z. B. bei Weitergabe von Arztbriefen im Rahmen von SUE-Meldungen, Anforderung von Patientenfahrtkosten, Weitergabe von Biopsien, etc.).

- **Patientensicherheit**
- Nachvollziehbare, vollständige Dokumentation in den Akten (inkl. Bewertung, Zusammenhang, etc.) und zeitnahe Dokumentation aller UEs/SUEs/Schwangerschaften im (e) CRF. Weitergabe entsprechender Informationen zum Auftreten von UEs/SUEs an alle Mitglieder der Prüfgruppe (z. B. im Rahmen regelmäßiger Meetings, Protokoll nicht vergessen!).
- Fristgerechte Meldung aller SUEs (und Schwangerschaften), inkl. neuer Informationen (auch diese unterliegen der Timeline für die initialen Meldung).
- Regelmäßige SUSAR-Einsichtnahme und Informationsweitergabe an alle Mitglieder der Prüfgruppe (z. B. im Rahmen regelmäßiger Meetings, Protokoll nicht vergessen!).
- Korrekter Patienteneinschluss (Ein- und Ausschlusskriterien).
- Nachweis über die zeitnahe Kontrolle von Laborbefunden! → Evaluierung/Datum/Kürzel des Prüfers oder eines entsprechend autorisierten ärztlichen Mitglieds der Prüfgruppe (▶ ICH-GCP 4.3).

> Bei Kumulativbefunden kann der Ausdruck nur für die aktuellsten Werte (zeitnah!) evaluiert und gegengezeichnet werden, nicht über den gesamten Zeitraum!

■ **Datenqualität und Datenvalidität**

Hierbei liegt der Fokus auf der Dokumentation in den Krankenakten und im (e)CRF.

— Vorliegen aller Originaldaten in den Krankenakten und entsprechende zeitnahe und korrekte Dokumentation im CRF.

— Nachvollziehbarkeit der Dokumentation, sowohl in den Krankenakten als auch im (e)CRF, v. a. über den Zeitraum der Studie, also z. B. Medikationen, UEs/SAEs, Ein-/Ausschlusskriterien, Besonderheiten, etc.

— Bei elektronischen Akten: vollständiger, überlappender Ausdruck aller Akten, inklusive Datum und Kürzel des Prüfers/Stellvertreters oder autorisierten ärztlichen Mitglieds der Prüfgruppe.

— Bei elektronischer Verwaltung von Fremdbefunden, Laborwerten, etc. müssen diese ausgedruckt werden.

— Bei papiergeführten Akten: Lesbarkeit! Nachvollziehbarkeit! Vollständigkeit!

> **Praxistipp**
>
> 1. Verwahren Sie Ihre Zugangsdaten sicher auf (z. B. keine »Post-Its« am Bildschirm).
> 2. Geben Sie niemals Ihre Zugangsdaten an andere Personen heraus.
> 3. Arbeiten Sie am besten mit personalisierten E-Mail-Adressen.

Dies ist, wie bereits erwähnt, nur eine grobe Übersicht der Punkte, die bei der Durchführung einer klinischen Prüfung beachten werden müssen und die im Rahmen von Audits/Inspektionen überprüft werden. Neben der Prüfung der vorliegenden Dokumentation und Unterlagen wird der Auditor/Inspektor auch Gespräche mit den einzelnen Mitgliedern der Prüfgruppe führen, um so einen Eindruck zu bekommen, wie die Durchführung der Prüfung an der Prüfstelle gehandhabt wird und ob sich alle Beteiligten Ihrer Verantwortlichkeiten bewusst und über die Abläufe informiert sind.

> **Praxistipp**
>
> Der Auditor/Inspektor wird versuchen, durch offene Fragen möglichst viele Informationen zum Alltag der Studiendurchführung an Ihrer Prüfstelle zu erhalten. Bleiben Sie sachlich und freundlich. Geben Sie kurze Antworten und lassen Sie sich nicht von Mimik oder Gestik irritieren.

Bei einem durch den **Sponsor** der Studie **veranlassten Audit** darf ausschließlich die vom Sponsor durchgeführte Studie überprüft werden (sollten an Ihrer Prüfstelle zu diesem Zeitpunkt noch weitere von diesem Sponsor durchgeführte Studien laufen, kann der Auditor ggf. auch in diese studienrelevanten Unterlagen Einsichtnahme verlangen).

Im Rahmen einer **behördlichen Inspektion** hingegen dürfen alle Prozesse/Unterlagen bei Ihnen an der Prüfstelle durch den Inspektor geprüft bzw. eingesehen werden. Also auch Unterlagen anderer Studien und Sponsoren, Lagerung anderer Studienware bzw. generell von Medikation, Notfallkoffer, Archive, etc.

Nach Beendigung des Audits/der Inspektion wird in der Regel ein Abschlussgespräch mit der Prüfgruppe geführt. In diesem werden alle gefundenen Punkte mit den verantwortlichen Personen besprochen. Möglicherweise kann das eine oder andere Finding bereits an dieser Stelle ausgeräumt werden. Die Einstufung von Findings ist meist wie folgt:

— **Minor**: Abweichungen von anerkannten Verfahren/Bestimmungen, die **keine negativen Auswirkungen** auf Prüfungsteilnehmer/Daten haben, aber angemessen zu korrigieren sind.

— **Major**: Die Qualität/Integrität der Daten oder die Rechte und die Sicherheit von Prüfungsteilnehmern **könnten gefährdet werden**, wenn diese Praktiken fortgesetzt werden (erhebliche Defizite und direkte Verstöße gegen GCP-Prinzipien).

— **Critical**: Die Qualität/Integrität von Daten oder die Rechte und die Sicherheit von Prüfungsteilnehmern **sind direkt gefährdet**.

Beispiel

1. Nichtroutinemäßige Untersuchungen, die nur aufgrund des Prüfplans erforderlich waren, wurden direkt in das CRF eingetragen, jedoch nicht in der Krankenakte des Patienten. Die direkte Eintragung in das CRF war im Prüfplan nicht beschrieben, und es lag keine andere schriftliche Vereinbarung vor → meist: minor/major, je nach Häufigkeit.

2. Keine korrekte Dokumentation der Temperaturkontrolle für die Medikationslagerung → meist: major/critical, je nach Temperaturempfindlichkeit der Prüfware.

3. Abnahme zusätzlicher Blutproben, z. B. für Substudien ohne dass der Patient aufgeklärt wurde → critical.

4. Im Rahmen der Studie wurden Untersuchungen von nicht entsprechend qualifizierten Mitgliedern der Prüfgruppe bzw. von »Nichtmitgliedern« der Prüfgruppe durchgeführt → meist: major.

Die Einteilung in die Kategorien minor, major oder critical ist nicht starr vorgegeben, sondern hängt vom jeweiligen Auditor/Inspektor und/oder der Gesamtsituation vor Ort ab. Häufen sich z. B. per se als »minor« eingestufte Findings, können diese aufgrund der Menge dennoch zu einem als »major« kategorisierten Finding hochgestuft werden.

13.3.3 Abschluss und Nachbereitung Ablauf

Sie werden nach Beendigung des Audits/der Inspektion an Ihrer Prüfstelle eine schriftliche Zusammenfassung (Audit- oder Inspektionsbericht) mit Listung aller Findings erhalten. Darin werden Sie aufgefordert, innerhalb eines genannten Zeitraums und unter Berücksichtigung folgender Fragen zu allen Findings ausführlich Stellung zu nehmen:

 Warum ist es dazu gekommen?
 Wie soll dieses Finding behoben werden?
 Wie soll ein erneutes Vorkommen verhindert werden?

Diese drei Punkte lassen sich unter einem Begriff »CAPA« = Corrective And Preventive Action zusammenfassen.

Kurz gesagt: Fehler passieren – es ist aber wichtig, diese entsprechend zu dokumentieren, zu korrigieren und entsprechende Maßnahmen zu implementieren, um deren erneutes Auftreten zu verhindern.

> **Praxistipp**
>
> Sollte Sie Ihr Monitor nicht sowieso schon während des Audits/der Inspektion unterstützt haben, binden Sie Ihn an dieser Stelle auf jeden Fall wieder ein. Es kann Findings geben, bei denen Sie Informationen oder eine Stellungnahme des Monitors oder des Sponsors benötigen.

Art und Umfang der gefundenen Mängel bestimmen die Maßnahmen, die zur Erhebung ergriffen werden müssen. Treten im Rahmen einer Inspektion z. B. erhebliche Mängel auf, wird der Inspektionsbericht gemäß GCP-V §15 der zuständigen Ethikkommission, bei multizentrischen klinischen Prüfungen auch der federführenden Ethikkommission, zur Verfügung gestellt.

 Bitte denken Sie daran, alle Dokumente und die Korrespondenz Inspektionen betreffend entsprechend den Sponsorvorgaben sowohl in Ihrem Prüferordner zu hinterlegen als auch dem Sponsor für seine Unterlagen zur Verfügung zu stellen.
Für Audits erhalten Sie in der Regel nur ein Auditzertifikat zur Ablage in Ihrem Prüferordner.

13.4 Unterschiede Monitoring, Audits und Inspektionen

Nachfolgend finden Sie nochmals die Unterschiede Monitoring, Audits und Inspektionen auf einen Blick ▢ Tab. 13.3:

Tab. 13.3 Unterschiede Monitoring, Audits und Inspektionen (Mit freundl. Genehmigung der Winicker-Norimed GmbH)

	Monitoring	Audits	Inspektion
Wer	Monitor	Unabhängige Einheit des Sponsors	Behörden
Fokus	Durchführung der klinischen Prüfung	Compliance der Prüfungsdurchführung	Überprüfung der Patientensicherheit und Datenvalidität
Wann	Während der gesamten klinischen Prüfung	Einmalig - Momentaufnahme	Einmalig - Momentaufnahme
Durchführung	Muss	Kann	Kann

Egal, ob ein vom Sponsor durchgeführtes Audit oder eine durch die Behörden veranlasste Inspektion, beides bedeutet für Sie einen zusätzlichen Zeit- und auch Arbeitsaufwand. Im Falle einer Inspektion kommen noch die Gebühren für die Durchführung der Inspektion auf Ihre Prüfstelle zu – diese werden gewöhnlich durch den Sponsor erstattet.

Dennoch ist ein Audit oder eine Inspektion als Chance zu sehen. Manchmal ist man so in seinen Abläufen, Routine und Hektik »gefangen« ist, dass es von Vorteil sein kann, alles von einem anderen Standpunkt aus zu sehen. Sich von außerhalb Tipps und Ratschläge zu holen. Dadurch wird, die Studiendurchführung effektiver und »sicherer«.

Selbst wenn es Findings gibt, bekommen Sie hier die Möglichkeit, gegenzusteuern und das Schlagwort CAPA in Ihren Studienalltag zu integrieren. Vielleicht werden ihre Abläufe einfacher, effektiver und sicherer.

Inhalt und Ordnungsprinzip eines Prüferordners

Kirsten Welz

C. Fiedler, B. Raddatz (Hrsg.), *Study Nurse / Studienassistenz*,
DOI 10.1007/978-3-662-45423-7_14, © Springer-Verlag Berlin Heidelberg 2015

14.1   Dokumentation

Die goldene Regel der klinischen Prüfung ist allseits bekannt: »Was nicht dokumentiert ist, ist nicht geschehen!« Dies bezieht sich nicht nur auf die Durchführung der Patientenvisiten im Rahmen einer Studie, sondern auf die gesamte Handhabung der Studie, sowohl beim Sponsor, der ggf. beauftragten Clinical Research Organization (CRO), als auch am Prüfzentrum.

Gute Klinische Praxis (Good Clinical Practice; GCP) basiert auf zwei fundamentalen Grundsätzen:

 Zum einen werden die Rechte, die Sicherheit und das Wohlergehen der Studienteilnehmer als oberstes Gebot betrachtet.

 Zum anderen wird die Wichtigkeit von »glaubwürdigen Daten«, die in einer Studie gewonnen werden, hervorgehoben.

Eine Studie ist nur dann GCP-konform, wenn alle Studieninformationen so gehandhabt werden, dass jederzeit die Daten korrekt ausgewertet, interpretiert und überprüft werden können. Somit ist die Dokumentation im Rahmen einer Studie die Basis auf der vor, während und nach Beendigung eine Beurteilung erfolgen kann ob alles »ordentlich und gut« oder »intransparent und nicht nachvollziehbar« abgelaufen ist.

Dieses sehr »bürokratische Überdokumentieren« erscheint auf den ersten Eindruck übertrieben und überflüssig, dennoch ist jeder stark reglementierte Zustand zumeist aus schlechten Erfahrungen aus der Geschichte heraus entstanden.

Ein Beispiel sei genannt, welches bis heute in viele Regularien in Deutschland nachklingt. In den 1950er/1960er Jahren herrschte allgemeine Aufbruchsstimmung in Deutschland. Der Krieg war zu Ende und Wohlstand schien für jeden möglich. Dies reflektierte sich auch in dem starken Bedürfnis Krankheiten zu heilen oder zumindest zu mildern. Schnell wurde zur Tablette gegriffen und der Pharmamarkt profitierte. Laut Bundesgesundheitsamt, dem heutigen Bundesinstitut für Arzneimittel und Medizinprodukte (BfArM), kamen zu Beginn der 1960er Jahren in der Bundesrepublik jeden Monat durchschnittlich 75 Medikamente neu auf den Markt (Statistics 2013). Aufaddiert ergibt dies die beeindruckende Menge von 900 Präparaten/Jahr. Im Vergleich dazu vermeldet der Verband der forschenden Pharmaunternehmen (VfA) in seiner jährlichen Statistik für 2012 eine Markteinführung von gerade mal 24 Präparaten mit neuen Wirkstoffen in Deutschland (Statistics 2013).

Der naive Umgang der Gesellschaft bzgl. der sorglosen Einnahme von Medikamenten wurde jäh beendet durch das Bekanntwerden des Contergan-Skandals im November 1961 (von Schwerin 1961). Die Einnahme der damals als harmlos geltenden Schlaftabletten führte zur Geburt von Kindern mit verkürzten Gliedmaßen und dies nicht nur in Deutschland. Dieser Skandal stieß in Deutschland eine Reform des Arzneimittelgesetzes an, dass allerdings erst 1976 in Kraft trat. Seit diesem Zeitpunkt müssen neue Arzneimittel einem Zulassungsverfahren unterworfen werden, um die Wirksamkeit, Unbedenklichkeit sowie deren Qualität nachzuweisen. Dieser Skandal und weitere, weltweit verbreitete Unglücke im Rahmen von Medikamentenerforschungen sowie das Bedürfnis Effekte von Medikamente anhand verlässlicher Daten länderübergreifend beurteilen zu können, führten zu einer höheren Regulierung der Durchführung von klinischen Studien. Eine wichtige Errungenschaft aus diesen Erfahrungen ist das Ziel Studien transparent und dauerhaft nachvollziehbar durchzuführen. Im Folgenden soll das zentrale Element der **Dokumentation in klinischen Studien** besprochen werden.

14.2   Trial Master File

Die ISO-Richtlinie 14155:2011 für Medizinproduktestudien sowie die »Richtlinie zur Guten Klinischen Praxis-E6 (ICH-GCP E6; ▶ http://www.ich.org/products/guidelines/efficacy/article/efficacy-guidelines.html) geben ein Minimum an Dokumenten vor, die in einer Studie vorliegen müssen. Auf Seiten des Sponsors muss jegliche Dokumentation bzgl. der Produktion eines Prüfpräparats/Prüfprodukts, alle Behördengenehmigungen der Länder zur Durchführung der Studie, das Studienprotokoll, Korrespondenz mit Ethikkommissionen und deren Beurteilungen, Dokumente zum statistische Analysenverfahren, der abschließende Studienreport etc. aufbewahrt werden. Diese äußerst wichtigen Unterlagen werden im GCP-Fachterminus »Essential Documents« genannt. Diese Unterlagen werden auf Seiten des Sponsors im sog. »Trial Master File« (TMF) aufbewahrt.

14.3 Prüferordner

Der Prüferordner, der bereits zu Beginn einer Studie am Prüfzentrum etabliert sein sollte, ist das »prüfstellenspezifische Spiegelbild« des TMFs und enthält ebenfalls alle »Essential Documents«. Diese dienen der Überprüfung der Studiendurchführung und der Qualität an der Prüfstelle. Der Prüferordner wird im GCP-Sprachgebrauch auch **Investigator Folder** (IF), Investigator Site File (ISF) – in Medizinproduktestudien auch manchmal »Regulatory Binder«, oder »Administrative Binder« genannt. Wenn auch die Bezeichnungen vielfältig sind, so ist der Inhalt sehr ähnlich – da alle Ordnerstrukturen mehr oder weniger ihre Wurzeln im ▶ Kapitel 8 der ICH-GCP E6-Richtlinie haben. Es gibt allerdings auch Studienformen z. B. nichtinterventionelle Studien (NIS), früher Anwendungsbeobachtungen genannt, in denen der Prüferordner weniger voluminös sein kann als bei klassischen Zulassungsstudien.

14.3.1 Struktur des Prüferordners

Bis auf wenige Ausnahmen, finden sich alle Unterlagen, welche die Prüfstelle betreffen als Kopie oder Original im TMF wieder. Im Folgenden wird ein typischer Prüferordner einer klinischen Phase-III-Arzneimittelstudie, also mit einem noch nicht zugelassenen Prüfpräparat, besprochen (◘ Tab. 14.1). Die aufgeführte Reihenfolge kann variieren, der Inhalt bleibt nahezu gleich. Bei speziellen Studienanforderungen kann es noch weitere »besondere Dokumentation« geben. Diese werden hier nicht dargestellt.

14.3.2 Note-to-files

Eine Note-to-file ist eine »Information, die in den Ordner eingefügt wird« um einen Zustand zu dokumentieren, der nicht »GCP-konform« ist. Die Note-to-file dient der Dokumentation einer Abweichung von der Standardprozedur innerhalb der Studiendurchführung. Im Falle des Prüferordners muss Sorge getragen werden, dass alle »Essential Documents« jederzeit im Ordner vorliegen. Werden Dokumente außerhalb des Prüferordners aufbewahrt, so muss ein Dokument erstellt und an entsprechender Stelle abgelegt werden, welches einen Hinweis gibt, wo die entnommenen Unterlagen zu finden sind. Ein geläufiges Beispiel ist der Prüfervertrag, der oftmals separat aufbewahrt wird. Anstelle des Vertrags sollte hier nun eine Information abliegen z.B .: »Der Prüfervertrag der Studie XY wird in der Verwaltung aufbewahrt. Weitere Informationen erteilt Dr. AB«. Mit Hilfe solcher Hinweise wird sichergestellt, dass der Prüferordner jederzeit eine eigenständige Dokumentensammlung darstellt, die vollumfänglich Informationen über die Durchführung der Studie bereithält. Selbst wenn Teile davon nicht im Ordner vorliegen – so müssen diese Informationen leicht zu beschaffen sein.

14.3.3 Archivierung

Der Prüferordner ist auch nach Studienende von Wichtigkeit, z. B. für eine Inspektion/Audit, daher muss dieser sicher archiviert werden. Generell sind in Deutschland ärztliche Unterlagen mindestens 10 Jahre nach Abschluss der Behandlung aufzubewahren, in manchen Krankenhäusern werden die Dokumente entsprechend der lokalen Richtlinien auch über die 10 Jahre hinaus archiviert. In Zulassungsstudien werden die Studienunterlagen meist ebenfalls länger (15 Jahre) aufbewahrt. Es gibt Sonderfälle, die eine noch längere Archivierung vorschreiben – z. B. in Studien, bei der die Röntgenschutzverordnung Anwendung findet (30 Jahre). Auskunft gibt hier das jeweilige Studienprotokoll.

■ **Tab. 14.1** Prüferordner

1. Kontaktadressen

Liste aller beteiligter Prüfstellen	Ermöglicht die Kontaktaufnahme zwischen den Prüfstellen und Sponsor/Personal bzw. dessen Repräsentanten
Liste der beteiligten Personen von Sponsorseite, z. B. Monitor	Gibt Einblick, wer an der Studie mitgearbeitet hat, sämtliche Telefonnummer für Kontaktaufnahme

2. Studienprotokoll

Studienprotokoll	Das Studienprotokoll als Kernelement der Studiendurchführung muss immer abgelegt sein, sodass das Dokument als Quelle zum Nachschlagen stets verfügbar ist
Unterschriftsseiten vom Sponsor und Prüfer	Der Sponsor belegt durch »seine« Unterschriften, dass das Protokoll gültig ist und der Prüfer belegt durch seine Unterschrift, dass er das Protokoll gelesen hat und sich an die Vorgaben halten wird
Amendments zum Protokoll und dazugehörige Unterschriftenseiten	Änderungen zum Protokoll dürfen nur »per Amendment« durchgeführt werden: Diese schriftliche Änderungen werden entweder im bestehenden Protokoll implementiert oder als separates Dokument geführt. Analog zum Protokoll, dokumentieren separate Unterschriftenseiten die Gültigkeit des Amendments

3. Case Report Forms (CRF) – Fallberichtsbögen

Kopie des blanko-CRFs: Bei eCRF: Ausdruck der elektronischen »Seiten« Papier CRF: Kopie der Papier-CRF-Seiten	Ein Ausdruck des CRFs, sowie Kopien nachträglicher Änderungen des blanko-CRFs belegen. Dies soll dokumentieren anhand welcher Version des CRFs die Daten erhoben wurden
Vollständige, unterschrieben CRFs	Die Prüfstelle muss ein Exemplar der ausgefüllten CRFs der jeweiligen Patienten vorliegen haben, bzw. zugänglich machen können
Trainingsmaterial	Trainingsmaterialien sollen den Umgang, insbesondere mit elektronischen CRFs vereinfachen
Studienpersonaldokumentation: Trainingszertifikate, Erklärung zur Vertraulichkeit von Passwörtern etc.	Alle Personen, die CRF-Eintragungen vornehmen, müssen hierfür geschult werden – als Nachweis dient ein Trainingszertifikat. Bei elektronischen CRFs wird häufig eine zusätzliche Einverständniserklärung aller Personen eingeholt, dass die vergebenen Passwörter vertraulich zu handhaben sind und dass eine elektronische Unterschrift ebenso Gültigkeit hat wie eine klassische Unterschrift

4. Patientenunterlagen

Versicherung (ggf.)	Bei interventionellen Studien muss immer eine Versicherung zum Schutz des Patienten abgeschlossen werden (▶ Kap. 7)
Patienteninformation/Einwilligungserklärung	Ein Blankodokument aller Versionen der von der Ethikkommission genehmigten Patienteninformation und Einwilligungserklärung sowie die vom Patienten unterschriebenen Versionen müssen abgelegt werden und verbleiben ausschließlich am Zentrum
Patienten Screening Log	Das Screening Log führt alle Patienten – ohne Namensangabe – auf, die für die Studie in Betracht gezogen oder auf eine potenzielle Studienteilnahme angesprochen wurden. Diese Liste wird geführt, bevor der Patient die Einwilligungserklärung unterschrieben hat und dient als Nachweis, dass der Prüfer alle potenziell geeigneten Patienten angesprochen hat
Patienten Enrolment Log (Einschluss-Log)	Enrolment Log erfasst alle Patienten, die eine Einwilligungserklärung unterschrieben haben, ohne dass der Name des Patienten aufgeführt wird, unabhängig ob der Patient in der Studie verbleibt oder nicht

◻ Tab. 14.1 Fortsetzung

Patienten-Identifikationsliste	Auflistung aller Studienpatienten, die eine Einwilligungserklärung unterzeichnet haben mit ihren persönlichen Daten: Name, Geburtsdatum – diese Liste ist das einzige Verbindungsglied, welches den »wahren« Patienten mit der Studiennummer in Verbindung bringt. Daher ist sie streng vertraulich zu behandeln und sorgfältig aufzubewahren! Diese Liste verbleibt ausschließlich an der Prüfstelle
Weiteres Informationsmaterial/Werbung/Poster/Flyer etc.	Belegexemplare weitere Materialien, die den Patienten zwecks Information ausgehändigt werden

5. Medikation und weitere Studienunterlagen

Investigator's Brochure (IB) und Updates	Beinhaltet alle relevanten und aktuellen wissenschaftlichen Erkenntnisse über das Prüfprodukt
Liefer-/Versandunterlagen, Bestandslisten (Inventory Logs; Accountability Logs)	Studienmedikation darf nicht offiziell vertrieben werden und unterliegt strengen Auflagen zur Dokumentation: Dies betrifft den Versand zwischen Sponsor und Prüfstelle, aber auch zwischen Prüfstelle und Patienten. Die Einnahmetreue beim Patienten wird ebenfalls dokumentiert (▶ Kap. 10)
Temperature Logs	Häufig muss die Medikation temperaturkontrolliert geliefert/gelagert werden. Diese Logs dienen dem Nachweis der entsprechenden Handhabung des Medikamentes und dass diese somit verwendet werden darf
Interactive Voice Response System (IVRS) oder Interactive Web Response System (IWRS)	In den meisten Studien wird die Studienbehandlung per Randomisierung zugeteilt. Dies kann z. B. über eine internetbasierte Anwendung oder per Telefon erfolgen (IRS). Das System erteilt Auskunft darüber, welche Medikationspackung an den Patienten ausgegeben werden soll
Notfallentblindungsunterlagen z. B. Kuvert	Über diese Systeme kann im Notfall die Behandlungszuteilung in Erfahrung gebracht werden (Entblindung)

6. Zentrallabor bzw. weitere Tests

Instruktionen für Probenabnahme, Versendung, Korrespondenz, Laborreports	Handbücher (Lab Manuals) werden meistens vom Zentrallabor zur Verfügung gestellt, hier gilt ebenfalls das alle Lieferscheine etc. aufbewahrt werden müssen: Die Untersuchungsergebnisse (Lab Reports) werden meist in den Patientenunterlagen aufbewahrt
Laborzertifikate und Referenzwerte	Dient dem Nachweis, dass das Labor entsprechend des aktuellen Standards analysiert hat
Bei weiteren Tests: Instruktionen und Versanddokumentation	Bei weiteren Test-Verfahren, z. B. EKGs mit zentraler Auswertung, muss ebenfalls die Instruktions- und Versanddokumentation abgelegt werden

7. »Safety-Information« – Sicherheitsinformationen

SAE-Report-Formulare	Liegt ein schwerwiegendes unerwünschten Ereignis (SAE) vor, muss die Prüfstelle dies berichten. Zu diesem Zweck werden häufig Formulare zur Berichterstattung vom Sponsor bereitgestellt. Eine Kopie des ausgefüllten Reports ist abzulegen
SUSAR-Reports etc.	Dies sind Berichte über unerwartete, unbekannte SAEs an einer anderen Prüfstelle mit wahrscheinlich kausalem Zusammenhang mit der Prüfmedikation. Diese Information muss jedem Prüfer zur Verfügung gestellt werden

8. Ethikkommission (EK)

Korrespondenz	Jeglicher Schriftverkehr mit der Ethikkommission, der die Prüfstelle betrifft, sollte im Ordner abgelegt werden

◻ Tab. 14.1   Fortsetzung

Stellungnahmen: zustimmende Bewertungen, Eth ikkommissionszusammensetzung etc.	Aus der Dokumentation muss klar hervorgehen, dass die Ethikkommission die Teilnahme der Prüfstelle an der Studie genehmigt hat. Bei substanziellen Amendments sowie Änderungen der Patienteninformation/Einwilligungserklärung muss eine erneute zustimmende Bewertung vorliegen, bevor die geänderten Unterlagen am Prüfzentrum Anwendung finden
Annual Reports	Kopie des jährlichen Berichts an die EK
9. Behörden	
Korrespondenz/Anzeige der Studie bei lokalen Behörden	Jeglicher Schriftverkehr mit der lokalen Behörde, der die Prüfstelle betrifft, muss abgelegt werden
Korrespondenz/Genehmigung: Bundesoberbehörde: BfArM oder Paul-Ehrlich-Institut (PEI)	Alle Korrespondenz, zumindest aber die Genehmigung der Bundesbehörde ist abzulegen, dies gilt ebenfalls für substanzielle Amendments
10. Studienpersonal	
Signature Sheet	Häufig ein kombiniertes Dokument von »Authorized Delegation« und »Signature sheet«, worin der Prüfer weiteres Studienpersonal zur Teilnahme, nebst ihrer Rolle autorisiert
Lebensläufe	Der Lebenslauf dient dem Nachweis über die Qualifikation der Person und darüber welche Rolle dieser in der Studie hat
Trainingsnachweise	Jeder muss entsprechend seiner Rolle trainiert werden bevor mit der Studientätigkeit begonnen wird. Dieses erfolgte Training ist zu dokumentieren
11. Verträge/Finanzielles	
Vertraulichkeitserklärungen	Zu Beginn einer Studie wird vom Prüfer eine Erklärung eingeholt, dass die Studieninformationen vertraulich zu behandeln sind
Verträge	Alle Studienaktivitäten und die finanzielle Vergütung müssen in einem Vertrag zwischen Prüfer und Sponsor geregelt werden
Financial Disclosure	In den meisten Studien muss das Studienpersonal oder Teile des Studienpersonals offenlegen, ob eine finanzielle Verflechtung mit dem Sponsor vorliegt. Dies dient der Transparenz, ob ggf. eine potenzielle Einflussnahme auf die Ergebnisse vorliegen könnte
12. Monitoring	
Visit Log	Dient der Dokumentation, wer wann zu welchem Zweck innerhalb der Studie die Prüfstelle besucht hat
Monitoring Reports	Meist wird hier nur der Bericht über den Initiierungsbesuch abgelegt und dient der Dokumentation, wer von der Prüfstelle teilgenommen hat und vom Monitor trainiert wurde
13. Verschiedenes	
Unterlagen vom Prüfertreffen: Agenda, Teilnehmerliste	Gibt Information über den Inhalt des Prüfertreffens und dient dem Nachweis, wer teilgenommen hat
Allgemeine Korrespondenz	Alle Korrespondenz zwischen Sponsor bzw. Monitor und Prüfstelle sowie studienrelevante Korrespondenz mit anderen Parteien soll abgelegt werden

14.3.4 Wertigkeit des Prüferordners

Der Prüferordner ist ein zentrales Kernelement, welches den Anforderungen der ICH-GCP E6-Richtlinie nachkommt. Der Ordner ist Bestandteil der Bewertungsgrundlage, ob eine Prüfstelle GCP-konform arbeitet. Dieser ist somit von außerordentlicher Wichtigkeit. Im Falle einer Inspektion wird erfahrungsgemäß zu 50% das Augenmerk auf diese Dokumentation gelegt. Die Pflege des Prüferordners ist häufig ein Aufgabenbereich, der von »Study Nurses« übernommen wird. Daher sollte dieser die gleiche Aufmerksamkeit erhalten wie die Durchführung der Studienvisiten und deren Dokumentation.

Literatur

► http://www.ich.org/products/guidelines/efficacy/article/efficacy-guidelines.html
Statistics 2013 – Die Arzneimittelindustrie in Deutschland.
► http://www.vfa.de/download/statistics-2013.pdf
von Schwerin A (1961) Die Contergan-Bombe. Der Arzneimittelskandal und die neue risikoepistemische Ordnung der Massenkonsumgesellschaft. Arzneimittel des 20. Jahrhunderts. Transcript Science Studies

Laborarbeiten, Probenabnahme

Catherina Kühl

C. Fiedler, B. Raddatz (Hrsg.), *Study Nurse / Studienassistenz*,
DOI 10.1007/978-3-662-45423-7_15, © Springer-Verlag Berlin Heidelberg 2015

15.1 Abnahme von Laborproben innerhalb klinischer Studien

Innerhalb klinischer Studien der Phasen I–III und häufig in Phase-IV-Studien werden in regelmäßigen Abständen Laborparameter abgenommen und kontrolliert. Die Art und der Umfang der Untersuchungen sind im Studienprotokoll definiert. Bei Bedarf können unplanmäßige Nachkontrollen stattfinden. Die Entnahme von Laborproben und deren Verarbeitung darf nur von dafür autorisiertem Personal durchgeführt werden.

Die Erhebung klinischer Laborwerte aus Blut, Urin, Hautproben, Gelenkflüssigkeit usw. dient zunächst zur Bestätigung der Einhaltung der für den Studieneinschluss nötigen Einschlusskriterien (Screening). Hierfür werden häufig Infektionskrankheiten, Drogenabusus und bestehende Schwangerschaft ausgeschlossen.

Die Ersterhebung und Verlaufskontrolle von Laborparametern dient der Patientensicherheit. In manchen Studien stellen definierte Laborwerte Studienzielparameter dar (z. B. Entzündungswerte in Rheumastudien). Zudem wird die Verträglichkeit und Wirksamkeit der Prüfsubstanz überprüft sowie die Pharmakokinetik und -dynamik. Die Bestimmung der Pharmakogenetik dient dem Erkenntnisgewinn möglicher Veränderungen durch die Prüfsubstanz im genetischen Bereich.

15.1.1 Koordination von Laborarbeiten

Die Häufigkeit und die Bestimmungsparameter der Laborproben können, je nach Studie, sehr unterschiedlich sein.

Eine Übersicht über alle Laborarbeiten sind aus dem »Flow Chart« und dem Laborhandbuch (Lab Manual) zu entnehmen. Hier ist festgehalten, ob Blutentnahmen z. B. nüchtern erfolgen sollen. Manchmal ist die Einhaltung einer bestimmten Reihenfolge der Abnahmeröhrchen bei der Probenentnahme wichtig. Dies dient der Vermeidung von möglichen Verfälschungen der Ergebnisse durch die unterschiedlichen chemischen Zusätze in den Blutentnahmeröhrchen.

> **Praxistipp**
>
> Alle benötigten Materialien zur Blutentnahme sollten rechtzeitig vorbereitet und auf Vollständigkeit überprüft werden. So ist gewährleistet, dass der Patient zur Blutentnahme nur einmal punktiert werden muss, um alle erforderlichen Proben zu gewinnen.

Zur Aufbereitung der Probematerialien gibt es unterschiedliche Verarbeitungsbedingungen. Manche werden zur Gewinnung von Serum oder Plasma bei bestimmter Umdrehungszahl und Temperatur zentrifugiert und mit einer Pipette in ein anderes Transportröhrchen überführt. Andere Proben werden zunächst inkubiert (im Wärmeschrank brütet) oder es werden Ausstriche auf Objektträgern angefertigt. Die Lagerung und Verschickung der Laborproben erfolgt je nach Stabilität des zu prüfenden Parameters bei Raumtemperatur oder gefroren.

> ❯ Es ist wichtig, die Verarbeitungsvorschriften für die unterschiedlichen Laborproben zu kennen und einzuhalten. Nur so werden valide Befunde erhoben.

15.2 Zentrallabor oder lokales Labor

Die Bestimmung der Laborparameter innerhalb klinischer Studien kann sowohl durch ein lokales als auch durch ein zentrales Labor durchgeführt werden. Meist bestimmt der Sponsor das für die jeweilige Studie zuständige Labor.

15.2.1 Zentrallabor

Insbesondere bei der Durchführung von multizentrischen Studien werden externe Zentrallabore eingesetzt. Alle benötigten Materialien zur Probengewinnung und Verschickung für z. B. Blut, Urin und Biopsien werden von diesem Labor zur Verfügung gestellt. Im Laborhandbuch (Lab Manual) befindet sich eine Übersicht der Materialien, eine genaue Verarbeitungsvorschrift der Proben sowie die Normwerte, die Maßeinheiten, die Methodik (Testverfahren) und die Qualitätszertifikate des Labors. Dadurch ist gewährleistet, dass die Proben aller Zentren unter gleichen Bedingungen und Testverfahren analysiert werden. Alle Normwerte für die Laborparameter und die Materialien für die Probenentnahme sind somit identisch. Das erleichtert die Auswertung und Vergleichbarkeit.

Laborwertabweichungen außerhalb des Normbereichs werden markiert und evtl. gehäufte Abweichungen der gleichen Parameter werden direkt erfasst. So hat der Sponsor einen unmittelbaren Einblick in mögliche, ggf. kritische Laborwertveränderungen und kann die Laborbefunde mit entsprechenden Hinweisen versehen. Durch Retests werden abweichende bzw. pathologische Laborwerte überprüft. Dies dient in erster Linie der Patientensicherheit.

15.2.2 Lokales Labor

Bei monozentrischen, manchmal auch bei multizentrischen Studien können die Laborparameter durch ein lokales Labor erhoben werden. Dadurch entfällt der aufwendige Transport der Proben in ein externes Labor.

Beim Einsatz eines lokalen Labors der Prüfstelle müssen dem Prüfer und Sponsor die genaue Adresse des Labors, die Akkreditierung, Qualitätszertifikate, Normwerte, Maßeinheiten und Testverfahren zur Verfügung gestellt werden. Die Befunde werden erst durch den Monitorbesuch in der Prüfstelle dem Sponsor zugänglich.

> Der Einsatz eines Zentrallabors vereinfacht die Bewertung der Laborbefunde bei multizentrischen Studien enorm. Allerdings ist der organisatorische und logistische Aufwand im Vorfeld erheblich und eine korrekte Verpackung und Verschickung des Probenmaterials notwendig.

15.3 Benötigtes Material

Die zur Gewinnung der Laborproben erforderlichen Materialien wie Blutentnahme- und Über-

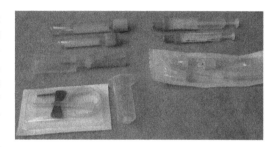

◘ **Abb. 15.1**   Abnahmeröhrchen. *rechts* Sarstaedt-Monovetten, *links* Vakutainer-System

führungsröhrchen, Biopsiestanzen, Objektträger usw. sind vor Beginn einer klinischen Studie klar definiert.

Findet die Bestimmung der Laborparameter im lokalen Labor statt, werden die dort verfügbaren Materialien verwendet. Die Infrastruktur für den Transport der Proben in das Labor entspricht der dortigen Routine.

Bei Einbindung eines externen Zentrallabors werden alle erforderlichen Labormaterialien, inkl. Verschickungs- und Verpackungsmaterial, vor Studienstart an die Studienzentren verschickt. In einigen Fällen gibt es im Vorfeld die Wahlmöglichkeit für bestimmte Materialien. Es kann z. B. bei Blutentnahmeröhrchen zwischen Sarstaedt-Monovetten oder Vakutainer-System gewählt werden (◘ Abb. 15.1).

Es ist üblich, dass alle erforderlichen Materialien, die für die Durchführung einer bestimmten Studienvisite erforderlich sind, in sog. Kits zusammengefasst werden. In einem solchen Kit befinden sich der Begleitschein (Accession- oder Requisition Form), die Blutentnahmeröhrchen, die Verschickungsröhrchen, Objektträger und genormtes Verpackungsmaterial. Alle enthaltenen Materialien eines Kits sind durch einen einmaligen Barcode gekennzeichnet und dadurch eindeutig zuzuordnen. Deshalb dürfen keinesfalls Materialien zwischen unterschiedlichen Kits ausgetauscht werden. Falls Austauschmaterial benötigt wird muss dieses mit den ebenfalls bereitgestellten Ersatzetiketten des Ursprungskits versehen werden.

Diese vorgefertigten Kits können für eine definierte Studienvisite bestimmt sein oder für mehrere unterschiedliche. In diesem Fall wird die Studienvisite auf dem Begleitschein gekennzeichnet.

Zu Beginn einer klinischen Studie erhält jede Prüfstelle eine definierte Menge an Labormaterial, um den Grundbedarf für den Studienstart zu sichern. Die Menge und Anzahl des Materials kann stark variieren. Dies kann zu Engpässen an Lagermöglichkeiten an der Prüfstelle führen. Die Nachlieferung des Labormaterials kann unterschiedlich geregelt sein. In manchen Fällen erfasst das laboreigene System den Bestand an der jeweiligen Prüfstelle und die Nachlieferung verbrauchter Materialien erfolgt automatisch. Meistens ist die Studienassistenz für die Nachbestellung der Studienmaterialien verantwortlich. Dies erfordert Aufmerksamkeit und Vorausplanung, garantiert jedoch, dass an der Prüfstelle die tatsächlich benötigten Materialien ausreichend vorhanden sind. Die Kapazität der Lagermöglichkeiten kann so sinnvoll gesteuert werden. Die begrenzte Haltbarkeit des Labormaterials ist dabei zu beachten.

> **Praxistipp**
>
> Um einen problemlosen Ablauf der Studienvisiten und Laborprobengewinnung zu gewährleisten, ist es wichtig, die Bestände der vorhandenen Labormaterialien regelmäßig zu überprüfen und vorausschauend benötigtes Material nachzubestellen.
> Jedes Kit verfügt über eine einmalige Barcodekennzeichnung zur Identifizierung der Proben.

15.4   Verschickung von Laborproben

15.4.1 Kennzeichnung und Mitarbeiterqualifikation zum Versand von Laborproben

Bei der Verschickung von Laborproben sind die Grundlagen für Gefahrguttransporte zu beachten. Diese unterscheiden sich je nach Transport auf dem Verkehrsträger Straße (das ADR) und den Lufttransport (die IATA-DGR) und sind in ▶ Kap. 16 detailliert aufgeführt.

Gefährliche Güter werden, je nach deren Beschaffenheit, in unterschiedliche Gefahrklassen eingeteilt und entsprechend gekennzeichnet. Die von den Prüfstellen üblicherweise verschickten

Laborproben fallen unter die Klassifizierung von ansteckungsgefährlichen Stoffen 6.2, Biologischer Stoff, Kategorie B und sind mit der UN-Nummer 3373 zu kennzeichnen. Die Kennzeichnung muss einer vorgegebenen Norm entsprechen.

Mitarbeiter, die mit der Versandvorbereitung und Verschickung von Laborproben betraut sind müssen entsprechend geschult sein. Für den Straßentransport (ADR) genügt eine ausführliche Unterweisung. Diese muss in regelmäßigen Abständen von ca. 2 Jahren durch Auffrischungskurse aktualisiert werden. Personen, die Materialen für den Lufttransport (IATA-DGR) vorbereiten, müssen vor Aufnahme dieser Tätigkeit an einer anerkannten Schulung mit Prüfung teilgenommen haben. Das erworbene Zertifikat hat eine Gültigkeit von 2 Jahren und muss vor Ablauf erneuert werden.

15.4.2 Versand von Laborproben bei Raumtemperatur

Für den Versand werden alle vorgegeben Laborproben vorschriftsgemäß verarbeitet und in die entsprechenden Transportbehälter überführt. Der Begleitschein des Laborkits dient zum Überblick und als Checkliste, ob alle Proben vollständig und entsprechend vorbereitet vorliegen. Der Versand bei Raumtemperatur oder auf Trockeneis sollte ebenfalls nochmal abgeglichen werden, um Fehler zu vermeiden. Der Begleitschein muss vollständig ausgefüllt sein und für unterschiedliche Versandarten (bei Raumtemperatur oder auf Trockeneis) müssen entweder Durchschläge vorliegen oder Kopien angefertigt werden. Ein Durchschlag bzw. eine Kopie wird an der Prüfstelle bei den Patientenunterlagen abgelegt.

Biologische Stoffe der Kategorie B nach UN 3373 müssen gemäß der Verpackungsanweisung 650 verschickt werden. Die Proben befinden sich in einem Primärgefäß, das bei flüssigen Stoffen von einem saugfähigen Material, z. B. Flies, umgeben ist. Das Primärgefäß wird in eine auslaufsichere Sekundärverpackung gepackt und schließlich in eine stabile Außenverpackung (◨ Abb. 15.2). Eine Liste des Inhalts bzw. der Begleitschein wird zwischen Sekundär- und Außenverpackung beigelegt.

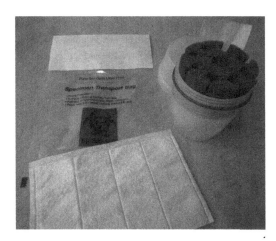

■ Abb. 15.2 Beispiel für Sekundärverpackung

Auf dem Versandstück muss sich eine rautenförmige Kennzeichnung mit der Aufschrift »UN 3373« und die Benennung für die Beförderung »Biologischer Stoff, Kategorie B« bzw. »Biological substance, category B, in jeweils definierten Größen, befinden. Im Luftverkehr müssen zudem Name und Anschrift des Empfängers und Name sowie Telefonnummer einer verantwortlichen Person auf der Verpackung oder dem Versandschein vermerkt sein. Der Versandschein muss vollständig ausgefüllt vorliegen. Bei Probenverschickung an Freitagen, die samstags das Labor erreichen sollen, muss zusätzlich die Kennzeichnung »Saturday Delivery« angebracht und auf dem Versandschein vermerkt sein.

15.4.3 Versand von Laborproben auf Trockeneis

Die Verpackung und Kennzeichnung von gefrorenen Proben auf Trockeneis entspricht den Vorschriften für den Versand bei Raumtemperatur. Zusätzlich sind die Außenverpackung und der Transportschein mit dem Gefahrkennzeichen der Klasse 9, der Benennung »UN 1845 Dry Ice« oder »UN 1845 Carbon dioxide solid« sowie der Angabe über das Nettogewicht des Trockeneises in kg zu versehen. Der Transport von Trockeneis stellt nur als Luftfracht ein Gefahrgut dar, nicht beim Bodentransport.

Trockeneis ist tiefkalter, unter Druck gepresster Kohlendioxidschnee, der als Kohlendioxid fest (Carbon dioxide solid) bezeichnet wird. Es wird in Styroporverpackungen in Scheiben oder Kügelchen geliefert. Es ist geruchlos, weiß und eisartig und wird in Isolierbehältern fern von Wärmequellen in gut belüfteten Räumen gelagert.

Trockeneis verursacht bei Hautkontakt Erfrierungen (Kaltverbrennungen). Deshalb müssen zum Entnehmen und Umfüllen von Trockeneis dicke Handschuhe oder Greifvorrichtungen benutzen werden. Ein Hineinbeugen in den Behälter ist zu vermeiden. Die Verarbeitung von Trockeneis sollte grundsätzlich in großen, gut belüfteten Räumen erfolgen, da das entstehende Kohlendioxidgas durch Verdrängung der Luft zum Ersticken führen kann.

Zum Verpacken der Laborproben empfiehlt es sich zunächst einen Teil des Trockeneises in einen anderen Behälter umzufüllen, die Proben in der Transportbox zu lagern und wieder mit Trockeneis aufzufüllen. Dadurch ist gewährleistet, dass die Proben gut in das Trockeneis eingebettet sind und die Gefahr von vorzeitigem Auftauen minimiert wird. Üblicherweise befindet sich das Trockeneis zum Versand in einer Styroporbox mit einer Umverpackung (Kennzeichnung ► oben), die fertig geliefert wird.

Boxen, die Trockeneis enthalten, müssen diffusionsoffen sein und dürfen nicht verklebt werden, damit das Kohlenstoffdioxidgas entweichen kann. Das Verkleben der Box kann durch die Druckerhöhung des entstehenden Gases eine Explosion zur Folge haben.

Die Bestellung von Trockeneis für den Versand von Laborproben wird meistens vom Sponsor geregelt und erfolgt entweder per Fax, Telefon oder Internet unter Angabe der Prüfstellen- und Studiennummer. Meist befindet sich in der Lieferbox die bereits gekennzeichnete Laborversandbox. Diese muss nur noch befüllt werden.

Die Abholung der gefrorenen Laborproben ist sehr unterschiedlich geregelt. Bei einigen Studien werden die Proben zunächst gesammelt und monatlich oder zweimonatlich verschickt. Meistens sollen die Proben am Abnahme- oder Folgetag verschickt werden. Diese Vorgehensweise entlastet das Bevorratungsvolumen des Gefrierschranks.

Die Trockeneisbestellungen sollten vorrausschau-end erfolgen. So entstehen keine Verzögerungen bei der Befunderstellung (wichtig v. a. beim Scree-ning!).

Das Transportunternehmen zur Beförderung der Laborproben wird in der Regel vom Sponsor vorgegeben. Die vorgedruckten Transportscheine sind im Lieferumfang des Labormaterials enthalten und zu verwenden. Sind alle Proben regelkonform und vollständig verpackt, werden die Versandstü-cke beim Transportunternehmen angemeldet. Die-se werden am selben Tag abgeholt und am Folgetag zugestellt.

> ❯ Bei der Verarbeitung von Trockeneis grund-sätzliche Vorsichtsmaßnahmen einhalten wie z. B. Tragen von Schutzhandschuhen. Transportboxen mit Trockeneis wegen der Explosionsgefahr niemals diffusionsdicht verkleben.

15.5 Laborbefunde

Die Befunde der analysierten Laborparameter kön-nen der Prüfstelle per Fax, E-Mail oder durch Por-tale mitgeteilt werden. Zum Abrufen der Laborwer-te ist bei den Portalen die Eingabe der persönlichen Zugangsdaten erforderlich. Im Falle eines lokalen Labors ist die Zustellung über Hauspost möglich.

Ein Prüfer muss alle Laborwerte zeitnah kon-trollieren und mit dem aktuellem Datum sowie seiner Unterschrift abzeichnen. Bei Normwert-abweichungen sind diese einzustufen und ggf. als AE zu klassifizieren. Ein Befund, der außerhalb des Normwertbereichs liegt kann als »klinisch nicht signifikant« eingestuft werden, wenn er keinerlei klinische Relevanz hat. Weicht ein Laborwert »kli-nisch signifikant« ab, wird in der Regel ein Retest veranlasst. Der Monitor überprüft bei der Daten-verifizierung alle Werte und Beurteilungen.

Die abgezeichneten Laborbefunde werden bei den Patientenunterlagen abgelegt. Je nach Studie müssen die Werte in das CRF oder eCRF übertra-gen werden. Eine direkte Dateneinspeisung über das Zentrallabor ins eCRF ist eine weitere Variante. Diese ist zeitsparend für die Studienassistenz und vermeidet Übertragungsfehler.

Die zeitnahe Kontrolle, Abzeichnung und Ein-stufung von Laborwerten ist ein wichtiger Faktor zur Gewährleistung der Patientensicherheit inner-halb klinischer Studien. Dies gehört zum Aufga-benbereich des Prüfers.

Laborarbeiten in Kürze
- Art, Menge und Häufigkeit der Erhebung von Laborparametern sind durch das Stu-dienprotokoll vorgegeben und müssen von allen beteiligten Studienzentren ein-gehalten werden.
- Die Laborprobenentnahme für Studien und deren vorgeschriebene Verarbeitung darf nur von autorisiertem Personal durch-geführt werden.
- Die Bevorratung des benötigten Labor-materials sollte regelmäßig geprüft und frühzeitig nachbestellt werden. Bei der Verschickung des Probenmaterials ist auf die vorgeschriebene Kennzeichnung der Versandboxen zu achten. Bei Versand auf Trockeneis sind die geltenden Regeln und Vorsichtsmaßnahmen einzuhalten.
- Die Laborbefunde müssen zeitnah vom Prüfer kontrolliert, abgezeichnet und be-wertet werden. Erst dann dürfen sie bei den Patientenunterlagen abgelegt wer-den.

Gefahrgut

Josef Goderbauer

C. Fiedler, B. Raddatz (Hrsg.), *Study Nurse / Studienassistenz*,
DOI 10.1007/978-3-662-45423-7_16, © Springer-Verlag Berlin Heidelberg 2015

16.1 Grundlagen des Gefahrguttransports

Die Beförderung gefährlicher Güter ist mit erhöhten Risiken für die Allgemeinheit, für wichtige Gemeingüter, für Leben und Gesundheit von Menschen sowie für Tiere und Sachen verbunden. Deshalb sind vom Gesetzgeber umfangreiche Vorschriften

- für den Verkehrsträger Straße (das ADR),
- für den Lufttransport (die IATA-DGR),
- sowie weitere Verordnungen und Richtlinien zur Durchführung der Beförderung

erlassen worden.

Keine Anwendung finden die Gefahrgutvorschriften auf die Beförderung gefährlicher Güter innerhalb eines Betriebs, z. B. auf dem Klinikgelände zwischen zwei Gebäuden. Wird jedoch der Transport mit Fahrzeugen im öffentlichen Straßenverkehr durchgeführt, ist zu prüfen, welche Anforderungen einzuhalten sind.

16.1.1 Gefahrklassen

In den Gefahrgutvorschriften werden gefährliche Güter in neun Gefahrklassen mit dazugehörigen Unterklassen unterteilt (◘ Tab. 16.1).

Beispiele für gefährliche Güter im Klinikalltag sind Druckgaspackungen (Aerosole), Reinigungs- und Desinfektionsmittel, Formalin, medizinische Geräte mit Lithiumbatterien und diagnostische Proben sowie im Luftverkehr Trockeneis. Als Folge einer Gefahrguteinstufung sind Verpackungs-, Kennzeichnungs- und Dokumentationsregeln zu beachten.

> ❯ Gefahrgut muss als solches gekennzeichnet werden, damit dieses identifiziert und unter Einhaltung der verkehrsträgerbezogenen Vorschriften transportiert werden kann.

Die Beteiligten an der Gefahrgutbeförderung haben verschiedene Pflichten einzuhalten.

So hat sich der **Absender** zu vergewissern, dass die gefährlichen Güter klassifiziert sind. Des Weiteren hat er dem Beförderer in nachweisbarer Form die erforderlichen Angaben und Informationen zu liefern.

Der **Verpacker** ist u. a. dafür verantwortlich, dass die richtige Verpackung verwendet und die Verpackung selbst vorschriftenkonform gekennzeichnet wird.

Verstöße gegen die Rechtsvorschriften können dazu führen, dass ein Ordnungswidrigkeitenverfahren mit nachfolgender Erteilung eines Bußgeldbescheids eingeleitet wird. Bei Verstößen, die mit Organisations- oder Personalauswahlverschulden begründet werden, können durchaus fünfstellige Beträge gefordert werden – ohne dass jemand zu Schaden gekommen ist.

16.1.2 Ausbildung der Mitarbeiter

Im Straßentransport müssen die Personen, deren Arbeitsbereich die Beförderung gefährlicher Güter umfasst, unterwiesen sein. Fand eine solche Unterweisung noch nicht statt, dürfen die Aufgaben wie das Verpacken nur unter der direkten Überwachung einer unterwiesenen Person wahrgenommen werden. Durch Auffrischungskurse in regelmäßigen Abständen ist den Änderungen der Vorschrift Rechnung zu tragen (▶ Kapitel 1.3 ADR). Nachdem das ADR alle 2 Jahre an den neuen Entwicklungsstand angepasst wird, empfiehlt sich für die Unterweisungen ein ebensolches Intervall.

Im Lufttransport müssen alle Personen, die sich mit der Versandvorbereitung, Abfertigung oder Beförderung von Gefahrgut befassen, vor Aufnahme ihrer Tätigkeit erfolgreich an einer anerkannten Schulung mit Prüfung teilgenommen haben. Die Gültigkeitsdauer des Zertifikats beträgt 2 Jahre. Vor Ablauf des Zertifikats ist eine Wiederholungsschulung zu absolvieren (▶ Kapitel 1.5 IATA-DGR).

> **Praxistipp**
>
> Mit ausgebildeten Mitarbeitern und unter Verwendung aktueller Checklisten und Arbeitsanweisungen werden die Rahmenbedingungen geschaffen, dass ein Gefahrguttransport ordnungsgemäß und sicher durchgeführt werden kann.

◼ **Tab. 16.1**	Gefahrklassen (Kurzfassung)
Klasse 1	Explosive Stoffe
Klasse 2	Gase
Klasse 3	Entzündbare flüssige Stoffe
Klasse 4.1	Entzündbare feste Stoffe
Klasse 4.2	Selbstentzündliche Stoffe
Klasse 4.3	Stoffe, die in Berührung mit Wasser entzündbare Gase bilden
Klasse 5.1	Entzündend wirkende Stoffe
Klasse 5.2	Organische Peroxide
Klasse 6.1	Giftige Stoffe
Klasse 6.2	Ansteckungsgefährliche Stoffe
Klasse 7	Radioaktive Stoffe
Klasse 8	Ätzende Stoffe
Klasse 9	Verschiedene gefährliche Stoffe und Gegenstände

◼ **Tab. 16.2**	UN-Nummern für die Klasse 6.2
UN 2814	Ansteckungsgefährlicher Stoff, gefährlich für Menschen
UN 2900	Ansteckungsgefährlicher Stoff, gefährlich für Tiere
UN 3291	Klinischer Abfall, unspezifiziert, nicht anderweitig genannt (n.a.g)
UN 3373	Biologischer Stoff, Kategorie B

16.2 Versand von Gefahrgütern der Klasse 6.2

16.2.1 Klassifizierung von ansteckungsgefährlichen Stoffen

Ansteckungsgefährliche Stoffe im Sinne der Klasse 6.2 sind Stoffe, von denen bekannt oder anzunehmen ist, dass sie Krankheitserreger enthalten. Krankheitserreger sind Mikroorganismen (einschließlich Bakterien, Viren, Rickettsien, Parasiten und Pilze) und andere Erreger wie Prionen, die bei Menschen oder Tieren Krankheiten hervorrufen können (Abschnitt 2.2.62 ADR und Abschnitt 3.6.2 IATA-DGR, jeweils mit zusätzlichen Bemerkungen und Abgrenzungen).

Zur Kennzeichnung der ansteckungsgefährlichen Stoffe werden die UN-Nummern 2814, 2900, 3291 und 3373 zugeordnet. Unter UN-Nummer wird eine vierstellige Zahl als Nummer zur Kennzeichnung von Stoffen und Gegenständen gemäß den UN-Modellvorschriften bezeichnet (◼ Tab. 16.2).

■ **Kategorie A**
Ein ansteckungsgefährlicher Stoff, der in einer solchen Form befördert wird, dass er bei einer Exposition bei sonst gesunden Menschen oder Tieren eine dauerhafte Behinderung oder eine lebensbedrohende oder tödliche Krankheit hervorrufen kann, ist der Kategorie A zu den UN-Nummern 2814 und 2900 zuzuordnen. Beispiele sind Hepatitis-B-Virus (nur Kulturen), Lassa- oder Pocken-Virus (siehe die Tabelle zu Unterabsatz 2.2.62.1.4.1 ADR, die Tabelle 3.6D zu IATA-DGR). Die Zuordnung als ansteckungsgefährlicher Stoff der Kategorie A hat auf der Grundlage der bekannten Anamnese und Symptome des erkrankten Menschen oder Tieres, der lokalen endemischen Gegebenheiten oder der Einschätzung eines Spezialisten bezüglich des individuellen Zustandes des erkrankten Menschen oder Tieres zu erfolgen.

Die Gefahrgutvorschriften gelten in vollem Umfang, so ist z. B. im Straßenverkehr die Beförderungseinheit mit orangefarbenen Warntafeln zu versehen, beim Lufttransport ist u. a. eine Versendererklärung (Shipper´s Declaration) zu erstellen.

■ **Kategorie B**
Ein ansteckungsgefährlicher Stoff, der den Kriterien für eine Aufnahme in die Kategorie A nicht entspricht, ist als UN 3373 Biologischer Stoff, Kategorie B zu transportieren (Verpackungs- und Dokumentationsregeln: ▶ Abschn. 16.2.3).

Die Regelungen zur UN 3291 werden hier nicht weiter betrachtet.

16.2.2 Freistellungen

Nicht den Vorschriften der Klasse 6.2 unterliegen u. a. (Absatz 2.2.62.1.5 ADR und Absatz 3.6.2.2.3 IATA-DGR)

- Stoffe, die Mikroorganismen enthalten, jedoch nicht pathogen sind;
- Stoffe in einer Form, in der die Krankheitserreger so neutralisiert oder deaktiviert wurden, dass sie kein Gesundheitsrisiko mehr darstellen (Bemerkung: medizinische Geräte, denen freie Flüssigkeit entzogen wurde, sind ebenfalls befreit);
- getrocknetes Blut, das durch Aufbringen eines Bluttropfens auf ein saugfähiges Material gewonnen wird;
- Vorsorgeuntersuchungen (Screening-Proben) für im Stuhl enthaltenes Blut;
- Blut oder Blutbestandteile, die für Zwecke der Transfusion gesammelt wurden;
- Gewebe oder Organe, die zur Transplantation bestimmt sind.

▪ Patientenproben

Von Menschen oder Tieren entnommene Proben (Patientenproben), bei denen eine minimale Wahrscheinlichkeit besteht, dass sie Krankheitserreger enthalten, können in einer Verpackung mit der Kennzeichnung als »freigestellte medizinische Probe« oder als »freigestellte veterinärmedizinische Probe« befördert werden. Es sind Anforderungen an die Verpackung zu beachten, wie eine oder mehrere wasserdichte Primärgefäße, eine wasserdichte Sekundärverpackung sowie eine ausreichend feste Außenverpackung mit der Mindestabmessung für eine der Oberflächen von 100 × 100 mm. Zudem ist für flüssige Stoffe zwischen Primärgefäß und der Sekundärverpackung saugfähiges Material einzusetzen (▶ Kap. 15).

 Für die Feststellung, ob ein Stoff als freigestellte (veterinär)medizinische Probe transportiert werden darf, ist eine fachliche Beurteilung auf der Grundlage der Anamnese, Symptome und individuellen Gegebenheiten erforderlich. Eine schriftliche Nachweisführung ist zu empfehlen.

Beispiele für solche Proben sind:
- Blut- oder Urinproben zur Kontrolle des Cholesterin-, Blutzucker-, Hormonspiegels oder prostataspezifischer Antikörper (PSA);
- erforderliche Proben zur Kontrolle der Organfunktionen wie z. B. Herz-, Leber- oder Nierenfunktion;
- für Versicherungs- oder Beschäftigungszwecke entnommene Proben mit dem Ziel, Drogen oder Alkohol festzustellen;
- Schwangerschaftstests;
- Biopsien zur Feststellung von Krebs;
- Feststellung von Antikörpern bei Menschen oder Tieren bei Nichtvorhandensein eines Infektionsverdachts.

Weitere Freistellungen gibt es für gebrauchte medizinische Instrumente oder Geräte, die möglicherweise mit ansteckungsgefährlichen Stoffen kontaminiert sind, wenn sie zur Desinfektion, Reinigung, Sterilisation, Reparatur oder zur Beurteilung der Geräte befördert werden. Verpackungsbestimmungen der jeweiligen Verkehrsträger sind jedoch zu beachten.

16.2.3 Verpackung und Dokumentation für ansteckungsgefährliche Stoffe der Kategorie B

Wird eine Einstufung als UN 3373 Biologischer Stoff, Kategorie B vorgenommen, sind sowohl im Straßen- als auch im Lufttransport die Bedingungen für die Beförderungen in den jeweiligen Verpackungsanweisungen 650 aufgeführt.

Die Verpackung, die von guter Qualität und widerstandsfähig sein muss, muss aus drei Bestandteilen bestehen:
- einem Primärgefäß,
- einer Sekundärverpackung und
- einer Außenverpackung.

Im Straßenverkehr ist entweder die Sekundär- oder die Außenverpackung starr, im Luftverkehr muss die Außenverpackung starr sein.

Für flüssige Stoffe ist saugfähiges Material zwischen Primärgefäß und Sekundärverpackung einzusetzen.

Nach der Verpackungsanweisung 650 der IATA-DGR ist eine detaillierte Liste des Inhalts zwischen der Sekundärverpackung und der Außenverpackung einzusetzen.

Auf das Versandstück ist
- eine rautenförmige Kennzeichnung mit der Aufschrift »UN 3373«,
- die Benennung für die Beförderung »Biologischer Stoff, Kategorie B« bzw. »Biological substance, category B«

in jeweils definierten Größen,
sowie zusätzlich im Luftverkehr:
- Name und Anschrift des Versenders und des Empfängers und
- Name und Telefonnummer einer verantwortlichen Person auf dem Luftfrachtbrief oder auf der Verpackung

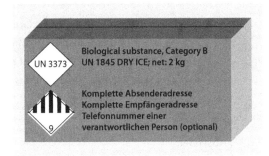

◻ Abb. 16.1 Beschriftung des Versandstücks gemäß Verpackungsanweisung 650

anzubringen (◻ Abb. 16.1).

Bei der Verwendung von Trockeneis ist nach den Luftvorschriften die Verpackung mit dem Gefahrkennzeichen für die Klasse 9, der Benennung »UN 1845 Dry ice« (alternativ »UN 1845 Carbon dioxide, solid«) sowie der Nettomenge an Trockeneis in kg zu versehen.

Werden Versandstücke in eine Umverpackung eingesetzt, müssen die Versandstückkennzeichnungen entweder deutlich sichtbar sein oder auf der Außenseite der Umverpackung wiedergegeben werden. Eine Umverpackung ist u. a. eine äußere Schutzverpackung wie z. B. eine Kiste oder eine Palette, auf die mehrere Versandstücke gestellt werden. Im Luftverkehr ist zusätzlich mit »Overpack« zu markieren.

> **Praxistipp**
>
> Zur Einhaltung der Verpackungs- und Kennzeichnungsanforderungen sollten im Handel verfügbare spezielle Umschließungen für UN 3373 verwendet werden. Mit diesen wird bei einem relativ geringen Aufwand gewährleistet, dass alle anwendbaren Vorschriften eingehalten werden. Den Anweisungen der Hersteller zum Befüllen und Verschließen der Versandstücke ist unbedingt Folge zu leisten.

Eine Dokumentation in Form eines Beförderungspapiers oder einer Shipper's Declaration ist für UN 3373 nicht erforderlich. Gleichwohl sind für die Verwendung eines Luftfrachtbriefs bestimmte Angaben zum Gefahrgut zu übermitteln. Grundsätzlich wird der Informationsübergabe im Gefahrgutrecht eine hohe Bedeutung beigemessen. Daher ist anzuraten, dem Spediteur einen schriftlichen Hinweis zu übergeben (◻ Abb. 16.2).

Im Luftverkehr kommt es mitunter vor, dass einige Luftverkehrsgesellschaften zur UN 3373 Verschärfungen bis hin zu Transportverboten für sich in Anspruch nehmen. Diese sind in ► Kapitel 2.8 IATA-DGR aufgeführt.

16.3 Wichtige Grundsätze zum Gefahrguttransport

Gefahrgut muss als solches erkennbar sein und einer der Gefahrklassen zugeordnet werden.

Identifiziertes Gefahrgut darf nicht ohne Kennzeichnung auf der Verpackung sowie ggf. mitzuführenden Dokumenten versandt werden. Ausgenommen sind die in den Gefahrgutvorschriften vorgesehenen Freistellungen.

Mitarbeiter, die mit der Beförderung gefährlicher Güter betraut sind, sind entsprechend ihrem Aufgabengebiet zu qualifizieren. Die spätestens alle 2 Jahre stattfindenden Vorschriftenänderungen sind zu berücksichtigen.

Ansteckungsgefährliche Stoffe der Klasse 6.2 können unter Beachtung der Kennzeichnungs- und Dokumentationsbestimmungen befördert werden, die Besonderheiten der verschiedenen Verkehrsträger sind zu beachten.

Für Biologische Stoffe der Kategorie B und für Patientenproben können im Vergleich zu den beim

Absendererklärungen/Begleitschein
für den Transport gefährlicher Güter auf der Straße
im Vorlauf zum Flughafen
zur Weiterleitung an die Luftfrachtspedition/Luftfahrtgesellschaft

Absender:

Empfänger:

Versand diagnostischer Proben und Trockeneis per Luftfracht:

UN-Nummer	Richtige Versandbezeichnung	Nettomenge
UN 3373	Biologischer Stoff, Kategorie B *Biological Substance, Category B*	entfällt
UN 1845	Trockeneis, als Kühlmittel *Dry ice*	_____ kg

Anzahl Packstücke: _____

Umverpackung: ☐ ja   Anzahl: _____
                 ☐ nein

Telefonnummer einer verantwortlichen Person gem. PI 650 zum Eintrag in den AWB:

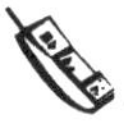

_____

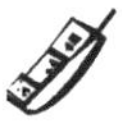

Beförderung nach Absatz 1.1.4.2.1 ADR

☐ »BEFÖRDERUNG NACH ABSATZ 1.1.4.2.1«

(Nur ankreuzen bei Vor-oder Nachlauf zum / vom See-oder Flughafen)

Der abholende Fahrzeugführer bestätigt mit seiner Unterschrift, dass er auf Gefahrgut sowie auf durchzuführende Ladungssicherung hingewiesen wurde.

_____   _____
Ort, Datum, Unterschrift   Ort, Datum, Unterschrift
Versender   Abholer/Fahrer

◘ **Abb. 16.2** Absendererklärungen/Begleitschein für den Transport gefährlicher Güter auf der Straße im Vorlauf zum Flughafen zur Weiterleitung an die Luftfrachtspedition/Luftfahrtgesellschaft

Gefahrguttransport ansonsten üblicherweise zu be-
achtenden Umschließungs- und Dokumentationsregeln Erleichterungen angewandt werden. Die
Verpackungs- und Kennzeichnungsanforderungen
sind genau einzuhalten.

Literatur

ADR: Europäisches Übereinkommen über die internationale
    Beförderung gefährlicher Güter auf der Straße, BGBl.
    2014 II, S. 722 mit Anlageband
IATA-DGR: International Air Transport Association – Dan-
    gerous Goods Regulations, Montreal Genf 2015 (56th
    edition)
▶ www.schiffner-gefahrgut.de

Dokumentation in klinischen Studien

Renate Otto

C. Fiedler, B. Raddatz (Hrsg.), *Study Nurse / Studienassistenz*,
DOI 10.1007/978-3-662-45423-7_17, © Springer-Verlag Berlin Heidelberg 2015

17.1   Dokumentation

Patientenakten umfassen Dokumente der allgemeinen Gesundheitsfürsorge eines Patienten und Daten die spezifisch vor, während und nach Ende einer klinischen Studie erhoben werden. Sie sind die Grundlage für die Ergebnisse klinischer Forschung und müssen daher – auch Jahre nach Beendigung einer Studie vollständig und für Außenstehende nachvollziehbar sein.

Die European Medical Agency (Europäische Arzneimittelagentur, EMA, Sitz in London) ist zuständig für die Beurteilung und Überwachung von Arzneimitteln. In ihrem Jahresbericht 2013 zeigt die EMA auf, dass bei der Dokumentation viele und auch schwerwiegende Fehler gemacht werden. Von elf kritischen Befunden (»critical findings«), die im Rahmen einer Inspektion eruiert wurden, stammten acht aus dem Bereich »Quelldokumentation« (EMA 2013). In diesem Kapitel soll zum einen erläutert werden, was »Quelldokumentation« im Zusammenhang mit klinischen Studien bedeutet und wie eine gute Dokumentation vorbereitet und durchgeführt werden kann. Zum anderen wird beschrieben, was bei der Arbeit mit Prüfbögen zu beachten ist.

17.2   Quelldaten/Quelldokumente

17.2.1   Source Data (Quelldaten)

Was sind Quelldaten?   Das Hauptziel einer klinischen Studie ist die Überprüfung einer Hypothese anhand von Daten, daher nehmen diese eine überragende Stellung in Studien ein. Insbesondere die Patienten- und Untersuchungsdaten, also alle Informationen

- aus Originalaufzeichnungen und
- beglaubigte Kopien der Originalaufzeichnungen von klinischen Befunden,
- Beobachtungen oder
- andere dokumentierte Aktivitäten im Rahmen einer klinischen Prüfung,

sind von außerordentlicher Wichtigkeit. Diese Daten sind für die **Nachvollziehbarkeit und Bewertung der klinischen Prüfung** erforderlich.

17.2.2   Source Documentation (Quelldokumente)

Was sind Quelldokumente?   Quelldokumente, sind Unterlagen, die Patientendaten enthalten. In Summe also alle Originaldokumente, -daten und -aufzeichnungen:

- Krankenakten, Patientenkarteien,
- Laborbefunde,
- Arztberichte,
- Tagebücher der Prüfungsteilnehmer oder Selbstbeurteilungsskalen,
- Aufzeichnungen zur Abgabe von Arzneimitteln,
- Originalaufzeichnungen von automatisierten Geräten/Messinstrumenten (z. B. Ausdrucke von Blutdruckmessgeräten),
- beglaubigte Kopien oder Abschriften, Microfiches, Fotonegative, Mikrofilme oder magnetische Datenträger,
- Röntgenbilder,
- Aufzeichnungen der an der klinischen Prüfung beteiligten Apotheke, des Labors und medizinisch-technischen Abteilungen.

17.2.3   Planung der Quelldokumentation

Die Quelldokumentation kann direkt in der regulären Patientenakte erfolgen. Es kann aber zusätzlich ein Studienordner oder -akte angelegt werden. Wird eine separate Studienordner/-akte angelegt, muss in der Patientenakte ein Hinweis auf diese zusätzliche Dokumentation vorliegen.

Vor Beginn einer Studie muss überlegt werden, welche Unterlagen und in welcher Form diese in der Patientendokumentation vorliegen müssen. Manche Prüfstellen arbeiten mit reiner Papierdokumentation, andere rein elektronisch. Spezialuntersuchungen wie Computertomographie (CT) oder Magnetresonanztomographie (MRT) erfordern spezielle Software. Ziel muss sein, dass die komplette Dokumentation in nachvollziehbarer Weise zugänglich ist.

Um die Nachvollziehbarkeit zu gewährleisten, muss an der Prüfstelle klar definiert sein, welche Quelldaten für die Studie notwendig sind und wo und in welcher Form sie dokumentiert werden. Dies geschieht z. B. über eine sog. Source Data Location List (SDLL). Hier wird für jeden Datenpunkt (allgemein) festgelegt, wo er dokumentiert wird. So werden z. B. alle Vitalparameter in die Patientenakte eingetragen, alle unterschriebenen Einverständniserklärungen werden im Prüferordner abgelegt. Diese Listen werden nicht von allen Firmen, die Studien durchführen, verlangt, können für die Prüfstelle selbst sehr hilfreich sein, da hier eine einheitliche Vorgehensweise im Vorfeld überlegt und festgelegt wird.

Alle Mitarbeiter, die Daten erfassen und/oder Dateneintragungen vornehmen, müssen über die korrekte Vorgehensweise informiert sein und die vorgegebene Dokumentationsart stringent fortführen.

> **Praxistipp**
>
> Legen Sie innerhalb des Studienteams fest, wer die Studiendurchführung und -dokumentation plant und vorbereitet. Planen Sie hierfür ausreichend Zeit ein!

17.2.4 Arbeitsblätter – Worksheets

Falls Daten speziell für eine Studie erhoben werden sollen, können studienspezifische Arbeitsblätter erstellt werden. Diese können folgende Informationen abfragen und erfassen:

- Ablauf: Was ist bei den einzelnen Studienvisiten zu untersuchen und zu dokumentieren: Studieren Sie die Visitenübersicht (Assessments, Visit Schedule = Flowchart) und das CRF und erfassen Sie, welche Einzelheiten zu den Studienvisiten abgefragt werden. So z. B. wie und wie oft muss der Blutdruck gemessen werden? An welchem Arm? Im Sitzen oder im Liegen?
- Wie dokumentiere ich die Medikationsausgabe und -rücknahme? Muss ich die Einnahmecompliance des Patienten berechnen? Lassen Sie Platz für Kommentare z. B. wann und wieso die Einnahmen vergessen wurden – oder andere Besonderheiten.

> **Praxistipp**
>
> Bitten Sie Ihren Monitor vor Beginn der Studie die selbsterstellten Worksheets zu überprüfen, um Fehler zu vermeiden.

17.2.5 Durchführung

Grundelemente in den Quelldaten

- Erste Information des Patienten über die mögliche Studienteilnahme/Ausgabe der Patienteninformation: Dokumentieren Sie die Ausgabe der Patienteninformation und den Zeitraum, in der sich der Patient Gedanken über die Teilnahme an der Studie machen konnte, evtl. ob eine Besprechung mit der Familie oder dem Hausarzt stattgefunden hat?
- Einholung der Einwilligung: Der Prüfer sollte aufzeichnen, dass der Patient am Datum XY die Möglichkeit hatte Fragen zur Studie zu stellen. Wenn Fragen gestellt wurden, so sollten auch diese dokumentiert werden. Außerdem muss dokumentiert werden, dass der Patient die Patienteninformation unterschrieben hat.
- Bestätigung: Notieren Sie, dass der Patient ein Exemplar der Einverständniserklärung (und ggf. die aktuellen Versicherungsbedingungen) erhalten hat.
- Entscheidung über Eignung des Patienten und Dokumentation aller dazu notwendigen Details (Ein-/Ausschlusskriterien), die nicht aus den übrigen Unterlagen hervorgehen: hier helfen gut sortierte Patientenakten – alles was nicht aus diesen hervorgeht, muss separat dokumentiert werden.
- Demographische Daten (Alter, Geschlecht, ggf. Rasse, ethnische Zugehörigkeit).
- Information über Vormedikation/Vorbehandlung: die aktuelle Medikation (gemäß Prüfplan, z. B. alle Einnahmen innerhalb der letzten vier Wochen vor der ersten Visite) muss mit Angabe von Dosis und Grund der Einnahme aus den Akten hervorgehen. Führen Sie Start- und ggf. Stoppdatum auf.

- Relevante Vor- und Begleiterkrankungen (z. B. Allergien, Hypertonie, Hüft-TEP, Sterilisation) werden mit Zeitpunkt der Diagnose erfasst und es ist eine Aussage notwendig, ob diese Erkrankung bei Studienstart aktiv ist. Sobald ein Medikament zur Behandlung einer Erkrankung genommen wird, gilt diese als »aktiv«.
- Studieneinschluss und spätere Randomisierung: Studientitel, Visiten- und Patientennummer müssen eindeutig aus der Akte hervorgehen! Ggf. auch spätere Randomisierungsnummer.
- Ergebnisse aller laut Prüfplan durchzuführenden Untersuchungen und Messungen:
  - bei einer körperlichen Untersuchungen müssen alle untersuchten Organsysteme aufgelistet werden (Anamnesebogen),
  - Befunde, wie EKG- oder Laborberichte etc. werden nach Erhalt vom Prüfer zeitnah unterschrieben und datiert. Falls Abweichungen von der Norm z. B. von Labornormwerten festgestellt wurden, müssen diese vom Prüfer bewertet werden.
- Vitalparameter (Blutdruck, Puls, Größe, Gewicht, Atemfrequenz) müssen so genau wie möglich dokumentiert werden, nicht runden! Abzeichnen und Datieren ist obligat.
- Allgemeiner Gesundheitsstatus,
- Behandlung und Dosierungsentscheidungen, auch Änderungen der Begleitmedikation. Unbedingtes Abzeichnen durch Prüfer erforderlich! Start und Stoppdatum!
- Alle Ausgaben/Rücknahmen von Studienmedikation.
- Jede studienrelevante Entscheidung, die mit der ärztlichen Sorgepflicht für den Patienten einhergeht.
- Unerwünschte Ereignisse (AEs): Diagnose, Start/Ende, evtl. Behandlung, Schweregrad, Beurteilung des Zusammenhangs mit der Studienmedikation oder Studienbehandlung.
- Im Falle von schwerwiegenden unerwünschten Ereignissen (SAEs): Dokumentation, dass der Vorfall entsprechend der Meldefristen an den Sponsor oder die Ethikkommission/Behörde gemeldet wurde.

- Alle weiteren Kontakte mit dem Patient, z. B. Telefonkontakte und Emails – machen Sie sich hierzu zeitnah Notizen und legen Sie Ausdrucke von Emails in den Patientenunterlagen ab. Studienabbruch, Studienende und alle nachfolgenden Untersuchungen/Prozesse, wie sie im Protokoll gefordert sind.

> **Praxistipp**

Vorbereitung des Studieneinschlusses eines bekannten Patienten:
- Ist ein für die klinische Prüfung vorgesehener Patient bereits bekannt und es liegt eine Akte vor, so werden die Befunde, die Aussagen zu Einschluss-/Ausschlusskriterien enthalten, bereitgelegt.
- Es sollte eine explizite Dokumentation der Ein- und Ausschlusskriterien und der Entscheidung, ob der Patient für die Studie geeignet ist, erfolgen.
- Der Sponsor stellt oft Checklisten mit den Ein- und Ausschlusskriterien zur Verfügung, die nur die Überprüfung erleichtern sollen. Sie sind nicht für die Dokumentation vorgesehen.
- Dokumentation des Einwilligungsprozesses (▶ Kap. 7).

Zur Erfassung der gesamten Begleitmedikation, die ein Studienpatient einnimmt, empfiehlt es sich, den Patienten zu bitten, seine Medikation zur nächsten Studienvisite mitzubringen. Alternativ bitten Sie um eine Medikationsliste, inklusive Dosis, Einnahmebeginn und Indikation. In einzelnen Studien können auch Nahrungsergänzungsmittel aufgrund potenzieller Wechselwirkung mit dem Studienmedikament relevant sein und müssen daher genau dokumentiert werden.

❯❯ **Was nicht dokumentiert wurde, ist nicht geschehen!**

Mit diesem Merksatz soll deutlich gemacht werden, dass es in klinischen Prüfungen notwendig ist:
- sehr genau und umfassend zu dokumentieren und

selbst »Negatives« zu dokumentieren: »Es gibt keine Änderung der Begleitmedikation.«, »Es gibt keine neuen unerwünschten Ereignisse.«, »Die Untersuchung erfolgte nicht.« (mit Angabe des Grundes). Sind diese Aussagen nicht dokumentiert sind, könnte ein Monitor oder Auditor/Inspektor davon ausgehen, dass diese Information gar nicht erfasst und somit der Patient nicht sorgfältig untersucht wurde.

- **Interactive Response Technology (IRT)- Studien**

Wird in klinischen Prüfungen eine Interactive Response Technology verwendet (IRT, synonym IVRS, IWRS), also die Erfassung des Patienten und dessen Medikations-/Behandlungszuteilung über internetbasierten Anwendungen oder per Telefon, dann sind die Ausdrucke des IRT-Systems über den jeweiligen Vorgang in der Patientenakte abzulegen.

Anforderungen an Quelldaten

- **Präzise/Akkurat**: Quelldaten müssen vollständig und genau die Beobachtungen wiedergeben.
- **Leserlich**: Quelldaten müssen lesbar und langlebig sein, also bei Papierdokumentation mit deutlicher Handschrift und einem Kugelschreiber (kein Bleistift, keine Tinte) geschrieben sein.
- **Zeitnah**: Da sie die ersten Beobachtungen wiedergeben, müssen sie direkt nach der Messung/Beobachtung dokumentiert werden.
- **Original**: Es existiert ein Original. Falls Kopien als Quelldokumente dienen, müssen sie beglaubigt sein, dies geschieht durch Unterzeichnen und Datieren der Kopie, um die Übereinstimmung zu bestätigen. Zahlreiche Kopien können zusammengeheftet, durchnummeriert und datiert und unterschrieben werden. (Dokumentenechtes Zusammenheften: Seiten zusammenlegen, eine Ecke umknicken und diese tackern!)
- **Zuordenbar**: Es muss aus den Quelldaten hervorgehen, wer die Beobachtung/Messwerte wann durchgeführt und dokumentiert hat (mit Datum/Unterschrift). Korrekturen und Nachträge müssen separat abgezeichnet und aktuell datiert werden.

- **Dauerhaft**: Die Eintragungen müssen bei einer Papierakte mit einem Kugelschreiber erfolgen.
- **Verfügbar/zugänglich**: Quelldaten müssen vollständig allen Mitarbeitern an der Studie, den Monitoren und b. B. den Auditoren und Inspektoren zur Verfügung stehen.

> **Praxistipp**
>
> Werden EKGs auf Thermopapier ausgedruckt, so müssen diese möglichst zeitnah kopiert werden, da das Thermopapier auf Dauer verblasst und daher nicht dauerhaft ist.

17.2.6 Wer dokumentiert die Visite?

Werden Studiendaten von mehreren Personen an der Prüfstelle dokumentiert, so muss ersichtlich sein, wer aus dem Studienteam welchen Eintrag gemacht hat.

Wenn der Prüfer nicht selber dokumentiert, dann muss er die Einträge zu den Visiten abzeichnen. Ganz besonders wichtig ist die Unterschrift des Prüfers bei der Dokumentation der Entscheidungen, die nur ein Prüfer treffen kann: Entscheidung über Patienteneignung und Patienteneinschluss, die Bewertung von unerwünschten Ereignissen (Schweregrad, besteht ein ursächlicher Zusammenhang mit der Prüfmedikation?), Dosisänderungen und Entscheidung über Studienabbruch/Studienende.

> **Beispiel**
>
> Ordnet der Prüfer eine Dosisänderung an, so kann die Study Nurse dies in die Akte eintragen. Der Prüfer muss die Änderung in jedem Fall abzeichnen.

17.2.7 Korrekturen und Nachträge

Wurden Einträge bei der ersten Dokumentation vergessen oder waren fehlerhaft, so müssen Korrekturen und Nachträge als solche kenntlich sein und GCP-gerecht durchgeführt werden. GCP-gerecht meint hier, dass die Korrektur so durchgeführt wird, dass der Ersteintrag noch lesbar ist und nicht unkenntlich gemacht wurde. Korrekturflüssigkeit o. ä. dürfen daher nicht verwendet werden. Sowohl die Korrektur als auch der Nachtrag müssen abgezeichnet und aktuell datiert werden.

17.2.8 Elektronische Patientenakte

Nur wenn elektronische Patientenakten besondere Voraussetzungen erfüllen, darf externen Personen (Monitoren/Auditoren/Inspektoren) direktes Zugangsrecht gewährt werden. Was steckt dahinter? Es muss sichergestellt sein, dass externe Personen, wie z. B. Monitore nur Einblick in die Akten der Patienten haben, die dafür – durch Unterschrift – eingewilligt haben. Eine Einsicht in Akten anderer Patienten, die an der Prüfstelle behandelt werden, ist nicht zulässig. Bestimmte, zertifizierte Systeme (Zertifizierung gemäß 21 CFR part 11) können dies sicherstellen. Hier erhält der Monitor einen zeitlich begrenzten Zugriff ausschließlich auf die Daten der Studienpatienten.

Erlaubt die elektronische Datenbank/Patientenakte die Zugriffsbegrenzung nicht, müssen Ausdrucke aus der Datenbank des jeweiligen Patienten angefertigt werden:

- Zu Studienbeginn wird ein kompletter Ausdruck aller Daten (oder der Daten eines im Studienprotokoll definierten Zeitraums) des Patienten für das Monitoring zur Verfügung gestellt. Hierdurch kann der Monitor die Einhaltung der Ein- und Ausschlusskriterien überprüfen.
- Für die weiteren Monitorvisiten müssen wiederum Ausdrucke angefertigt werden. Diese beginnen mit dem letzten Eintrag des vorigen Ausdrucks (»überlappende« Ausdrucke). Dieses Vorgehen stellt sicher, dass keine Information aus dem Zeitraum zwischen den Studienvisiten übersehen wird. Jeder Ausdruck wird vom Prüfarzt unterschrieben und datiert.

Alle Ausdrucke werden wie die übrigen Studienunterlagen (▶ Kap. 14) bis zum Ende der Archivierungsfrist aufbewahrt (meist 15 Jahre).

Falls Korrekturen der Daten notwendig sind, so werden diese direkt in der elektronischen Akte durchgeführt und es sind erneute Ausdrucke an-zufertigen. Alle Ausdruckversionen müssen in der Patientenakte abgelegt werden.

17.3 Prüfbogen – Case Report Form

Ein Case Report Form (CRF) ist ein geschriebenes, auf einem optischen Datenträger oder ein elektronisch gespeichertes Dokument. In diesem werden alle gemäß Prüfplan erforderlichen Informationen dokumentiert, die dem Sponsor zu jedem Prüfungsteilnehmer zu berichten sind (Leitlinie zur Guten Klinischen Praxis, CPMP/ICH/135/95, Absatz 1.11).

Nachdem die Daten in den Quelldokumenten erfasst worden sind, werden sie in das CRF (Case Report Form) übertragen und in die Studiendatenbank eingespeist. Während in den Patientenakten, die an der Prüfstelle verbleiben, die vollen Personalien stehen (Name, Kontaktdaten, Geburtsdatum etc.) wird in das CRF nur die Patientennummer eingegeben und – in Deutschland – das Geburtsjahr. Damit sind die Daten bei der Weitergabe pseudonymisiert: ein Sponsor erfährt nicht, welches Individuum sich hinter einer Patientennummer verbirgt. Der Prüfer kann jedoch die Patientennummer immer eindeutig – über seine Patientenliste und die Einträge in der Akte, einem Patienten zuordnen.

In früheren Jahren wurden ausschließlich Papier-CRFs verwendet, in denen mittels Durchschlag-/NCR-Papier (NCR = no carbon required) bei Eintrag mehrere Kopien angefertigt wurden. Die Originalseite und eine weitere Kopie wurden vom Monitor an das Datenmanagement geschickt. Nur eine Kopie verblieb an der Prüfstelle.

Heutzutage werden fast nur noch elektronische Systeme verwendet, sog. Online-Systeme (electronic CRF, eCRF). Diese ermöglichen einen unmittelbaren Zugriff und die sofortige Kontrolle der Daten durch Monitor und Datenmanagement. Automatische Checks generieren sofortige Rückfragen nach Abspeichern. Eintragungsfehler und Verwechslungen werden dadurch sehr schnell entdeckt und können behoben werden.

In internationalen Studien erfolgen die Einträge in das CRF grundsätzlich in Englisch.

Online-Übersetzungsbibliotheken bieten eine großartige Hilfe bei der Übersetzung von Diagnosen (z. B. ► www.dict.cc, ► www.tk.de/rochelexikon/).

Literatur

EMA (2013) Annual report of the Good Clinical Practice Inspectors Working Group 2012
Leitlinie zur guten klinischen Praxis (CPMP/ICH/135/95, Absatz 1.51)
Leitlinie zur guten klinischen Praxis (CPMP/ICH/135/95, Absatz 1.52)
Leitlinie zur guten klinischen Praxis (CPMP/ICH/135/95, Absatz 1.11)

17.3.1 Queries

Queries/Rückfragen vom Datenmanagement und vom Monitor sind notwendig, wenn die Daten:
- nicht den Anforderungen des Protokolls entsprechen, z. B. die Körpertemperatur den vom Protokoll definierten Maximalwert überschreiten oder Visitenabstände kleiner/größer sind als vom Prüfplan gefordert,
- innerhalb eines CRFs größere Abweichungen als erwartet auftreten, z. B. das Körpergewicht bei einer Folgevisite mehr als (z. B.) 7% vom Ausgangswert abweicht,
- unklar/unverständlich sind,
- innerhalb des CRFs widersprüchlich sind,
- fehlen.

17.3.2 Zugriffsbeschränkung/-berechtigung

Um mit dem elektronischen CRF (eCRF) arbeiten zu können, muss jeder autorisierte Mitarbeiter (weiterer Prüfer/Studienassistenz) ein Training absolvieren. Diese Personen legt der Prüfer fest. Nach dem Training erhält jeder seine persönlichen Zugangsdaten (Benutzername und Passwort). Diese Zugangsberechtigungen sind auf die trainierte Person beschränkt und dürfen nicht an andere Personen weitergegeben werden. Die Zugangsdaten dürfen also keinesfalls öffentlich aufbewahrt werden.

Der Prüfer oder sein Stellvertreter muss sich fortlaufend während der Studie über die Korrektheit der Daten informieren und spätestens am Ende der Studie, vor Datenbankschluss, das eCRF unterzeichnen (eSignature).

Qualitätsmanagement

Regina Pöhhacker, Heike Devrient

C. Fiedler, B. Raddatz (Hrsg.), *Study Nurse / Studienassistenz,*
DOI 10.1007/978-3-662-45423-7_18, © Springer-Verlag Berlin Heidelberg 2015

18.1   Klinische Prüfungen

Regina Pöhhacker

Für klinische Prüfungen fordert die Gute Klinische Praxis (Good Clinical Practice, GCP) ein Qualitätssystem, dass der Sponsor etablieren und unterhalten muss. Dieses Qualitätssystem besteht aus zwei Elementen:

- der Qualitätssicherung und
- der Qualitätskontrolle.

Beide sollen gewährleisten, dass die klinischen Prüfungen gemäß Prüfplan, GCP und den geltenden gesetzlichen Bestimmungen durchgeführt werden. Das Ziel ist es, verlässliche und vollständige Daten im Sinne von GCP zu erheben, zu dokumentieren und aufzuzeichnen und zu berichten (▶ Kap. 5.1 CPMP/ICH/135/95, im Weiteren als ICH-GCP bezeichnet).

Der Begriff »Qualität« und »Qualitätsmanagement« wird in der GCP-V nur umschrieben. Ausführliche Erläuterungen zu beiden Begriffen sind in den DIN EN ISO 9000-Standards zu finden und sind nicht Gegenstand dieses Kapitels.

Zunehmend hat sich bei den Sponsoren durchgesetzt, in das Qualitätsmanagement das Risikomanagement mit einzubeziehen (EMA/INS/GCP/394194/2011). Dies dient der Minimierung von Gefahren für die Verbraucher von Arzneimitteln und die Anwender von Medizinprodukten. Der Umgang mit Mängeln und Fehlern wird ebenfalls darüber gesteuert.

Das Qualitätsmanagement nimmt somit eine Schlüsselfunktion bei der Überwachungspflicht des Sponsors ein.

Wer kann die Sponsorfunktion übernehmen? Nach dem AMG ist der Sponsor eine natürliche oder juristische Person. Das kann z. B. ein pharmazeutisches Unternehmen (§4 Abs. 24 AMG), ein Forschungsinstitut oder eine Klinik sein. Bei klinischen Prüfungen durch einen nichtkommerziellen Sponsor, z. B. bei IITs (nichtkommerzielle klinische Prüfung), wird die Finanzierung häufig von Fach- und Forschungsgesellschaften oder von der öffentlichen Hand übernommen. Die Klinik bzw. der Dekan als Sponsor überträgt dabei die Verantwortlichkeiten und Aufgaben auf einen Prüfer.

Das Tätigkeitsprofil der Studienassistenz ist vielfältig und sie wird, in unterschiedlichen Rollen, direkt mit Kontrollaufgaben betraut. So gilt es die erhobenen Daten vollständig und korrekt in die Prüfbögen zu übertragen und ggf. zu korrigieren.

Insbesondere bei IITs bekommt die Studienassistenz oft weitere Aufgaben zugeordnet, wie z. B. das Führen und Kontrollieren des Studienordners (Trial Master File, TMF). Bei kommerziellen und nichtkommerziellen Sponsoren, müssen für alle wichtigen Durchführungsschritte, bei denen die Sicherheit der Teilnehmer und die Datenqualität betroffen sind, schriftliche Arbeitsanweisungen (Standard Operating Procedures, SOPs) bereit gestellt werden.

> Das Qualitätsmanagement berücksichtigt zwei Kernsätze der GCP: »Die Rechte, die Sicherheit und das Wohlergehen der Prüfungsteilnehmer sollen geschützt werden und die Forschungsaktivitäten im Einklang mit den Grundsätzen der Deklaration von Helsinki stehen. Die dabei erhobenen Daten müssen korrekt, vollständig und glaubwürdig sein.«

18.1.1 Regulatorische Anforderungen zur Qualität bei der Durchführung von klinischen Prüfungen

Qualität wird häufig mit Produkten in Verbindung gebracht. Im Zusammenhang mit klinischen Prüfungen stehen unmittelbar die Prüfpräparate im Mittelpunkt. Sie müssen in ihrer Qualität so beschaffen und hergestellt sein, dass die Unbedenklichkeit und Wirksamkeit gegeben ist (§4 Abs. 15 und 23 AMG, Annex 13; des EU-Good-Manufacturing-Practice-Leitfaden, kurz GMP). Die Sicherheit ist somit ein Merkmal der Qualität.

Bei allen Herstellungsprozessen bedarf es qualifizierten Personals, das nach schriftlichen Arbeitsanweisungen (Standard Operating Procedure, SOPs) arbeitet. Die Verfahrensbeschreibungen zur Kontrolle der Qualität sind ebenfalls Bestandteil der Antrags- und Zulassungsunterlagen der Pharmaindustrie (§22 Abs. 1 AMG; §7 Abs. 4 GCP-V; Art. 9 Abs. 8a Richtlinie 2001/20/EG). Finden die klinischen Prüfungen in Kliniken statt, ist die Krankenhausapotheke auf Grund ihrer Fachkompetenz, z. B. bei onkologischen Prüfpräparaten, verantwortlich für die Qualität bei den Herstellungsschritten.

Um die Qualität der Prüfpräparate aufrecht zu erhalten, muss eine Zusammenfassung der Merkmale des Arzneimittels mit Aufbewahrungs- und Umgangshinweisen zur Verfügung gestellt werden, z. B. Prüfplan, Prüferinformation, Fach- und Patienteninformation (§11a AMG).

Die Qualifizierung des Prüfers, seines Stellvertreters und des Studienteams ist ein weiterer Pfeiler der Qualitätssicherung (§40 Abs. 1a AMG). Die Unterlagen zur Bilanz der Prüfpräparate gehören zu den essenziellen Dokumenten, die korrekt und vollständig vorliegen müssen (▶ Kap. 8.4.1 ICH-GCP). Werden Blutproben im Labor analysiert, ist der Leiter des Labors verpflichtet Qualitätskontrollen für jedes Laborverfahren durchzuführen (▶ Kap. 8.2.12 und 8.3.7 ICH-GCP).

> Qualität bezieht sich auf eine Einheit (Produkt, Daten, Dienstleistungen etc.) die eine Gesamtheit von Merkmalen (Sicherheit, Korrektheit, Vollständigkeit etc.) umfasst und definierte Anforderungen erfüllt (s. a. DIN EN ISO 9000-2005 u. a.).

Die ICH-GCP fordert deshalb in ihren Grundsätzen ein ganzes System geeigneter Maßnahmen, um die Qualität aller Aspekte einer klinischen Prüfung zu gewährleisteten (▶ Kap. 2.13 ICH-GCP).

Um dieser Pflicht nachzukommen, soll der Sponsor einer klinischen Prüfung ein Qualitätssicherungs- und Qualitätskontrollsystem einrichten, begleitet von schriftlichen SOPs (▶ Kap. 5.1.1 ICH-GCP). Zusätzlich definiert die ICH-GCP, dass innerhalb eines Qualitätssicherungssystems, geplante und systematische Maßnahmen ergriffen werden. Nach dieser Definition gehören Qualitätskontrollen, wie z. B. das Monitoring mit allen Aktivitäten, zum Qualitätssicherungssystem (▶ Kap. 1.47 und 1.48 ICH-GCP).

Eine exakte Vorgehensweise und Beschreibungen, wie die planenden, korrigierenden und steuernden Maßnahmen umzusetzen sind, fehlen jedoch. Weltweit agierende Pharmaunternehmen und Sponsoren integrieren die Qualitätssicherung getrennt von der Qualitätskontrolle, häufig als »operationaler Bereich« bezeichnet, in ihr Ma-

nagementsystem (z. B. beschrieben in DIN EN ISO 9000:2005).

◪ Abb. 18.1 zeigt welche Elemente zur Organisation eines Qualitätsmanagementsystems gehören – beispielhaft von der Arzneimittelherstellung über die präklinische Forschung (Wirksamkeit und Unbedenklichkeit in Testorganismen) bis zur klinischen Forschung am Menschen.

Die Qualitätskontroll- und unabhängigen Qualitätssicherungsschritte dienen dazu, auf verschiedenen Ebenen die Einhaltung der Anforderungen zu überprüfen. Werden externe Kooperationspartner in Anspruch genommen, so sind schriftliche Vereinbarungen über die Aufgaben und Verantwortlichkeiten festzulegen.

Selbst die zuständige Überwachungsbehörde muss über ein umfassend geplantes und korrekt geführtes Qualitätssicherungssystem verfügen, mit Organisationsstrukturen, Verantwortlichkeiten, Verfahren und qualifiziertem Personal für Inspektionen (§15 Abs. 9 GCP-V). Die gesetzlichen Vorgaben sehen vor, dass im Rahmen einer behördlichen Inspektion beim Sponsor das Qualitätssicherungssystem überprüft wird (§3 Abs. 5 GCP-V; Art. 2 Buchstabe l Richtlinie 2001/20/EG).

Risikomanagement

Eine wesentliche Aufgabe des Qualitätsmanagements ist es, Risiken bzw. Fehler zu erkennen und darauf hinzuwirken, dass rechtzeitig korrigierende Maßnahmen ergriffen werden. Für die klinische Forschung schreibt das AMG vor, dass z. B. kein Risiko von der Behandlung mit Arzneimitteln für die Studienteilnehmer ausgehen darf (§4 Abs. 27a AMG). Damit trägt das Qualitätsmanagement zur einer kontinuierlichen Qualitätsverbesserung und Steigerung der Sicherheit bei.

Im Falle von medizinischen oder pharmazeutischen Mängeln muss das Qualitätsmanagement, in enger Kooperation mit dem Sponsor (Hersteller der Prüfpräparate, klinische Forschung und Arzneimittelsicherheit), so ausgerichtet sein, dass in kürzester Zeit alle fehlerhaften Prüfpräparate zurückgerufen werden können. Die Behörden und Ethikkommission(en) müssen über die Änderungen in der Qualität des Prüfpräparats unverzüglich informiert werden (§10 Abs. 1 Nr. 4 GCP-V). Die Studienassistenz muss jederzeit eine aktuelle und korrekte Buchführung über Ausgabe, Rücknahme

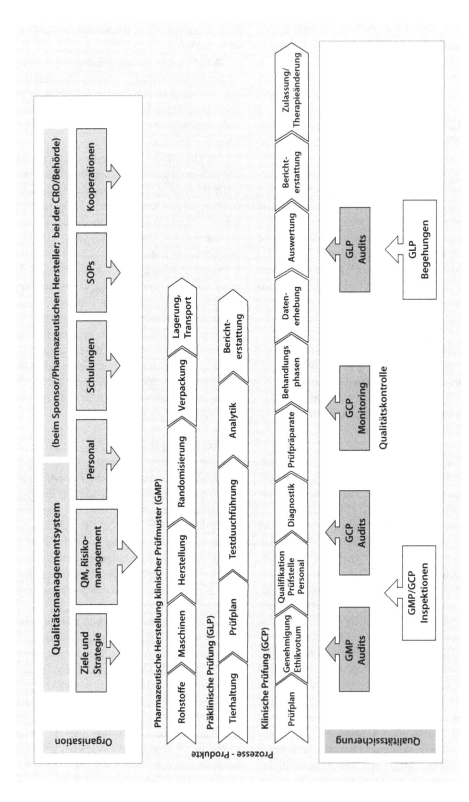

Abb. 18.1   Elemente eines Qualitätsmanagementsystems einschließlich Qualitätssicherung

und Vernichtung der Prüfpräparate zur Verfügung stellen können.

Qualitätskontrollen

Eine zentrale Kontrollfunktion in klinischen Prüfungen übernimmt das Monitoring. Durch einen Quelldatenvergleich wird die Qualität der erhobenen und aufgezeichneten Daten in der Prüfstelle kontrolliert.

Dem Monitor obliegt die Aufgabe, rechtzeitig Prüfplanabweichungen und fehlerhafter Dokumentation entgegenzusteuern und an den Sponsor zu berichten. Die Studienassistenz trägt, wie auch der Prüfer, mit einer zeitnahen, vollständigen und korrekten Führung der essenziellen Dokumente, zu einer hohen Qualität der Dokumente und Daten bei. Qualitätskontrollen finden ebenfalls im Bereich der Arzneimittelsicherheit (Pharmakovigilanz) oder beim Datenmanagement statt.

Qualitätssicherung

Ein weiterer Bestandteil des Qualitätsmanagements ist die systematische und unabhängige Überprüfung des gesamten Qualitätssystems oder seiner Teile in Form von Audits. Sie wird als qualitätssichernde Maßnahme von GCP und anderen Regularien (z. B. GMP, GLP, ISO) gefordert. Letztendlich überprüft damit der Sponsor intern und extern, z. B. bei Auftragsforschungsinstituten oder Dienstleistern, ob das Qualitätsmanagementsystem die definierten und gesetzlichen Anforderungen erfüllt. Die Erfüllung dieser Aufsichtspflicht wird von den Behörden bei einer Inspektion beim Sponsor überprüft

SOPs (Standard Operating Procedures)

Um Arbeitsabläufe, Verfahren und Prozesse so sicher und nachvollziehbar wie möglich für alle beteiligten Mitarbeiter zu gewährleisten, werden schriftliche Standardarbeitsanweisungen, sog. SOPs, erstellt. Sie beschreiben z. B., Regeln wann und wie ein Patient aufgeklärt wird, wie die Studienunterlagen während und nach der klinischen Prüfung aufbewahrt werden und viele weitere Prozesse (▶ Abschn. 18.1.2). In der Durchführung von klinischen Prüfungen sind SOPs für den Sponsor verpflichtend (▶ Kap. 5.1.1 ICH-GCP). Das schließt den Sponsor bei IITs ein.

Bei IITs erstellt häufig die Studienassistenz die SOPs und Checklisten. Die beteiligten Mitarbeiter

müssen sich mit den schriftlichen Arbeitsabläufen vertraut machen und dies auch nachweisen. Bei jedem Audit und jeder behördlichen Inspektion werden die Arbeitsanweisungen und deren Schulungen mit überprüft.

> **Praxistipp**
>
> Zu empfehlen ist die Technologie- und Methodenplattform für die vernetzte medizinische Forschung e.V. (TMF e.V.). Sie stellt über die Fachgruppe Qualitätsmanagement des KKS-Netzwerks harmonisierte SOPs online zur Verfügung (▶ http://www.tmf-ev.de/, Mai 2014). Unter diesem Link finden sich auch eine SOP-Vorlage und eine Master-SOP die beschreibt, wie SOPs erstellt, freigegeben und zur Verfügung gestellt werden.

Qualifikation und Schulungen des Personals

Sowohl Sponsor als auch Prüfer haben qualifiziertes Personal für die Durchführung der klinischen Prüfung einzusetzen (◘ Tab. 18.1). Die lokale Ethikkommission (auch als beteiligte Ethikkommission bezeichnet) prüft dabei die Eignung der Prüfstelle sowie die des Prüfers, seines Stellvertreters in Form des Lebenslaufs (Curriculum vitae) und die Gültigkeit der erforderlichen GCP- bzw. MPG-Schulungen (§7 Abs. 3 GCP-V; Arbeitskreis Medizinischer Ethikkommissionen, 2013).

Nach der 2. Änderung des AMG ist der Prüfer für die Auswahl eines geeigneten Vertreters und des Studienteams verantwortlich (§40 Abs. 1a AMG). In der Delegationsliste werden die Mitarbeiter aufgeführt, die gemäß ihrer GCP-, MPG- und studienspezifischen Schulungen und Studienerfahrungen verantwortlich für einzelne Aktivitäten in der klinischen Prüfung sind.

Qualitätsmerkmale in klinischen Prüfungen und Schnittstellen zwischen GCP und weiteren Regularien

Welche Aspekte der Qualität in der klinischen Prüfung berücksichtigt werden müssen wird in vielen regulatorischen Anforderungen beschrieben (◘ Tab. 18.1).

◻ **Tab. 18.1**   Qualitätsmerkmale in klinischen Prüfungen, ihre regulatorische Zuordnung und die dafür verantwortlichen Parteien (Mod. nach Kaiser PM, 2002)

Verantwortliche Partei	Elemente	Qualitätsmerkmale	Regulatorische Anforderungen
Sponsor, Ethik-Kommission, CRO, Sponsor bei IITs	Verfahren	Es sollten Systeme mit Maßnahmen eingeführt werden, die die Qualität jedes Aspekts der klinischen Prüfung gewährleisten	2.13 ICH-GCP
Sponsor, Sponsor bei IITs	Prüfplan	Aspekte der Qualitätssicherung und Qualitätskontrolle	6.11 ICH-GCP
Prüfer	Eignung Prüfgruppe	Auswahl qualifizierter Mitarbeiter der Prüfgruppe und seines Stellvertreters, Anleitung und Überwachung	§40 Abs. 1a AMG
Ethikkommission	Eignung Prüfer, Prüfstelle	Prüft Angaben zur Eignung der Prüfstelle, insbesondere zur Angemessenheit der vorhandenen Mittel und Einrichtungen sowie des zur Durchführung der klinischen Prüfung zur Verfügung stehenden Personals und zu Erfahrungen in der Durchführung ähnlicher klinischer Prüfungen	§7 Abs. 3a Nr. 8 GCP-V, Art. 6 Abs. 3 Buchstabe d-f 2001/20/EU[a]
Sponsor, Sponsor bei IITs, Prüfer, Studienassistenz	Essenzielle Dokumente (z. B. TMF, Prüferordner, Patientenakten)	Dokumente, die einzeln und zusammen die Bewertung der Durchführung einer klinischen Prüfung sowie der Qualität der erhobenen Daten zulassen.	1.23 und 8 ICH-GCP
Hersteller, Sponsor, Sponsor/Apotheke bei IITs, Prüfer, Studienassistenz	Prüfpräparat(e)	Sollte(n) so verpackt sein, dass Kontamination und Qualitätseinbußen während Transport und Lagerung vermieden werden; Randomisierung, Verblindung einhalten; Lagerbedingungen einhalten und dokumentieren, Verfallsdatum prüfen	5.13.3, 4.6, 5.13 und 5.14 ICH-GCP; §7 (5) GCP-V; Annex 13 GMP
CRO/Institut, Leiter Analytiklabor, Zentrallabor oder lokales Labor	Laborverfahren, Labordaten	Qualitätszertifikat (Ringversuche), Akkreditierung, etablierte interne Qualitätskontrollen, externe Qualitätsprüfung, andere Validierung (sofern erforderlich)	8.2.12 ICH-GCP; §19 ChemG (GLP Präklinik)
Sponsor, Sponsor bei IITs	Verfahren	Der Sponsor ist für die Einrichtung und Aufrechterhaltung von Qualitätssicherungssystemen und Qualitätskontrollsystemen begleitet von schriftlichen SOPs verantwortlich	5.1.1 ICH-GCP
Sponsor, Sponsor bei IITs, CRO, Zentrallabor, lokales Labor	Qualitätskontrollen	Arbeitstechniken und Aktivitäten, die innerhalb des Qualitätssicherungssystems eingesetzt werden, um nachzuweisen, dass die Anforderungen an die Qualität der prüfungsbezogenen Aktivitäten erfüllt wurden	1.23, 5.1, 5.2 ICH-GCP
Sponsor, Sponsor bei IITs, CRO	Qualitätssicherung	Alle geplanten und systematischen Maßnahmen, die implementiert sind und sicherstellen sollen, dass die klinische Prüfung gemäß der Guten Klinischen Praxis (GCP) und den geltenden gesetzlichen Bestimmungen durchgeführt wird und dass die Daten entsprechend erhoben, dokumentiert (aufgezeichnet) und berichtet werden	1.46, 5.1, 5.2 ICH-GCP

Tab. 18.1	Fortsetzung		
Verantwortliche Partei	**Elemente**	**Qualitätsmerkmale**	**Regulatorische Anforderungen**
Sponsor, Sponsor bei IITs, CRO	Daten	Alle klinischen Prüfungsdaten sollten so aufgezeichnet, behandelt und aufbewahrt werden, dass eine korrekte Berichterstattung, Interpretation und Überprüfung möglich ist	2.10 ICH-GCP
Sponsor, Sponsor bei IITs, CRO	Qualitätskontrollen bei Daten	Die Qualitätskontrolle sollte für jeden Schritt des Umgangs mit Daten gelten, um zu gewährleisten, dass alle Daten zuverlässig sind und korrekt verarbeitet wurden	5.1.3 ICH-GCP
Sponsor, Sponsor bei IITs, CRO	Dienstleistungen	Ein Sponsor kann seine prüfungsbezogenen Pflichten und Aufgaben ganz oder teilweise einem Auftragsforschungsinstitut übertragen. Letztendlich bleibt die Verantwortung für die Qualität und Glaubwürdigkeit der Prüfungsdaten stets beim Sponsor. Das Auftragsforschungsinstitut sollte ein Qualitätskontroll- und Qualitätssicherungssystem einrichten.	5.2.1 ICH-GCP

[a] Wird abgelöst durch die Verordnung (EU) Nr. 536/214 des Europäischen Parlaments und des Rates vom 16.04.2014. Die Verordnung wird nach Einrichtung eines elektronischen Einreichungsportals mit angeschlossener Datenbank bei der Europäischen Arzneimittelagentur voraussichtlich ab 2016 Anwendung finden (Pressemitteilung des BMG vom 15.04.2014).

Wie aus Tab. 18.1 und Abb. 18.2 erkennbar, gibt es wichtige Überschneidungen zwischen GCP und GMP (gute Herstellpraxis) bei den Prüfpräparaten und GLP (gute Laborpraxis) bei den Laborproben.

Bei Prüfpräparaten ist es u. a. die Einhaltung der nach GMP festgelegten Lagerungsbedingungen, der Gebrauchsdauer (Verfallsdatum) oder der Prüfung auf Unversehrtheit nach Erhalt. Die Einhaltung dieser Anforderungen gilt auch für die Prüfstelle und wird häufig in den Verantwortungsbereich der Studienassistenz übertragen. Die Angaben in dem entsprechenden Begleitschreiben bzw. in der Fachinformation oder der Prüferinformation müssen unbedingt eingehalten werden, da sonst Sicherheits- und Wirksamkeitsverluste eintreten können (§4 Abs. 27 AMG).

Bei allen Arten von Laborproben ist es erforderlich, dass der Studienassistenz Arbeitsanweisungen (z. B. ein Labormanual) für die Abnahme, Beschriftung, Aufbereitung, Lagerung und den Versand zur Verfügung gestellt werden. Dies stellt sicher, dass die Proben für die Analytik geeignet sind und keine z. B. hämolytischen Serumproben oder unzureichend gelagerte Proben ans Labor geschickt werden.

Für den Sonderfall der Bioäquivalenzstudien und Bioverfügbarkeitsstudien müssen im Prüfplan die Anforderungen für die Handhabung der Laborproben (Blut, Urin etc.) detailliert beschrieben werden (zur guten Laborpraxis, GLP, ▶ §19 und Anhang 1 ChemG).

Für die Qualität der essenziellen Dokumente ist größtenteils die Studienassistenz verantwortlich. Sie überprüft kontinuierlich, ob z. B. vom lokalen Labor Qualitätszertifikate/Ringversuche vorliegen und die Quelldaten vollständig sind.

Damit ist die Studienassistenz in vielen Bereichen direkt und indirekt mit der Überprüfung von Qualitätsmerkmalen betraut (Abb. 18.2).

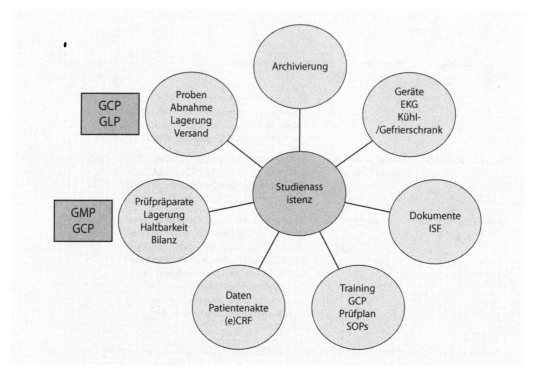

◘ Abb. 18.2   Bereiche in denen die Studienassistenz mit Qualitätsanforderungen konfrontiert ist

18.1.2 Nichtkommerzielle klinische Prüfungen

Klinische Prüfungen oder Studien, die nicht durch ein pharmazeutisches Unternehmen als Sponsor finanziert und verantwortlich durchgeführt werden, fallen unter den Begriff der Prüfer initiierten Studien, Investigator Initiated Trials (IITs) bzw. nichtkommerziellen klinischen Prüfungen. Zu diesen zählen auch die Therapieoptimierungsstudien. Im Weiteren wird der Begriff IIT verwendet.

Die IITs werden an universitären Einrichtungen, Kliniken und von nichtkommerziellen Forschungsinstituten durchgeführt.

Gemäß der Definition von klinischen Prüfungen im Arzneimittelgesetz (§4 Abs. 23 AMG) fallen IITs von ihrem Charakter her ebenfalls unter die Regelungen des AMG und müssen so die gesetzlichen Anforderungen nach GCP erfüllen (Bekanntmachung des Bundesinstituts für Arzneimittel und Medizinprodukte, des Paul-Ehrlich-Instituts und

des Bundesministeriums für Gesundheit zu nichtkommerzielle klinische Prüfungen, 2009).

Bei der Beantragung von Forschungsgeldern für die Durchführung einer klinischen Prüfung, z. B. beim Bundesministerium für Bildung und Forschung (BMBF) oder der Deutschen Forschungsgemeinschaft (DFG) sind die »Grundsätze und Verantwortlichkeiten von GCP bei der Durchführung klinischer Studien« zu erfüllen (BMBF, 2013).

Insbesondere ist die Bewilligung von Mitteln daran geknüpft, »dass die Medizinische Einrichtung am Standort des Studienleiters die Verantwortung, Funktionen und Pflichten des Sponsors gemäß ► Kapitel 5 ICH-GCP voll inhaltlich wahrnimmt« (◘ Abb. 18.3 und BMBF 2011 und 2013).

Werden Mittel bei der Deutschen Krebsgesellschaft (DGK) oder Deutschen Krebshilfe (DKH) für onkologische IITs beantragt, gelten eigene Förderrichtlinien. In diesen Anforderungen sind die Qualitätsstandards festgelegt. Fördert die DKG onkologische Studien, so wird eine spezifische Weiter-

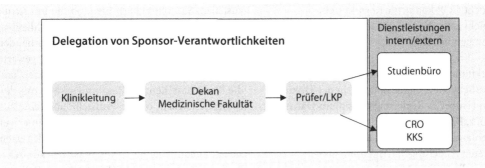

Abb. 18.3   Delegation von Verantwortlichkeiten bei IITs (Mod. nach dem Kölner Sponsormodell, 2012)

bildung der Studienassistenz vorausgesetzt (DKG, 2013).

Seit Verabschiedung der Richtlinie 2001/20/EG haben sich inzwischen auch bei IITs im patienten-nahen Forschungsbereich adäquate Qualitätsanfor-derungen etabliert (Olderog et al. 2006).

Bei IITs übernimmt die Klinikleitung oder der Dekan der Medizinischen Fakultät die Sponsoren-schaft. Wie in ■ Abb. 18.3 verdeutlicht, werden die Aufgaben und Verantwortlichkeiten gemäß AMG (§4 Abs. 24 AMG) für die Veranlassung, Organi-sation und Finanzierung bei monozentrischen an den Prüfer und bei multizentrischen klinischen Prüfungen an den LKP weiterdelegiert. Er wird in diesem Fall zum Bevollmächtigten des Sponsors.

> **Bei IITs hat der Prüfer als Sponsor (bzw. als Bevollmächtigter des Sponsors) die Ver-antwortung und unterliegt, bis auf wenige Erleichterungen, den gleichen gesetzlichen Anforderungen (AMG, GCP-V, 2001/20/EG etc.) wie ein industrieller Sponsor.**

Bei IITs trägt der Prüfer also die gesetzliche Orga-nisations- und Überwachungspflicht. Das bedeutet für ihn, sich eines Qualitätssicherungs- und Kont-rollsystem zu bedienen und die Abläufe in schrift-lichen SOPs zu beschreiben (■ Tab. 18.1).

Dem Prüfer obliegt auch die Verantwortung gegenüber den Behörden. Er muss jederzeit eine Bewertung der Durchführung sowie eine Überprü-fung der Qualität anhand der Studiendokumenta-tion ermöglichen. Die Behörden können auch nach Abschluss oder Abbruch der klinischen Prüfung eine Inspektion durchführen.

Insbesondere sollte der Prüfer ein Monito-ring durchführen lassen. Umfang, Häufigkeit der Besuche und Art (Initiierung, reguläre Besuche, Telefonkontakte, Abschlussbesuch) sollen entspre-chend der Komplexität der klinischen Prüfung fest-gelegt und unter Einhaltung von GCP (▶ Kap. 5.18 ICH-GCP) vor Ort durchgeführt werden. Aus-nahmen von diesem Vorgehen sind zu begründen (Bekanntmachung des Bundesinstituts für Arznei-mittel und Medizinprodukte, des Paul-Ehrlich Ins-tituts und des Bundesministeriums für Gesundheit zu nichtkommerzielle klinische Prüfungen, 2009; Brosteanu et al. 2009).

Unabhängige und systematische qualitätssi-chernde Verfahren wie Audits werden häufig durch zentral eingerichtete Stellen in einer Universitäts-klinik (ZKS, KKS, CCS u. a.) angeboten. Eine Ver-gabe an externe Auditoren ist möglich. Wie wichtig qualitätssichernde Maßnahmen in IITs sind, lässt sich aus der relativ hohen Häufigkeit von beobach-teten Problemen in der Studiendokumentation und der Prüfplaneinhaltung in den Koordinationszen-tren für Klinische Studien (KKS) in Deutschland ableiten (Blasius, 2007).

Über 35% der Inspektionsmängel in Prüfstellen (2001–2005 allein in Düsseldorf, NRW) bezogen sich auf Qualitätsmängeln in der Dokumentation (Scharf, 2008). Dazu gehörten:

- fehlende Vermerke der Studienteilnahme in der Patientenakte,
- lückenhafte Patientenidentifizierungslisten,

— nicht GCP-konforme Korrekturen,
— nicht zeitnahe und nichtdokumentierte Änderungen im CRF.

Inspektionen beim Sponsor bei IITs zeigten ebenfalls erhebliche Qualitätsmängel in der Dokumentation (Huber S, Regierungspräsidium Darmstadt, 2006), z. B.:
— fehlende Unterschriften in Prüfplänen und deren Änderungen (Amendments),
— unvollständige Delegations- oder sogar fehlende Screening- und Randomisationslisten,
— Laborberichte, die weder unterschrieben noch kommentiert waren.

Besonders auffällige Labordaten (z. B. stark erhöhte Leberwerte) können einen Hinweis auf unerwünschte Ereignisse sein, deren Nichtbewertung ein Sicherheitsrisiko für die Studienteilnehmer darstellen kann.

> **Praxistipp**
>
> Bei nichtkommerziellen komplexen und multizentrischen klinischen Prüfungen sollte das Prüfteam – zur Unterstützung des Qualitäts- und Risikomanagements – eine Institution mit der Arzneimittelsicherheit beauftragen sowie ein unabhängiges Datenüberwachungskommittee (IDMC) berufen. Beide Institutionen müssen ihrerseits nach schriftlichen Arbeitsanweisungen arbeiten (▶ Kap. 5.5.2 ICH-GCP).

■ **Was bedeutet das im Einzelnen für die Studienassistenz?**

Die Studienassistenz hat das umfangreichste Aufgabenspektrum. Sie ist die Person, die während der gesamten Durchführung der klinischen Prüfung die Qualität der einzelnen Schritte kennen sollte und diese größtenteils überprüft. Um dieser Schlüsselfunktion gerecht zu werden, sollte ihr die Möglichkeit von GCP- und anderen Schulungen gegeben werden. Sie ist intensiv auf die prüfplankonforme Studiendurchführung vorzubereiten (▶ Kap. 4.2.3 ICH-GCP).

Die Studienassistenz ist oft damit beauftragt, die Unterlagen zur Eignung der Prüfstelle zusammen zustellen. Sie sollte überprüfen, ob die Infrastruktur in der Prüfstelle, wie z. B. Geräte, abschließbare Schränke und Kühl-/Gefrierschränke vorhanden, geeignet und für die klinische Prüfung gewartet sind. Durch ein Screening der Patientenakten kann die Studienassistenz in Zusammenarbeit mit dem Prüfer feststellen, ob die Prüfstelle über eine ausreichende Zahl geeigneter Studienteilnehmer verfügt. Die Aufbewahrung (Archivierung) der essenziellen Dokumente nach Abschluss der klinischen Prüfung über den gesetzlich geforderten Zeitraum von mindestens 10 Jahren sollte geklärt werden (§13 Abs. 10 GCP-V).

> **Praxistipp**
>
> Firmen können fusionieren, Prüfer aus dem Team ausscheiden. Daher sollte ein Ansprechpartner beim Sponsor für die Archivierung im Prüferordner vermerkt werden. Das Studienteam sollte daher frühzeitig festlegen, wer für die Archivierung der Studienordner verantwortlich ist. Ein Aufkleber an den Ordnern informiert, wie lange die Unterlagen mindestens aufbewahrt werden müssen. Nach Inkrafttreten der neuen EU-Verordnung beträgt die Frist zukünftig mindestens 25 Jahre.

Für die Qualität und Zuverlässigkeit der im Verlauf der klinischen Prüfung gewonnenen Daten und der Vielzahl der Arbeitschritte ist es daher zwingend notwendig über schriftliche Arbeitsanweisungen (SOPs, Checklisten etc.) zu verfügen.

◘ Tab. 18.2 zeigt beispielhaft Kernprozesse bei IITs, zu denen mindestens schriftliche Anweisungen vorliegen müssen (vergl. auch TMF e.V.).

Im patientennahen Forschungsbereich gibt es einen häufigen Personalwechsel im Studienteam. Daher ist es unerlässlich funktionsbezogene standardisierte Anweisungen zu erstellen. Nur so kann eine kontinuierliche, gesetzeskonforme und einheitliche Durchführung klinischer Prüfungen mit hohem Qualitätsniveau aufrechterhalten werden (▶ Kap. 1.55 ICH-GCP). Das bezieht sich auf jedes Verfahren und alle beauftragten Dienstleistungen, die im Rahmen von IITs durchgeführt und erbracht werden, z. B. Führen der Studienunterlagen (Trial

Tab. 18.2. Beispiele für Kernprozesse in klinischen Prüfungen	
Kernprozesse	**SOP-Themen**
Studienübergreifend	
Handhabung von SOPs	Erstellung, Verwaltung und Schulung, Umgang mit SOPs bei Dienstleistenden
Schulungen	Welche (regelmäßigen) Schulungen sind für die Durchführung erforderlich (SOPs, GCP, Geräte etc.)
Verträge, Vereinbarungen	Intern, extern einschließlich Aufgabenabgrenzung
Qualitätsmanagement	Vorgehen bei Abweichungen, Monitoring, Auditing, Inspektionsvorbereitung/-nachbereitung
Aufbewahrung der Unterlagen	Während der klinischen Prüfung, gesetzliche Archivierungsfristen, Inventarisierung der Unterlagen
Studiendurchführung	
Studienplanung	Voraussetzungen für Prüfstelle und Studienteam
	Erstellung Prüfplan, Prüferinformation, Patienteninformation und Einwilligung etc.
	Rekrutierung und Aufklärung der Studienteilnehmer
Regulative Anforderungen	Erstellung von Unterlagen für die Antragstellung bei Behörden und Ethikkommissionen
	Meldeverpflichtungen; Versicherung
Studienunterlagen	Führen der Patientenakten, des TMF, ISF, Handhabung von Korrespondenz, E-Mails, Manuale, Gerätewartungen
Dokumentation und Datenmanagement	Korrekturregeln, (e)CRF, Datenverarbeitung, Datenbanken, Softwaresicherheit etc.
Prüfpräparate	Bestellung, Transport, Lagerung, Bestandsführung, Rückgabe oder Vernichtung etc.
Arzneimittelsicherheit, Sicherheit bei Medizinprodukten	Meldepflichten Sponsor, externe Vergabe, Zweitbewertung, Vorgehen bei SUSARs etc.
Kommunikationswege	Bei Auftreten von Risiken, Vorgehen bei Prüfplanabweichungen, Vertretungsregelungen

Master File, TMF), integrieren einer Software für die Verarbeitung von Daten (Datenmanagement), Arzneimittelsicherheit u. a. mehr.

Qualitätshinweise aus der Praxis

- Im Team, in Zusammenarbeit von Studienassistenz und Monitor, sind Qualitätskontrollen durchzuführen und rechtzeitig korrektive und GCP-gerechte Maßnahmen zu ergreifen.
- Die Verwendung von Korrekturflüssigkeit oder Klebeetiketten in der Studiendokumentation ist verboten.
- Das Rückdatieren von Unterschriften können von Auditoren und Inspektoren als Urkundenfälschung ausgelegt werden.
- Handschriftliche Vermerke der Studienassistenz in der Einwilligungserklärung, die eine Urkunde darstellt, sind nicht statthaft.
- Häufen oder wiederholen sich fehlerhafte oder fehlende Einträge, so ist eine Heraufstufung von eigentlich minimalen Fehlern zu einem schwerwiegenden Mangel (»critical finding«) vorprogrammiert.

Bei der Verwaltung von Prüfpräparaten treten sehr häufig Fehler auf, z. B. hinsichtlich der Qualitätskontrolle der Lagerbedingungen. In kritischen Temperaturbereichen (z. B. Kühl-/Gefrierschrank) oder bei kritischen Umweltbedingungen (z. B. bei Hitzeperioden) muss die Temperatur engmaschig kontrolliert werden. Auf jeden Fall sind werktäglich die Temperaturen zu dokumentieren. Sind Abweichungen aufgetreten, sollte im Zweifelsfall immer die Apotheke oder der Hersteller zur Weiterverwendung des Präparats befragt werden. Eine schriftliche Korrespondenz zu diesem Vorgang ist notwendig.

> **Praxistipp**
>
> Es sollte schriftlich eine Vertretung benannt sein. Diese achtet im Krankheitsfall oder im Urlaub auf Abweichungen. Die Vertretung muss befähigt sein, Sofortmaßnahmen einzuleiten.

Gerade alltäglichen Nachlässigkeiten gefährden die Qualität und können im schlimmsten Fall zur Zurückweisung der Daten und damit zu enormen Kosten (Rückerstattung der Mittel) oder Imageverlusten (Publikationszurückweisung) führen. Umso bedeutender ist es, dass die Studienassistenz an Schulungen und Trainingsmaßnahmen teilnimmt, die ein wichtiger Baustein der Qualität sind und im Vorfeld dabei helfen, Fehler zu vermeiden.

» Qualität ist kein Zufall, sondern systematisches Engagement. (Silvia Fegerl)

18.2 Studienassistenz in zertifizierten Zentren

Heike Devrient

Dieser Abschnitt beschäftigt sich mit den Aufgaben der Studienassistenz in Zertifizierungsverfahren, hier am Beispiel von Krebszentren nach den Vorgaben der Deutschen Krebsgesellschaft. Zuerst wird kurz der nationale Krebsplan erläutert. Aus diesem entstehen die Anforderungen bezüglich der Zertifizierung von Krebszentren. Diese Anforde-

rungen werden mit speziellem Augenmerk auf die Aufgaben für die Studienassistenz beschrieben und es werden Praxistipps gegeben, die den Umgang mit den Anforderungen erleichtern.

18.2.1 Der nationale Krebsplan

Was genau sind Krebszentren? Anfang der 2000er Jahre wurde festgestellt, dass die Überlebensrate von Brustkrebspatientinnen vom Zugang zu hochspezialisierten Behandlungseinrichtungen und von der Einhaltung von Behandlungsleitlinien abhängt. Aus dieser Erkenntnis entstanden 2003 die Brustzentren. Hier hat die Deutsche Krebsgesellschaft in Zusammenarbeit mit der Deutschen Gesellschaft für Senologie (Senologie ist die Lehre von der weiblichen Brust) das System zur Zertifizierung von Brustkrebszentren erarbeitet. Sie basiert auf der Umsetzung der S3-Leitlinie für Brustkrebs, die das fachlich korrekte Vorgehen bei dieser Erkrankung beschreibt. S3-Leitlinien werden seither von Expertengremien für viele Krebserkrankungen (wie auch für häufige, nichtbösartige Erkrankungen) erarbeitet. Diese Leitlinien bieten die höchste medizinische, evidenzbasierte Qualität, da alle abgegebenen Empfehlungen auf der kritischen Überprüfung und Abwägung der Forschungslage beruhen.

Diese Art der Zertifizierung wurde bald auf andere Tumorarten ausgeweitet, für die ebenfalls S3-Leitlinien bestehen. Die Entwicklung von systematischen Behandlungseinheiten war ein Ergebnis des nationalen Krebsplans, in dem das pyramidenartige Drei-Stufen-Modell der onkologischen Versorgung mit Organkrebszentren, onkologischen Zentren und onkologische Spitzenzentren entwickelt wurde (► Abschn. 18.2.2), um eine flächendeckenden Verbesserung der Versorgung von Krebspatienten zu erreichen.

Im Nationalen Krebsplan, durch das Bundesministerium für Gesundheit, die Deutsche Krebsgesellschaft, die Deutsche Krebshilfe und die Arbeitsgemeinschaft Deutscher Tumorzentren 2008 initiiert, sind vier Handlungsfelder hinterlegt:
1. Weiterentwicklung der Krebsfrüherkennung,
2. Weiterentwicklung der onkologischen Versorgungsstrukturen und der Qualitätssicherung,

3. Sicherstellung einer effizienten onkologischen Behandlung (Schwerpunkt zunächst auf onkologischer Arzneimitteltherapie),
4. Stärkung der Patientenorientierung.

Für die Bearbeitung der vier Handlungsfelder wurden 13 Ziele mit weiteren Teilzielen formuliert und Empfehlungen zu ihrer Umsetzung erarbeitet (Stand der Umsetzung ▶ www.bmg.bund.de).

Für Studienassistentinnen sind an dem nationalen Krebsplan v. a. die Aussagen zur klinischen Forschung von Bedeutung. Die intensiviert werden soll. Diesem Innovationsgedanken wird durch die verpflichtende Teilnahme aller Zentren an klinischen Studien Nachdruck verliehen.

18.2.2 Zertifizierte Zentren

Die Deutsche Krebsgesellschaft hat als eine Auswirkung des Nationalen Krebsplan die Zertifizierungsverfahren für die onkologische Versorgung eingeführt. Die Versorgung ist in drei Stufen organisiert, wobei die fachlichen Anforderungen an die klinische Versorgung auf allen Ebenen gleich sind:
- Organkrebszentrum (C): hier ist die Behandlung auf ein Organ oder ein Fachgebiet spezialisiert,
- onkologisches Zentrum (CC): die Zertifizierung bezieht sich auf die Behandlung mehrerer betroffener Organe oder verschiedener Fachgebiete und
- onkologisches Spitzenzentrum (CCC) ist ein onkologisches Zentrum mit Forschungsschwerpunkt.

Die Vorgaben, die ein Zentrum für die Zertifizierung erfüllen muss, sind im jeweiligen Erhebungsbogen festgehalten. Es gibt für jedes Zentrum, je nach behandelter Tumorart, einen eigenen Erhebungsbogen. Für onkologische (Spitzen)zentren gibt es darüber hinaus einen zusätzlichen Erhebungsbogen mit den weiterführenden fachlichen Anforderungen.

Die Deutsche Krebsgesellschaft mit den entsprechenden Fachgesellschaften erstellt diese Anforderungskataloge. Diese Anforderungen enthalten quantitative und qualitative Voraussetzungen für die Zentren. Die Implementierung der S3-Leitlinien ist ein zentraler Bestandteil des Zertifizierungssystems der Deutschen Krebsgesellschaft: Die aktuellen evidenzbasierten Behandlungsempfehlungen aus den Leitlinien sind in den Anforderungskatalogen für die Zentren integriert und ihre Anwendung wird in den Audits kontrolliert. Diese Anforderungen werden in interdisziplinären Kommissionen der Deutschen Krebsgesellschaft erarbeitet und in regelmäßigen Abständen aktualisiert. In den Kommissionen sind Experten für alle Bereiche einer Tumorerkrankung vertreten. Hier sind neben Mitgliedern der ärztlichen und pflegerischen Fachgesellschaften u. a. Psychoonkologen, Sozialarbeiter und Patientensprecher beteiligt.

▪ Audit
Zertifizierte Zentren müssen jährlich bei einer Begutachtung durch qualifizierte Fachexperten nachweisen, dass sie die fachlichen Anforderungen an die Behandlung der Tumorerkrankung erfüllen. Das gesamte Zertifizierungssystem und somit die Durchführung der Audits werden durch das unabhängige Institut OnkoZert betreut. Die Erhebungsbögen mit den fachlichen Anforderungen sind unter ▶ www.OnkoZert.de herunterzuladen. Die kontinuierliche Überprüfung der Zentren und die Rückmeldungen aus dem Dialog mit den Auditoren begleitet die stetige Qualitätsverbesserung für das Zentrum. Die Anwendung dieser Empfehlungen wird im Zertifizierungsprozess in Form von Kennzahlen dokumentiert. Diese Kennzahlen geben Auskunft über die Behandlungsqualität und die Einhaltung der Vorgaben aus S3-Leitlinie und Erhebungsbogen. Die dadurch mögliche Auswertung kann zur Qualitätsverbesserung im Zentrum genutzt werden. Die Berichte der Fachexperten werden von einem Ausschuss der Deutschen Krebsgesellschaft bewertet, der auch die Zertifikate verleiht.

Zur Erstzertifizierung und alle drei Jahre zum sog. Wiederholaudit werden die Zentren im größeren Rahmen und oft mit zwei Fachexperten begangen. In der Zwischenzeit finden Überwachungsaudits geringerer Ausdehnung statt. Die Fachexperten verschaffen sich durch Einsichtnahme in Patientenakten, Tumordokumentation, Ermittlung von qualitätsrelevanten Kennzahlen und Begehung der relevanten Bereiche einen umfassenden Eindruck der Arbeit im Zentrum. Auf dieser Grundlage erstellen die Fachexperten einen Auditbericht. Dieser wird der Zertifizierungskommission vorgelegt. Sie entscheidet über die Zertifikatserteilung.

Mit dem **Auditbericht** haben die Auditoren verschiedene Möglichkeiten, das Zentrum zur Weiterentwicklung, z. B. des Studienmanagements, zu animieren.

Folgende Möglichkeiten der Rückmeldung stehen der Zertifizierungsorganisation zur Verfügung:

1. Durch einen **Hinweis**: Bei der erneuten Auditierung wird der Umsetzung der Hinweise aus dem Vorjahr besonderes Augenmerk geschenkt. Das Zentrum sollte im Folgenden geeignete Maßnahmen zu den im Hinweis benannten Auffälligkeiten nachweisen können.
2. Durch eine **Abweichung**: Dies ist ein Instrument, dem Zentrum die Nichteinhaltung der Zertifizierungsvorgaben zu verdeutlichen. Die Abweichung muss in der Regel im Rahmen einer festgelegten Zeitspanne behoben werden. Meist wird ein Aktionsplan erarbeitet und/oder Nachweisdokumente vorgelegt. Möglich ist auch eine Nachauditierung. Abweichungen können dazu führen, dass Zertifikate nicht verliehen oder entzogen werden oder nur eingeschränkt gültig sind.

Es ist grundsätzlich möglich, dass zeitgleich mit der Zertifizierung nach den Vorgaben der Deutschen Krebsgesellschaft auch die Zertifizierung nach DIN EN ISO 9001:2008 durchgeführt wird.

- **Qualitätsüberprüfung**

In zertifizierten Zentren wird mittels Kennzahlen die Behandlungsqualität überprüft. Diese Kennzahlen beziehen sich meist auf die sog. Primärfälle.

> **Primärfall**
>
> Als Primärfall wird ein Patient mit einem neu aufgetretenen Karzinom bezeichnet, der in dem Zentrum behandelt wird. Für jedes Zentrum ist eine Mindestanzahl von Primärfällen vorgeschrieben.

Jeder Patient darf nur einmal gezählt werden. Dies bedeutet, dass der Patient nicht in mehreren Zentren als Primärfall gewertet werden kann, selbst wenn er während der Behandlung die Klinik wechselt. Zählort ist das Zentrum, in dem der wesentliche Teil der Behandlung stattfindet.

Die exakte Definition sowie der Zählzeitpunkt (das bedeutet das Jahr, in welchem der Fall als Primärfall zählt) sind für jedes Zentrum je nach Erkrankung unterschiedlich definiert. Diese Angaben sind im aktuellen Erhebungsbogen zu finden.

Zentrum als Netzwerk

Ein zertifiziertes Zentrum ist ein qualitätsüberprüftes Netzwerk, in dem die gesamte Behandlungskette für einen Patienten abgebildet ist und das hohen Qualitätsanforderungen genügt. So ist sichergestellt, dass der Patient von der Diagnose, über die stationäre und ambulante Behandlung bis zur Nachsorge bestmöglich versorgt wird. Sichtbar ist diese Zusammenarbeit des Netzwerks z. B. in den interdisziplinären Tumorkonferenzen, in denen die Patienten vorgestellt werden. Alle Behandlungspartner besprechen gemeinsam und auf Basis der gültigen S3-Leitlinie die individuell passende Therapie. Es arbeiten alle an der Behandlung beteiligten Fachbereiche und Berufsgruppen sektorenübergreifend zusammen.

Das bedeutet, dass der Patient unabhängig von der Versorgungsstruktur, also ob die Behandlung in einer Praxis oder im Krankenhaus erfolgt (ambulant oder stationär), vergleichbare fachliche Qualitätsstandards und vergleichbare Behandlungsergebnisse vorfinden soll. Mit Hilfe der Zertifizierung soll eine Optimierung der Struktur-, Prozess- und Ergebnisqualität erreicht werden.

Durch eine transparente Darstellung der zertifizierten Zentren, z. B. im Internet oder mittels Informationsflyern, wird dem Patienten eine Entscheidungshilfe für seine Behandlungsmöglichkeiten gegeben. Dem Patienten steht ein Netzwerk von Behandlungspartnern zur Verfügung, in dem sich alle Beteiligten den Qualitätsanforderungen an das zertifizierte Zentrum verpflichtet haben. Der Patient weiß, dass mit dem Qualitätssiegel »zertifiziertes Zentrum« hohe Behandlungsqualität gewährleistet ist.

In jedem Zentrum gibt es einen Leiter, der das Zentrum repräsentiert. Für die Umsetzung der Vorgaben, die Erarbeitung der Behandlungspfade und die Steuerung der Zusammenarbeit der verschiedenen Partner ist der Zentrumskoordinator zuständig. Er ist der Ansprechpartner für alle Fragen rund um den Zertifizierungsprozess.

18.2.3 Studien im Zentrum

In den bereits beschriebenen drei Stufen der onkologischen Versorgung hat die Durchführung klinischer Studien einen festen Platz. Je höher das Zentrum in der beschriebenen Pyramide der onkologischen Versorgung angesiedelt ist, desto bedeutsamer wird die Durchführung von klinischer Forschung. Die Durchführung von Studien zur Weiterentwicklung der onkologischen Behandlung ist in jedem Zentrum vorgesehen. Eine Studienquote, also eine geforderte Mindestanzahl von Patienten, die an Studien teilnehmen, ist gefordert. Neben der Erfüllung der Studienquote sind in einem zertifizierten Zentrum festgelegte Strukturen und Prozesse zum Umgang mit Studien notwendig. Darüber hinaus gibt es Vorgaben zur Qualifikation des mit der Durchführung von Studien beauftragten Personals.

In Zentren ist die Durchführung verschiedener Arten von klinischen Studien möglich. Relevant sind nicht nur interventionelle Studien mit neuen (Chemo)therapeutika, die sich meist mit Chemotherapeutika in neoadjuvanter, adjuvanter oder metastasierter Therapiesituation befassen. Dazu ist die Studienzentrale meist in onkologischer Hand angesiedelt. Auch operative Studien, die Vergleiche verschiedener Behandlungs- oder Operationsregime untersuchen, kommen für ein zertifiziertes Zentrum in Frage. Interessant sind weiterhin klinische Registerstudien. Hierbei sammeln Register praxisbezogene Daten zu Diagnose, Therapie und Nachsorge. Dabei wird kein Einfluss auf die Therapie genommen, sondern lediglich die Datenlage analysiert.

> ❯ **Insgesamt sind alle Studien für die Erreichung der Studienquote einbringungsfähig, die ein gültiges Ethikkommissionsvotum und einen Studienplan vorweisen.**

Sowohl während des stationären Aufenthaltes wie auch vor- oder nachstationär ist eine Studienteilnahme denkbar. Damit ist es möglich, die Studienambulanz im Krankenhaus selbst oder in einer kooperierenden Einrichtung, z. B. einer Praxis für onkologische Therapie oder einem medizinischen Versorgungszentrum (MVZ), zu betreiben.

Wichtig ist die enge Zusammenarbeit aller beteiligten Bereiche, dies beinhaltet:
- die frühzeitige Entscheidung, ob der Patient zur Teilnahme an einer Studie geeignet ist (z. B. bereits in der prätherapeutischen Tumorkonferenz) und
- den geordneten Informationsfluss zwischen den Behandlungssektoren.

So kann sichergestellt werden, dass geeignete Patienten identifiziert, informiert und sicher durch den gesamten Behandlungsprozess begleitet werden.

In den verschiedenen Erhebungsbögen beschäftigt sich jeweils das ▶ Kapitel . 1.7 mit dem Studienmanagement. Darin sind die Vorgaben für die Zertifizierung nachlesbar. Sie enthalten Angaben zur Qualifikation der mit der Studiendurchführung beauftragten Mitarbeiter (Studienassistenz und Prüfer). Das kann z. B. die Zertifikat eines Good Clinical Practice (GCP)-Seminars sein, auch eine Ausbildung für die Studienassistenz ist gefordert.

Zudem sind Mindestzahlen von einzubringenden Patienten angegeben, die sog. Studienquote. Diese variiert in den einzelnen Organkrebszentren und ist dem Erhebungsbogen zu entnehmen. Für die Erstzertifizierung ist gefordert, mindestens einen Patienten in einer Studie eingeschlossen zu haben.

Weiterhin wird eine strukturierte Vorgehensweise, wie die am Zentrum angebotenen Studien allen Partnern und den Patienten zugänglich gemacht werden, gefordert. Um dies umzusetzen, ist die Anfertigung von Prozessbeschreibungen erforderlich. Diese sollten auf das am Haus etablierte Qualitätsmanagementsystem und die Vorgaben der Deutschen Krebsgesellschaft abgestimmt sein.

Es ist wichtig, die im Erhebungsbogen geforderten Wege der Einführung neuer Studien in einer Prozessbeschreibung festzulegen und deren praktische Durchführung nachzuweisen. Dazu erstellt meist der studienbeauftragte Arzt mit Unterstützung der Studienassistentin eine zu dem Qualitätsmanagementsystem der Klinik und der Prüfstelle passende Prozessbeschreibung, die mit der Prüfstellenleitung abgestimmt und im Qualitätsmanagementhandbuch hinterlegt wird. Diese wird regelhaft auf Aktualität überprüft und ggfs. angepasst. Weiterhin ist zu beschreiben, wie den Patienten der Zugang zu dem Studienangebot ermöglicht wird. Dies geschieht zum einen durch die verpflichtende Veröffentlichung der an der Prüfstelle angebotenen Studien (z. B. auf der Homepage der Prüfstelle). Zum anderen findet ein strukturiertes Screening der Patienten statt, möglicherweise im Vorfeld der Tumorkonferenzen. Wie hierbei die Studienassistenz eingebunden ist, regelt jede Prüfstelle für sich selbst.

Ein weiteres wichtiges Kriterium ist immer die funktionierende Vertretungsregelung bei Abwesenheit der Studienassistenz, die dargestellt werden muss.

> **Praxistipp**
>
> Führen Sie stets eine aktuelle Liste ihrer laufenden Studien. Diese Liste kann z. B. auf der Homepage der Prüfstelle für Patienten einsehbar sein.

18.2.4 Die Study Nurse bei der Zertifizierung

Qualitätsmanagement und Audits

Die Details zur Vorbereitung eines Audits werden meist über den Prüfstellenkoordinator kommuniziert. Der Termin zur Auditierung wird etwa ¼ Jahr im Voraus abgestimmt. Der exakte Zeitplan für den Audittag wird kurz vor dem Termin bekannt gegeben. Diesem Plan ist zu entnehmen, wann die Fachexperten die einzelnen Bereiche der Prüfstelle begehen werden. Zur Vorbereitung der Zertifizierung wird der Erhebungsbogen (etwa einen Monat vor Zertifizierung) von der Prüfstellenleitung bei der Zertifizierungsgesellschaft und an die Fachexperten eingereicht. Dieser Erhebungsbogen wird in der Prüfstelle vor der Einreichung kritisch überprüft und aktualisiert. Er sollte im Bereich des

Studienmanagements so verfasst sein, dass dem Fachexperten ein Überblick über die Studienlage in der Prüfstelle und die Organisation des Studienmanagements gegeben wird. Für die Einreichung des Erhebungsbogens und der Kennzahlen ist die Angabe der oben erläuterten Studienquote notwendig. Diese berechnet sich meist aus den eingeschlossenen Primärfällen des Betrachtungszeitraums.

> **Praxistipp**
>
> Führen Sie eine Übersicht der in Studien eingeschlossenen Patienten. So haben Sie immer den Überblick über die aktuelle Einschlussquote. Zu beachten ist, dass der Beobachtungszeitraum immer das vorhergehende Kalenderjahr ist. D. h. bei Begehungen im Jahr 2015 werden über die Situation und die Zahlenwerte aus dem Kalenderjahr 2014 berichtet.

Sollte in einer Prüfstelle die Mindestquote nicht erzielt werden können, empfiehlt es sich, mit Einreichung der Zertifizierungsunterlagen direkt das Formular »Abweichung Studienquote« zu bearbeiten. Dieses Formular kann in der aktuellen Version auf der Homepage der Zertifizierungsgesellschaft OnkoZert heruntergeladen werden. Auf diesem Formular wird eine Übersicht der aktiven Studien mit der Anzahl der eingeschlossenen Patienten angegeben. Im Unterschied zum Erhebungsbogen, der immer das vorher gehende Kalenderjahr beleuchtet, kann hier die Studiensituation im laufenden Kalenderjahr beschrieben werden. Dies ist besonders hilfreich, wenn im aktuellen Jahr die Rekrutierung höher als im Kennzahlenjahr ist. Zudem können Maßnahmen geschildert werden, mit deren Hilfe eine Steigerung der Studienquote angestrebt wird. Diese Maßnahmenbeschreibung dient zugleich als Argumentationsgrundlage für die Vorstellung der Studiensituation im Audit.

> **Praxistipp**
>
> Wird die Studienquote trotz aller Anstrengungen nicht erreicht, kann direkt mit den Zertifizierungsunterlagen die »Stellungnahme Studiensituation« eingereicht werden (▶ www. OnkoZert.de).

Bei der Begehung des Studiensekretariats verschafft sich der Fachexperte vor Ort einen Eindruck über die Studiensituation der Prüfstelle. Hierzu kann er Einblick in alle Patientenakten und Studienunterlagen nehmen. Die Qualifikationsnachweise der mit der Durchführung von klinischen Studien beauftragten Mitarbeiter sollten einsehbar sein.

Die Studienassistenz ist meist die Person, die sich während des ganzen Jahres, aber besonders in der unmittelbaren Vorbereitung des Audits, um die Bereithaltung der Nachweisdokumente kümmert.

> **Praxistipp**
>
> Normalerweise wird v. a. der spezielle Anforderungskatalog der Deutschen Krebsgesellschaft geprüft. Es ist auch möglich, dass der Auditor eine allgemeine Begutachtung vornimmt. Ebenso kann es vorkommen, dass der Auditor über den Anforderungskatalog hinaus bei der Begehung vor Ort die »Augen schweifen lässt«. Zur Auditvorbereitung gehört also immer ein prüfendes Auge auf das gesamte Umfeld, inkl. Haltbarkeitsdaten verschiedener Medikamente, Prüfdaten von Feuerlöschern, Temperaturprotokolle der Medikamentenkühlschränke etc.

Literatur

▶ Abschn. 18.1

Arbeitskreis Medizinischer Ethik-Kommissionen in der Bundesrepublik Deutschland e.V. (2013) Bei der Ethik-Kommission vorzulegende Qualifikationsnachweise für Prüfer, Stellvertreter und Prüfstelle. (Stand 05.07.2013). ▶ http://www.ak-med-ethik-komm.de/beschluesse. html (letzter Zugriff 06.11.2014)

Beuth (2005) DIN EN ISO 9000:2005 Qualitätsmanagementsysteme, Grundlagen und Begriffe. ▶ http://www. beuth.de/de/norm/din-en-iso-9000/82009580 (letzter Zugriff 06.11.2014)

BJM (2012) Gesetz über den Verkehr mit Arzneimitteln (Arzneimittelgesetz - AMG), zuletzt geändert durch Artikel 2 des Gesetzes vom 19.10.2012 (BGBl. I S. 2192). ▶ http:// www.gesetze-im-internet.de/amg_1976/ (letzter Zugriff 06.11.2014)

BJM (2012) Verordnung über die Anwendung der Guten Klinischen Praxis bei der Durchführung von klinischen Prüfungen mit Arzneimitteln zur Anwendung am Menschen (GCP-Verordnung - GCP-V), zuletzt geändert durch Artikel 8 des Gesetzes vom 19.10.2012 (BGBl. I S. 2192). ▶ http://www.gesetze-im-internet.de/gcp-v/ (letzter Zugriff 06.11.2014)

BJM (2013) Gesetz zum Schutz vor gefährlichen Stoffen (Chemikaliengesetz - ChemG) in der Fassung der Bekanntmachung vom 28.08.2013 (BGBl. I S. 3498, 3991). ▶ http:// www.gesetze-im-internet.de/chemg/BJNR017180980. html (letzter Zugriff 06.11.2014)

Blasius H (2007) Rechtliche und praktische Rahmenbedingungen für nicht-kommerzielle klinische Studien. Deutsche Zeitschrift für Klinische Forschung 9/10: 28–36

BMBF (2014) Grundsätze und Verantwortlichkeiten bei der Durchführung klinischer Studien. Version vom 24.03.2013. ▶ http://www.gesundheitsforschung-bmbf. de/_media/Grundsaetze_und_Verantwortlichkeiten_20130424.pdf (letzter Zugriff 22.05.2014)

BMG (2011) Evaluation von Fördermaßnahmen der Strukturförderung im Bereich der patientenorientierten klinischen Forschung. Studie für das Bundesministerium für Bildung und Forschung, Ergebnisbericht vom 24.10.2011. ▶ http://www.gesundheitsforschung-bmbf.de/_media/ Evaluation_KKS-StZ_Ergebnisbericht_2011-12-08_Anonym_m_Anhang.pdf (letzter Zugriff 06.11.2014)

BMG (2014) Verordnung (EU) Nr. 536/214 des Europäischen Parlaments und des Rates vom 16.04.2014, Pressemitteilung des BMG vom 15.04.2014. ▶ http://www.bmg.bund. de/ministerium/presse/pressemitteilungen/2014-02/eu-verordnung-ueber-klinische-pruefungen.html (letzter Zugriff 06.11.2014)

Brosteanu O et al. (2009) Risk analysis and risk adapted onsite monitoring in non-commercial clinical trials. Clin Trials 6: 585–596

Deutsche Krebsgesellschaft (DKG) (2013) Erhebungsbogen für onkologische Spitzenzentren und Onkologische Zentren, ▶ Kapitel 1.7.4, gültig ab 08.04.2013. ▶ http:// www.krebsgesellschaft.de/wub_zertifizierte_zentren_uebersicht,82808.html (letzter Zugriff 22.05.2014)

EMA (2011) Reflection Paper on risk based quality management in clinical trials, EMA/INS/GCP/394194/2011 ▶ http://www.ema.europa.eu/docs/en_GB/document_library/Scientific_guideline/2011/08/WC500110059.pdf (letzter Zugriff 06.11.2014)

EU-Parlament (2001) Richtlinie 2001/20/EG Des Europäischen Parlaments und des Rates vom 04.04.2001 zur Angleichung der Rechts- und Verwaltungsvorschriften der Mitgliedstaaten über die Anwendung der guten klinischen Praxis bei der Durchführung von klinischen Prüfungen mit Humanarzneimitteln (ABl. L 121 vom 1.5.2001, S. 34). ▶ http://eur-lex.europa.eu/legal-content/DE/ALL/;ELX_SESSIONID = 75RfJhvhDpmWmyWgQ X0GX2r1Br4y5c9SVGTnPMVjrpTSyt2LfMLI!679711984?uri= CELEX:32001L0020 (letzter Zugriff 06.11.2014)

EU-Parlament (2002) Note for Guidance on Good Clinical Practice CPMP/ICH/135/95, July 2002 (international als Guideline for Good Clinical Practice, ICH Topic E 6, Step 5, 1997 oder kurz als ICH-GCP oder GCP bezeichnet).

► http://ec.europa.eu/health/files/eudralex/vol-10/
3cc1aen_en.pdf (letzter Zugriff 06.11.2014)

EU-Parlament (2010) The Rules Governing Medicinal Products in the European Union, Volume 4, EU Guidelines
to Good Manufacturing Practice of Medicinal Products
for Human and Veterinary Use, Annex 13: Investigational
Medicinal Products (ENTR/F/2/AM/an D(2010) 3374),
kurz GMP genannt. ► http://ec.europa.eu/health/files/
eudralex/vol-4/2009_06_annex13.pdf (letzter Zugriff
06.11.2014)

Huber S (2006) Regierungspräsidium Darmstadt.GCP-Inspek-
tionen durch die Landesbehörde, Besonderheiten bei
IITs, BMBF-Workshop 30. Nov. 2006 (unveröffentlichte
Unterlagen)

Kaiser PM (2002) Qualität und Qualitätssicherung. Pharm.
Ind. 64: 297–302

Medizinische Fakultät der Universität zu Köln (2012) Delegation von Sponsorpflichten nach dem Kölner Sponsormodell. ► http://www.medfak.uni-koeln.de/index.
php?id = 490

Olderog M, Paulus U et. al. (2006) Einheitliche Qualitätsstandards für die Forschungsverbünde in der TMF. Deutsche
Zeitschrift für Klinische Forschung 11/12: 66–69

PEI, BMG (2009) Bekanntmachung des Bundesinstituts für
Arzneimittel und Medizinprodukte, des Paul-Ehrlich-Instituts und des Bundesministeriums für Gesundheit zu
nichtkommerzielle klinische Prüfungen. ► http://www.
gesetze-im-internet.de/chemg/BJNR017180980.html
(letzter Zugriff 06.11.2014)

Scharf G (2008) Gesundheitsamt Düsseldorf. ► http://cam-
pus.uni-muenster.de/uploads/media/2012-10-31_Folien_
Scharf_GCP-Inspektionen.pdf (letzter Zugriff 22.05.2014)

TMF e.V. (2014) ► http://www.tmf-ev.de/Home/Suchergeb-
nisse.aspx?Search=SOPs (letzter Zugriff 22.05.2014)

► **Abschn. 18.2**

► http://www.bmg.bund.de/praevention/nationaler-krebs-
plan.html
► http://krebsgesellschaft.de/
► http://www.oncomap.de/
► www.OnkoZert.de

Kommunikation

Volker Hermanspann

C. Fiedler, B. Raddatz (Hrsg.), *Study Nurse / Studienassistenz*,
DOI 10.1007/978-3-662-45423-7_19, © Springer-Verlag Berlin Heidelberg 2015

19.1   Symmetrische oder asymmetrische Kommunikation?

Ein Satz, den Sie bestimmt kennen: Man kann nicht nicht kommunizieren. Auch wenn man schweigt, keine Antwort gibt, sich abwendet – all das sind eindeutige und in der Regel vom Kommunikationspartner auch klar verstandene Kommunikationssignale. Kommunikation unter sich respektierenden Gesprächspartnern setzt ein Wissen um Spielregeln voraus. Gespräche sollen symmetrisch verlaufen. Dies erreiche ich zunächst dadurch, dass ich meine Einstellung gegenüber dem Partner überprüfe. Mir muss klar sein, dass ich vor dem anderen gut dastehen will – und das erreiche ich dadurch, dass ich meinen Partner gut dastehen lasse. Und schließlich muss ich volle Verantwortung übernehmen für alles, was im Gespräch gesagt wird – auf beiden Seiten der Kommunikation.

Was aber sind die Dinge, die man bei der Kommunikation beachten soll? Früher war das einfach: Jemand, der was zu sagen hatte, sagte was, und der andere, der meist nicht so viel zu sagen hatte, hörte zu und tat, was ihm gesagt worden war. Die Kommunikation verlief von oben nach unten. Aber das ist nicht mehr die Kommunikation unserer Zeit – die Kommunikation einer demokratischen Gesellschaft. Heute verläuft Kommunikation zumeist horizontal, symmetrisch: Sprecher/Hörer und Hörer/Sprecher befinden sich quasi auf einer Ebene.

Wenn eine Kommunikation vertikal, also von oben nach unten, verläuft, dann fühlen wir uns nicht wohl dabei. Es sei denn, wir sind Mitglieder eines Chors oder eines Orchesters; da sind wir durchaus glücklich, dass einer uns sagt, was wir genau zu tun haben. Auch bei einem Einsatz der örtlichen Feuerwehr ist eine klare Befehlsstruktur angebracht. Und man kann sich das Gelingen einer klinischen Operation wohl schlecht vorstellen, wenn sich nicht alle daran Beteiligten darauf einigen, dass einer im Team das Sagen hat. Es gibt also durchaus sinnvolle Beispiele für eine vertikale, also asymmetrische Kommunikationsstruktur. Aber das sind die Ausnahmen.

Wer in einer entwickelten Gesellschaft lebt, die den Gedanken der Würde jedes einzelnen Menschen ernst nimmt, muss ein Interesse an symmetrisch geführten Kommunikationen haben.

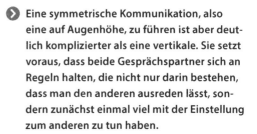 Eine symmetrische Kommunikation, also eine auf Augenhöhe, zu führen ist aber deutlich komplizierter als eine vertikale. Sie setzt voraus, dass beide Gesprächspartner sich an Regeln halten, die nicht nur darin bestehen, dass man den anderen ausreden lässt, sondern zunächst einmal viel mit der Einstellung zum anderen zu tun haben.

19.2   Innere und äußere Haltung

Und das ist das Erste, über das ich mir Klarheit verschaffen muss: Wie sehe ich mein Gegenüber? Was halte ich von ihm? Ja, noch viel grundsätzlicher: Was denke ich überhaupt über andere Menschen? Ich muss also bei meiner Einstellung beginnen.

Ein anderes Wort für Einstellung ist Haltung. Und dieses Wort hat ja im Deutschen zwei Bedeutungen: Zum einen bezeichnet es meine äußere Haltung (»Halt dich gerade!«). Aber, noch viel wichtiger, es bezeichnet zum anderen die Haltung, die ich zu einer Aufgabe oder einer anderen Person habe. Es behandelt also meine Einstellung: Wie stehe ich zu dieser Sache oder dieser Person? Es ist klar, dass die äußere Haltung etwas mit der inneren zu tun hat. Wenn ich mich unsicher fühle, ängstlich bin, dann gehe ich mit einer anderen Einstellung in ein Gespräch, als wenn ich meiner Sache sicher bin. Aber eben auch in einer anderen Körperhaltung. Und wenn wir das jetzt in Beziehung setzen, dann ändert nicht nur eine Veränderung meiner Einstellung zum Gesprächspartner meine körperliche Haltung. Sondern ich kann tatsächlich über meine körperliche Haltung Einfluss nehmen auf den Gesprächsverlauf. Wenn ich körperlich aufrecht und entspannt in das Gespräch gehe, habe ich mit Sicherheit einen besseren Gesprächsbeginn, als wenn ich dem anderen mit angespannter Miene und mit in Abwehrstellung vorgeschobenem Kopf gegenübertrete.

 Der Beginn einer Kommunikation aber ist für deren Verlauf sehr wichtig, manchmal sogar entscheidend. Das bedeutet: »Meine Haltung beeinflusst meine Haltung.« (Sie müssen jetzt selbst entscheiden, in welcher Richtung Sie diesen Satz lesen wollen. Er stimmt in jedem Fall.)

Und deshalb ist es wichtig, sich zunächst die Frage zu beantworten: Wie sehe ich meinen Gesprächspartner und was halte ich von ihm?

19.2.1 Mimik

Was über die Körperhaltung gesagt wurde, gilt auch für die Mimik: So deutlich unsere Gefühle sich in unserem Gesichtsausdruck spiegeln, so klar können wir auch über bewusst eingesetzte Mimik Einfluss auf unsere Gefühle nehmen. Und so empfiehlt es sich selbstverständlich, in ein Gespräch immer mit entspannten Gesichtszügen zu gehen. Denn, wie schon gesagt: Der Anfang eines Gespräches ist wichtig für den Verlauf.

19.2.2 Kopfkino

Es sind nicht nur die körperlichen Merkmale, mit denen ich bewusst umgehen kann. Genauso wichtig, vielleicht sogar noch viel wichtiger, sind die Dinge, die mir während eines Gesprächs durch den Kopf gehen. Schon vorher tauchen bei mir Gedanken auf: »Mein Gott, wie der schon aussieht!«, »Wie die schon da sitzt!« u. ä.; aber so richtiges Kopfkino wird während des Gespräches eingeblendet: »Typisch Frau«, »Typisch Mann«, »Typisch Arzt«, »Typisch Schwester«, »Das weiß ich doch schon alles«, »Der nervt« und so weiter und so weiter. Von diesen Gedanken ist niemand frei, und sie beeinflussen natürlich stark das, was wir vom anderen aufnehmen, hören – und *vor allem wie* wir es aufnehmen. Und es sind gute und böse Gedanken, freundliche und unfreundliche, passende und manchmal sehr unpassende, die uns da immer wieder durch den Kopf gehen.

Ausblenden kann man dieses Gespräch im Kopf nicht. Gedanken kommen, wann sie wollen. Was Sie allerdings tun können, ist, sich bewusst zu machen, dass da ein Gespräch im Kopf stattfindet. Dass Sie schon wieder meinen, genau zu wissen, was der andere gerade denkt und was er eigentlich, in Wirklichkeit, sagen will. Nur wenn ich mir dieses Gesprächs in meinem Kopf bewusst werde, dann kann es verschwinden. Oder es hat zumindest nicht mehr die Macht über mich oder meine Kom-

munikation. Martin Luther hat das einmal in dem wunderbaren Satz gesagt:

> » Ja, die bösen Gedanken! Wir können nicht hindern, dass die Vögel über uns hinfliegen, aber wir können hindern, dass sie auf unseren Köpfen Nester bauen!

Praxistipp

Das ist es also, was wir bei uns selbst immer beachten sollten: dass wir in möglichst entspannter Haltung in das Gespräch gehen, uns körperlich in eine gute Verfassung bringen und dass wir versuchen, die Gedanken in unserem Kopf, nein, nicht zu steuern, das geht nicht, sondern sie wahrzunehmen und dadurch quasi zu neutralisieren.

19.2.3 Gut dastehen

Und was ist jetzt mit unserem Gesprächspartner? Lassen Sie uns auch da zunächst einen Blick auf uns selbst werfen. Was ist es, das uns durch unser ganzes Leben begleitet? Das uns schon im Sandkasten kämpfen ließ, wenn jemand zu uns sagte: »Du bist doof!« Denn sofort kam unsere Antwort: »Selber doof!« Sie werden vielleicht sagen, ja, bei Kindern ist das eben so. Aber kennen wir das nicht auch aus unseren »erwachsenen« Dialogen, wenn z. B. unser Partner zu uns sagt: »Du hast schon wieder den Müll nicht runtergebracht!« und wir, ohne lange nachzudenken, antworten: »Hast du letzte Woche ja auch nicht!« Was ist das, dieses den anderen nicht hören, sondern sofort in die Gegenoffensive wechseln? Wie damals im Sandkasten. Warum gehen wir sofort in die Verteidigungshaltung, statt zu hören, was der andere sagt?

Nun, da müssen wir in die Psychologie wechseln. Der Mensch will geliebt werden und hat große Angst davor, abgelehnt zu werden. Anders ausgedrückt: Wir wollen gut dastehen. Gut dastehen. Ganz einfach. Und jede Kritik, die an uns gerichtet wird, scheint dieses Gut-dastehen-Wollen zu gefährden – ob das nun im Sandkasten ist (Doof! – Selber doof!) oder während einer Besprechung (Die Unterlagen sind nicht komplett! – Ja, wenn ich ständig von Ihnen bei der Arbeit unterbrochen werde!). Wir sehen allerdings schon an diesen kleinen Beispielen, dass diese »Verteidigungsstrategien« nicht funktionieren: Zwei heulende Kinder gehen zu ihren Mamis; zwei Gesprächsteilnehmer äußern sich nach dem Gespräch, natürlich nur Dritten gegenüber: »Die Schwestern heutzutage …!« und »Dr. X spinnt, soll er doch sehen, wie er ohne mich klar kommt!« – wenn man so will, also auch hier zwei greinende Kinder.

19.2.4 Gewinner- oder Verliererspiel

Halten wir, die wir erwachsen sind und über so vieles klug nachdenken können, fest: Der Versuch, den anderen schlecht dastehen zu lassen, wenn er uns etwas Unangenehmes sagt, funktioniert nicht. Wir können es ganz präzise sagen: Wann immer wir versuchen, über Rechthaberei oder eine andere Art, den anderen ins Unrecht zu setzen, gut dazustehen, wann immer wir also versuchen, auf Kosten des anderen gut dazustehen, wird es zu einem Verliererspiel für beide Seiten.

> Eine Kommunikation hat entweder zwei Gewinner – oder zwei Verlierer. Da aber niemand aus seinen Gesprächen als Verlierer herausgehen möchte, gibt es nur eine einzige sinnvolle Möglichkeit für jede Kommunikation: Ich muss den anderen gut dastehen lassen. Dann und nur dann ist dieser bereit, auch mich gut dastehen zu lassen.

Damit wir uns richtig verstehen: Ich muss nicht dem anderen immer Recht geben, immer das sagen, was er hören will. Nein, das wäre verlogen. Ich darf ihm schon alles sagen, was gesagt werden muss. Nur: Ich muss dabei immer seinen Wunsch berücksichtigen, geachtet, wertgeschätzt, in seiner Würde gesehen zu werden. Wenn ich da einen Fehler mache, den Gesprächspartner verletze, muss der andere, ich betone: er muss! dagegenhalten und mich verletzen. Und da fällt ihm, aus der schönen Tradition unserer Sandkastenerfahrung heraus, ganz bestimmt etwas ein. Wir Erwachsenen schaffen das natürlich viel subtiler als Kinder. Aber verletzende Signale geben, das können wir auch sehr gut!

19.3 Symmetrische Gesprächsführung

Da ist natürlich die Frage spannender, was wir denn tun können, damit das Gespräch nicht zu einem Verliererspiel wird. Und da helfen uns einige Überlegungen zu den verschiedenen Möglichkeiten, mit denen wir ein Gespräch führen können.

Lassen Sie mich das an einem Beispiel verdeutlichen. Sie sind bei Ihrer Arbeit und erstellen gerade eine Dokumentation an Ihrem Schreibtisch. Der Prüfer kommt herein, schaut sich Ihre Unterlagen kurz an und sagt, in deutlich vorwurfsvollem Ton: »Da sind ja schon wieder Fehler drin!« Jetzt haben Sie ganz unterschiedliche Möglichkeiten der Reaktion:

- Sie können antworten: »Bitte nicht in diesem Ton!« (Sie ahnen, wie das jetzt weiter geht. Wir stehen kurz vor der Eröffnung des neuen Sandkastens.)
- Oder Sie antworten, in weinerlichem Ton: »Ach, ich weiß schon. Heute ist überhaupt nicht mein Tag. Ich habe schon heute Morgen meinem Mann gesagt: »Ich sollte besser zu Hause bleiben« aber ich konnte Sie ja hier nicht im Stich lassen.« (Sollte Ihr Vorgesetzter jetzt die Augen verdrehen, würde mich das nicht wundern.)
- Oder, eine dritte Möglichkeit: Sie schauen Ihren Chef an und sagen: »Tut mir leid, aber jetzt mache ich es richtig.«

Sie spüren schon, obwohl wir diese drei Möglichkeiten der Reaktion noch gar nicht näher analysiert haben, dass es bei der letzten Reaktion auf eine Kommunikation hinausläuft, bei der am Ende wahrscheinlich zwei Gewinner stehen.

Aber gehen wir systematisch vor. Die erste Instanz, die wir in unserem Leben kennenlernen, sind unsere Eltern. Und wie immer diese sich verhalten, ob fürsorglich, liebevoll, schützend oder ob wir sie als strafend und vorwurfsvoll erleben – in jedem Fall ist die Kommunikationsform der Eltern bestimmend, dominant. Eltern sind Regeln aufstellende Autoritäten; sie sagen, wo's lang geht. In diesem Sinne sind Eltern, ganz wertfrei gesagt, autoritär. Wir können diese Kommunikationsform, die ja die erste ist, die wir in unserem Leben kennenlernen, in Anlehnung an das sog. Transaktionsmodell des Psychoanalytikers Eric Berne als **Eltern-Ich** bezeichnen. Und jedes Kind erlernt diese Kommunikationsmöglichkeit – da es ja über lange Jahre hin Tag für Tag damit konfrontiert ist.

Dagegen allerdings baut das Kind allmählich sein **Kind-Ich** auf. Es grenzt sich aus der undifferenzierten Einheit mit den Eltern aus und begreift sich als eigenständige Persönlichkeit, als einmalige, unteilbare Einheit (und das Wort In-dividuum bedeutet ja nichts anderes als das Un-teilbare). Sein Ich kann das Kind allerdings nur in der Abgrenzung vom Ich der Eltern erfahren, und das tut es, indem es auf Widerspruch geht. **Nein** ist das bevorzugte Wort in dieser Ich-Abgrenzungsphase (die wir deshalb auch als Trotzphase bezeichnen). Und das Kind handelt immer spontan und immer aus seiner Emotionalität heraus: Es ist total liebevoll, neugierig, offen, kreativ. Und es ist widerständig, schlecht drauf, wütend und aggressiv. Wie es ihm eben seine Gefühle eingeben. Wenn unser Eltern-Ich also von Dominanz bestimmt ist, dann ist es beim Kind-Ich die Emotion.

Unsere Kommunikationen erfolgen zunächst aus diesen beiden Ich-Formen heraus: aus dem dominanten Eltern-Ich und aus dem emotionalen Kind-Ich heraus. Wenn sie zu ihm sagt: »Ich find das unmöglich von dir!« und er daraufhin antwortet »Püh, ist mir doch egal«, dann hat sie vorwurfsvoll aus dem Eltern-Ich und er trotzig aus seinem Kind-Ich heraus gesprochen. Und wenn er nach Hause kommt und sagt: »Schatz, ich hab so'n Hunger!« und sie antwortet: »O.k., ich mach dir schnell was zu essen«, dann beginnt er bettelnd im Kind-Ich und sie antwortete im mütterlich-fürsorglichen Eltern-Ich.

Auch wenn z. B. ein Studienpatient, weil er so lange warten musste, seinen Ärger an der Studienassistentin auslässt und sie pampig anspricht, dem Prüfer gegenüber sich dann aber lammfromm verhält, dann erwächst dieses ja doch ungerechte Verhalten aus den uralten Ängsten eines Kindes vor den Reaktionen der deutlich übergeordneten Eltern. Bei der Studienassistentin traut man sich eher, etwas zu sagen – man nimmt sie auf der Ebene wahr, auf der man selber steht.

Solche Kommunikationsspiele sind damit gut erklärbar, es sind Spiele der Erwachsenen (so heißt auch das Buch von Eric Berne). Sie gehen von diagonalen Kommunikationswegen aus (Prüfer/Studienpatient), von oben nach unten oder von unten nach oben. Sie sind damit völlig in Ordnung – auch wenn sie in dem letzten Beispiel für die Studienassistentin ärgerlich sind. Sie sind in Ordnung, sagte ich, solange es um nichts Wichtiges geht. Für ernsthafte Prozesse allerdings sind sie ungeeignet. Damit sind sie auch bei der Arbeit ungeeignet, denn da geht es ja schließlich um etwas.

19.3.1 Unser Erwachsenen-Ich

Und deshalb erlernen wir im Laufe unseres Lebens noch eine dritte, erwachsene Kommunikationsform. Hier finden sich jetzt alle nichtdominanten, alle unemotionalen Eigenschaften: Verantwortungsbereitschaft, Rationalität, Kompromissbereitschaft, Kritikfähigkeit. Die Kommunikation aus dem **Erwachsenen-Ich** heraus ist nicht mehr diagonal, nicht mehr asymmetrisch. Sie findet auf Augenhöhe statt, sie lässt den Kommunikationspartner als Person stehen (gut dastehen), achtet seinen Wert – ist also letztlich symmetrisch.

> **Kommunikationen aus solcherart symmetrischen Haltungen der Kommunikationspartner heraus haben keinen Platz für Verletzungen.**

Es geht also um die Bereitschaft, verantwortlich mit seinen Mitmenschen und damit verantwortlich mit der Kommunikation umzugehen. Denn Kommunikation gestaltet unsere Beziehung zum anderen. Kommunikation **ist** Beziehung.

19.4 Praxistipps für ein gelungenes Gespräch

Jetzt, wo geklärt ist, was während einer Kommunikation in uns geschieht (Haltung, Kopfkino) und worauf wir bei unserem Gesprächspartner achten müssen (Gut-dastehen-Lassen, Symmetrie), folgen noch einige konkrete Tipps, auf die Sie während einer Kommunikation achten können und achten sollten.

■ Beziehung

Das Wichtigste bei jedem Gespräch ist, zu unserem Gegenüber in **Beziehung** zu gehen. Bringen Sie sich selbst in eine aufgeräumte und auch körperlich entspannte Haltung. In Beziehung zu gehen ist keine Frage der Zeit, nur eine Frage des daran Denkens. Bevor ich auf das Thema des Gesprächs komme, muss ich den anderen wahrnehmen und formal durch einen Gruß die Beziehung eröffnen – und ich muss in irgendeiner Form die Bereitschaft des anderen testen, das Gespräch zu führen. Wir tun das bisweilen durch die uns manchmal lächerlich erscheinende Frage »Wie geht's?«, die aber eben doch nicht so lächerlich ist; denn sie eröffnet die Möglichkeit, die bestehende Stimmung anzudeuten und unverfänglich ins Sprechen zu kommen. Und Sie werden es kaum glauben: Die meisten Kommunikationsfehler werden auf der Beziehungsebene gemacht, nicht auf der Sachebene. Wir »stolpern« oft in unsere Kommunikationen, ohne wahrzunehmen, wo unser Gegenüber sich gerade befindet. Also achten Sie auf eine gute Beziehung zu Beginn des Gesprächs. Übernehmen Sie von Anfang an Verantwortung für Ihre Kommunikation.

■ Zuhören

Weiter oben wurde gesagt, dass Sie Ihren Gesprächspartner gut dastehen lassen sollen. Sie sollen auf eine symmetrische, erwachsene Gesprächsführung achten. Damit können Sie auch am allerbesten die, wie soll ich es nennen, Prellbocksituation, in der Sie sich als Studienassistentin sicher häufig fühlen, neutralisieren. Und ganz praktisch tun Sie das am besten dadurch, dass Sie dem anderen zuhören. Jawohl, ganz einfach: zuhören. Verantwortlich zuhören heißt, wirklich zu hören, was der andere Ihnen gerade sagt. Der Wert jeder Kommunikation liegt in der Qualität des Zuhörens. Und: Übernehmen Sie Verantwortung dafür, dass man Ihnen zuhört. Sie haben richtig gelesen: Verantwortung dafür, dass man Ihnen zuhört. Sorgen Sie dafür, dass man mit Ihnen so umgeht, wie Sie es mit anderen tun. Dadurch entsteht Symmetrie im Gespräch.

■ Anerkennung

Die beste Voraussetzung, dass man Ihnen zuhört, ist die Anerkennung Ihres Gesprächspartners. (Über die Gedanken in Ihrem Kopf haben wir ja schon gesprochen. Darum geht's jetzt.) Wenn Sie aus einer Haltung von Anerkennung sprechen, dann wird Ihre Kommunikation schnell zu einem Gewinnerspiel. Jetzt werden Sie sagen: »Aber wenn ich doch am anderen nichts Anerkennenswertes finde!«, - ja, wenn Sie gar nichts am anderen finden, was Sie anerkennen können, dann sehe ich wenig Chancen, dass es ein gutes Gespräch wird. Also finden Sie etwas (man kann das üben; aber Vorsicht: Keine Heuchelei!) und bringen Sie das ruhig auch ins Gespräch. Denn die Anerkennung des anderen macht das Gespräch schnell zum Gewinnerspiel - für Sie und für Ihren Kommunikationspartner.

Literatur

Berne E (2002) Spiele der Erwachsenen. Psychologie der menschlichen Beziehungen. rororo, Hamburg
Watzlaeick P (2009) Anleitung zum Unglücklichsein. Piper, München

Erste Hilfe

Michaela Reis

C. Fiedler, B. Raddatz (Hrsg.), *Study Nurse / Studienassistenz,*
DOI 10.1007/978-3-662-45423-7_20, © Springer-Verlag Berlin Heidelberg 2015

20.1   Notfall – und nun?

Der ein oder andere mag sich fragen: Wieso ein Kapitel über Erste Hilfe in diesem Buch? Als Studienassistenz haben Sie sehr häufig mit Patienten Kontakt. Allein diese Tatsache setzt voraus, dass Sie auftretende Nebenwirkungen rechtzeitig erkennen und Erste Hilfe leisten können.

Viele Studienassistenten sind bei der Entwicklung von Medikamenten beteiligt. Komplikationen können daher nie ausgeschlossen werden. Eine zentrale Aufgabe ist die Überwachung nach einer Medikamentengabe auf mögliche Nebenwirkungen und das Handeln bei einem Notfall. Es ist unerlässlich, dass ihr Handeln bei einem Notfall strukturiert und sicher ist. Dazu erhalten Sie im Folgenden das notwendige Wissen.

Folgende Fragen werden beantwortet:
- Wie ist der Notfall definiert?
- Bin ich zur Hilfeleistung verpflichtet?
- Wer hilft im Notfall? Wo rufe ich bei einem Notfall an?
- Woran erkenne ich einen Notfall?
- Welche Maßnahmen ergreife ich?
- Sind Kinder wie Erwachsene zu behandeln?

- **Wie ist der Notfall definiert?**
Der Notfall ist eine bedrohliche Störung, die Einfluss auf das **Bewusstsein**, **Atmung** und **Kreislauf** nimmt. Ohne sofortige Hilfeleistung sind erhebliche gesundheitliche Schäden oder der Tod des Patienten zu befürchten. Im Mittelpunkt steht die Sicherstellung der **Vitalfunktionen** (Bewusstsein, Atmung und Kreislauf).

20.1.1   Bin ich zur Hilfeleistung verpflichtet?

Die Verpflichtung zur Hilfeleistung ist im §323c Bundesgesetzbuch (BGB) geregelt. Dort ist über die unterlassene Hilfeleistung zu lesen:

» Wer bei Unglücksfällen oder gemeiner Gefahr oder Not nicht Hilfe leistet, obwohl dies erforderlich und ihm den Umständen nach

zuzumuten, insbesondere ohne erhebliche eigene Gefahr und ohne Verletzung anderer wichtiger Pflichten möglich ist, wird mit Freiheitsstrafe bis zu einem Jahr oder mit Geldstrafe bestraft.

Die Rechtsordnung verlangt von jedem nur das, was er leisten kann (oder leisten können müsste). Für einen Laien kann ein Notruf ausreichen, wenn er keine weiteren medizinischen Maßnahmen beherrscht. Von medizinischem Personal wie Arzthelfer, Krankenschwestern, Ärzten, Sanitäter, Rettungssanitäter oder -assistenten und der Studienassistenz wird eine Versorgung nach dem aktuellen Stand der medizinischen Wissenschaft sowie dem individuellen Ausbildungsstand verlangt.

Konkret heißt das: Wer z. B. die stabile Seitenlage beherrscht, muss sie auch anwenden.

20.1.2   Wer hilft im Notfall? Wo rufe ich bei einem Notfall an?

In einem Krankenhaus oder medizinischen Einrichtungen (z .B. in einer Praxis) gibt es unterschiedliche Möglichkeiten, wie Sie Hilfe erhalten:
- Durch lautes Rufen bzw. Drücken des Notfallknopfs/-glocke, um die Kollegen in der Nähe zu alarmieren,
- telefonische Benachrichtigung des Stations- oder Dienstarztes und/oder
- des Reanimationsteams. Dieses wird in den Kliniken meist vom Intensiv- bzw. Anästhesiepersonal gestellt.

Praxistipp

Erkundigen Sie sich im Vorfeld nach den wichtigen Telefonnummern, die Ihnen im Notfall an Ihrem Arbeitsplatz zur Verfügung stehen. Bringen Sie diese Notrufnummern und Ablaufschemen gut sichtbar an einem zentralen Ort an.

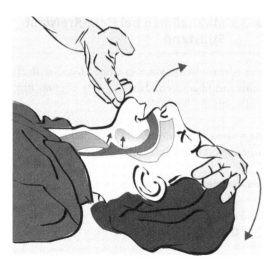

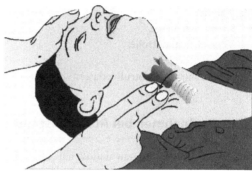

Abb. 20.2 Tasten des Pulses an der A. carotis rechts [Aus: Ziegenfuß (2014) Notfallmedizin. 6. Aufl. Springer, Heidelberg Berlin].
Tasten Sie sich vom Schildknorpel (Cartilago thyroidea) aus mit 2 Fingern bis zum M. sternocleidomastoideus. Ziehen Sie dann die Finger ca. 0,5 cm nach medial/innen zurück, dort befindet sich die A. carotis

Abb. 20.1 Überstrecken des Kopfes zum Freimachen der Atemwege. [Aus: Ziegenfuß (2014) Notfallmedizin. 6. Aufl. Springer, Heidelberg Berlin]

20.2 Erkennen von Notfällen

- **Bewusstseinskontrolle**

In einem Notfall ist zuerst das Bewusstsein zu prüfen, um eine evtl. Bewusstlosigkeit festzustellen. Dies geschieht durch:

- Lautes Ansprechen,
- Schütteln an der Schulter und das
- Achten auf Kreislaufzeichen.

Eine Bewusstlosigkeit birgt Gefahren. Natürliche Schutzreflexe wie Schluck- oder Hustenreflex sind ausgeschaltet. Blut oder Erbrochenes können in die Atemwege gelangen. Die Zunge kann die Atemwege verschließen, da die Muskulatur erschlafft – ein Ersticken kann hierdurch ausgelöst werden.

> **Bewusstlose Patienten können ersticken.**

- **Atemkontrolle**

Nach dem Erkennen der Bewusstlosigkeit wird die Atmung überprüft. Hierzu erfolgt die

- Inspektion des Mundraums auf Fremdkörper oder Erbrochenem und das
- Freimachen der Atemwege (Atemwegsverlegung durch die eigene Zunge beim Bewusstlosen), ggf. Fremdkörper aus dem Mund entfernen, ggf. absaugen sowie das
- Überstrecken des Kopfs (**Abb. 20.1**).

Bei einem Atemstillstand kann es zur Sauerstoffunterversorgung der Organe kommen. Davon ist das Gehirn in den meisten Fällen am stärksten betroffen. Nach bereits drei Minuten kann es zu irreversiblen Schäden kommen.

- **Pulskontrolle**

Anschließend erfolgt die Überprüfung des Kreislaufs indem Sie

- auf Kreislaufzeichen achten und
- den Puls an der A. carotis beidseitig jeweils max. 5 sek. tasten, jedoch nicht gleichzeitig sondern nacheinander. Verwenden Sie hierzu nicht die Daumen (**Abb. 20.2**).

Praxistipp

Üben Sie das Tasten des Pulses an der A. carotis wann immer Sie können. Im Notfall haben Sie so mehr Sicherheit.

20.3 Erste-Hilfe-Maßnahmen

20.3.1 Maßnahmen bei Bewusstlosigkeit

Anzeichen Der Patient zeigt keine Reaktion auf Ansprache und Schmerzreizen, die Atmung und Puls sind jedoch vorhanden.

Maßnahmen

- Stabile Seitenlage,
- Vitalzeichenkontrolle,
- Notruf absetzen,
- Patient nur zum Notruf verlassen.

20.3.2 Maßnahmen bei Atemstillstand

Anzeichen   Patient ist bewusstlos, hat keine Atmung der Puls ist jedoch vorhanden.

Maßnahmen

- Evtl. vorhandene Fremdkörper aus dem Mund (wenn möglich) entfernen,
- sofort mit der Beatmung beginnen,
- hierzu geben Sie maximal 12 Beatmungshübe in der Minute,
- Notruf absetzen.

In medizinischen Einrichtungen muss ein Beatmungsbeutel und Sauerstoff zur Verfügung stehen. Sauerstoff ist das erste und wichtigste Medikament jeder Wiederbelebung (Reanimation).

> **Praxistipp**
>
> Eine ausreichende Beatmung erkennen Sie daran, dass sich der Brustkorb hebt und senkt.

20.3.3 Maßnahmen bei Herz-Kreislauf-Stillstand

Ein Atemstillstand kann in einen Herz-Kreislauf-Stillstand übergehen, daher ist eine engmaschige Pulskontrolle durchführen.

Anzeichen   Patient ist bewusstlos und es ist keine Atmung und kein Puls vorhanden.

Maßnahmen

- Sofortiger Notruf
- Herzdruckmassage im Wechsel zur Beatmung (◘ Abb. 20.3) durchführen.

> **Herzdruckmassage**
>
> - Für die Herzdruckmassage knien Sie sich in Höhe des Brustkorbs
> - Den Ballen einer Hand auf die Mitte des Brustbeins platzieren
> - Den Ballen der anderen Hand auf die erste Hand aufsetzen
> - Die Schultern befinden sich in direkter Linie oberhalb des Druckpunkts, die Arme sind gestreckt
> - Die Drucktiefe ist 5–6 cm, Druckfrequenz 100–120/min
> - Wichtig dabei ist die richtige Be- und Entlastung

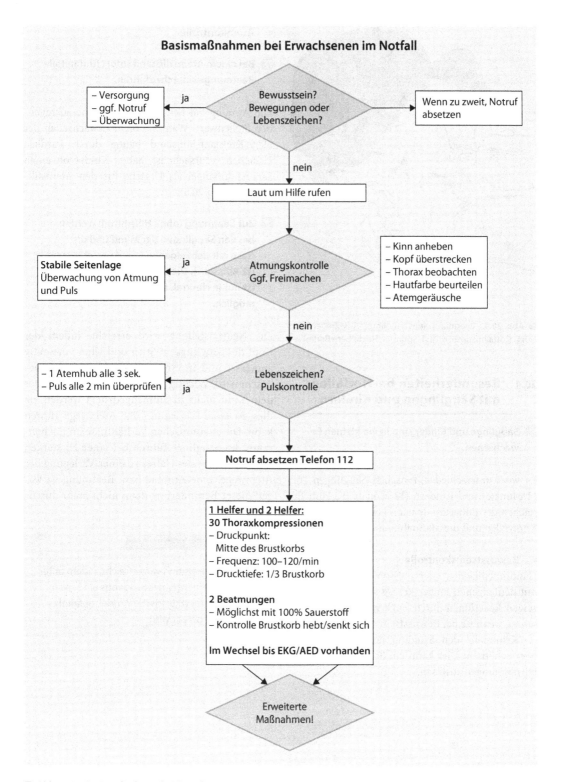

Basismaßnahmen bei Erwachsenen im Notfall

◘ Abb. 20.3   Basismaßnahmen bei Erwachsenen

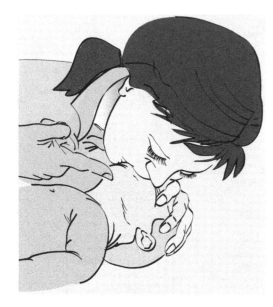

20.4   Besonderheiten bei Notfällen mit Säuglingen und Kindern

❯ **Säuglinge und Kinder sind keine kleinen Erwachsenen.**

Es wird unterschieden zwischen Säuglingen (bis 12 Monate) und Kindern (12 Monate bis zum Erreichen der Pubertät). Je nach Lebensalter sind die Kontrollen und die Maßnahmen unterschiedlich.

▪ **Bewusstseinskontrolle**
Handinnenflächen oder Fußsohlen des Säuglings mit dem eigenen Finger kräftig streicheln. Kinder zeigen Reaktionen durch Zucken, Strampeln, Geschrei, wenn sie bei Bewusstsein sind.
Keinesfalls den Säugling hochnehmen und/oder schütteln. Dies kann ein Schütteltrauma mit Hirnblutungen auslösen.

▪ **Atemkontrolle**

❯ **Bei einem Atemstillstand sofort fünf initiale Beatmungen durchzuführen.**

Die Atmung hat bei Kindern einen herausragenden Stellenwert. Während beim Erwachsenen der Herz-Kreislauf-Stillstand häufig durch kardiale Ursachen verursacht ist, haben Kinder oft einen Sauerstoffmangel als Ursache für den Atemstillstand (◘ Abb. 20.6).

❯ **Zur Beatmung (ohne Hilfsmittel) werden bei den Säuglingen der Mund und die Nase mit dem eigenen Mund umschlossen (◘ Abb. 20.4). Die Beatmung eines Säuglings ist nur in Neutralstellung/Schnüffelstellung möglich.**

Die Neutralstellung wird erreicht, indem der Kopf des Säuglings an Stirn und Kinn vorsichtig angefasst und in eine waagerechte Position gebracht wird. Wichtig ist, dass die Weichteile unter dem Kinn nicht zusammengedrückt werden, da dies zu einer Verlegung der Atemwege führen kann. Die anatomischen Verhältnisse im Rachenraum des Säuglings führen bei einer zu starken Überstreckung des Halses zu einer Verlegung der Atemwege. Eine Atmung bzw. Beatmung ist wegen dieser Behinderung dann nicht mehr durchführbar.

> **Praxistipp**
>
> Die Neutralposition wird erreicht, indem unter die Schulterblätter des Säuglings ein 3–4 cm dickes Polster (z. B. frische Windel, gefaltetes Handtuch) gelegt wird.

- **Pulskontrolle**

Bei einem Säugling erfolgt die Pulskontrolle an der A. brachialis (◨ Abb. 20.5). Bei Kindern an der A. carotis – wie bei den Erwachsenen (▶ Abschn. 20.2; ◨ Abb. 20.2).

- **Keine Atmung und kein Puls vorhanden**

Sind weder Atmung noch Puls vorhanden, ist mit der Herzdruckmassage in einem Kompressions-Ventilations-Verhältnis von 30:2 bei der 1 Helfermethode zu beginnen. Ist Fachpersonal anwesend ist erfolgt die Herzdruckmassage in einem Kompressions-Ventilations-Verhältnis von 15:2 (◨ Abb. 20.6).

> Die Herzdruckmassage wird bei Säuglingen mit 2 Fingern in der Mitte des Brustbeins durchgeführt. Bei Kindern wird die Herzdruckmassage mit einem Handballen vorgenommen. Die Drucktiefe muss in beiden Fällen etwa $^1/_3$ des Brustkorbdurchmessers sein.

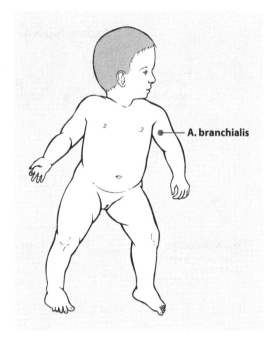

A. brachialis

◨ **Abb. 20.5**   Pulstastpunkt an der A. brachialis links [Mod. nach: Flake, Scheinichen (2013) Kindernotfälle im Rettungsdienst. 4. Aufl. Springer, Heidelberg Berlin]

- **Notruf bei einem Säuglings-/ Kindernotfall**

Sind Sie im Notfall alleine, d. h. es ist keiner in Rufweite, kein Telefon oder Notfallknopf ist verfügbar ohne das der Säugling verlassen werden muss gilt: Erst einen Reanimationszyklus durchführen und dann erst den Notruf tätigen.

Sind im Notfall weitere Personen oder ein Notrufsystem erreichbar, ohne dass Sie das Kind verlassen müssen, benutzen Sie dies sofort und kümmern sich weiter um das Kind.

> Für Säuglinge und Kinder gilt: »Phone fast«.
> Für Erwachsene gilt: »Phone first«.

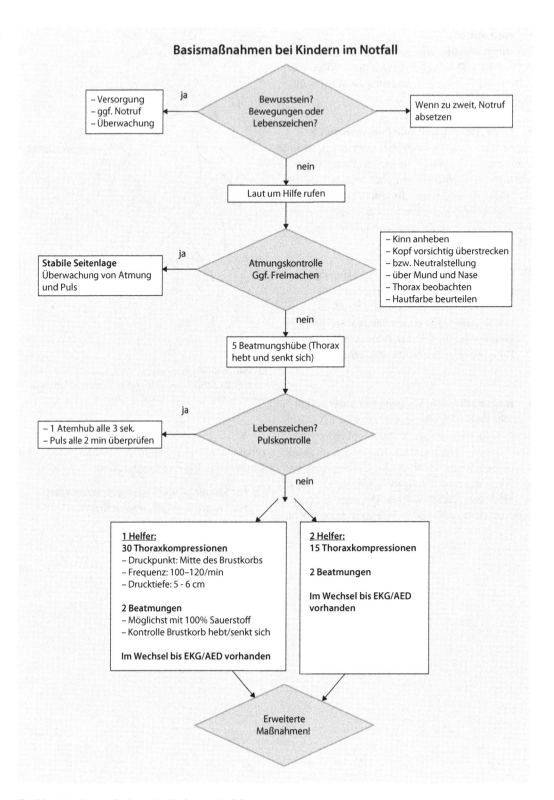

Basismaßnahmen bei Kindern im Notfall

Bewusstsein?
Bewegungen oder
Lebenszeichen?

ja → – Versorgung
– ggf. Notruf
– Überwachung

Wenn zu zweit, Notruf absetzen

nein ↓

Laut um Hilfe rufen

Atmungskontrolle
Ggf. Freimachen

ja → **Stabile Seitenlage**
Überwachung von Atmung und Puls

– Kinn anheben
– Kopf vorsichtig überstrecken
– bzw. Neutralstellung
– über Mund und Nase
– Thorax beobachten
– Hautfarbe beurteilen

nein ↓

5 Beatmungshübe (Thorax hebt und senkt sich)

Lebenszeichen?
Pulskontrolle

ja → – 1 Atemhub alle 3 sek.
– Puls alle 2 min überprüfen

nein ↓

1 Helfer:
30 Thoraxkompressionen
– Druckpunkt: Mitte des Brustkorbs
– Frequenz: 100–120/min
– Drucktiefe: 5 - 6 cm

2 Beatmungen
– Möglichst mit 100% Sauerstoff
– Kontrolle Brustkorb hebt/senkt sich

Im Wechsel bis EKG/AED vorhanden

2 Helfer:
15 Thoraxkompressionen

2 Beatmungen

Im Wechsel bis EKG/AED vorhanden

Erweiterte
Maßnahmen!

◻ **Abb. 20.6**   Basismaßnahmen bei Kindern im Notfall

Literatur

Flake, Scheinichen (2013) Kindernotfälle im Rettungsdienst.
    4. Aufl. Springer, Heidelberg Berlin
▶ http://www.american-heart.de: deutschsprachige Seite
    der American Heart Association; Guidelines vor CPR
▶ https://www.erc.edu: Seite des European Resuscitation
    Council, Guidelines for Resuscitation 2010
Ziegenfuß (2014) Notfallmedizin. 6. Aufl. Springer, Heidel-
    berg Berlin

Studien in der Pädiatrie

Christian Plank

C. Fiedler, B. Raddatz (Hrsg.), *Study Nurse / Studienassistenz,*
DOI 10.1007/978-3-662-45423-7_21, © Springer-Verlag Berlin Heidelberg 2015

21.1   Was ist Kinderheilkunde und Jugendmedizin?

Kinderheilkunde und Jugendmedizin bzw. Pädiatrie beschäftigt sich mit dem Wohlergehen von Säuglingen, Kinder und Jugendlichen in allen Aspekten der Gesundheit, Krankheit, des Wachstums sowie der körperlichen und psychischen Entwicklung (Stanton u. Behrman 2011). Üblicherweise umfasst das Patientenklientel des Kinderarztes Frühgeborene, Neugeborene, Säuglinge, Kleinkinder, Kinder sowie Jugendliche und Adoleszente (Heranwachsende). Teilweise werden auch Erwachsene mit speziellen angeborenen Krankheitsbildern wie zystischer Fibrose oder Stoffwechseldefekten noch von Kinder- und Jugendärzten medizinisch betreut. Verständlicherweise unterscheiden sich das Frühgeborene und der Jugendliche nicht nur körperlich, sondern auch emotional und psychisch (Seyberth 2008). Es zeigen sich komplett unterschiedliche Krankheitsbilder. Therapien sind nicht nur dem unterschiedlichen Körpergewicht anzupassen, sondern auch den entwicklungsmäßigen Veränderungen des Organismus. So unterscheidet sich die Resorption, Distribution, Metabolisierung und Ausscheidung von Arzneistoffen (sog. Pharmakokinetik; ▶ Kap. 11) ebenso wie der Effekt von Arzneistoffen im Körper (sog. Pharmakodynamik; ▶ Kap. 11) in verschiedenen Entwicklungsaltern grundsätzlich (Kearns et al. 2003).

21.2   Forschung in der Kinderheilkunde

Der großen Spannbreite des pädiatrischen Patientenklientels trägt auch die Einteilung der Studienpopulation nach GCP-ICH Guideline E11 Rechnung (ICH 2000). Diese Leitlinie beschäftigt sich speziell mit der »good clinical practice« für die Forschung mit Kindern und Jugendlichen.

– Frühgeborene (pre-term infants) sind Kinder, die vor der 36. Schwangerschaftswoche geboren wurden.
– Als Neugeborene (term newborns, neonates) werden Kinder bis zum Alter von 27 Tagen bezeichnet.

– Nach GCP beginnt das Säugling- und Kleinstkindalter (infants and toddlers) mit dem 28. Lebenstag und endet mit dem vollendeten 2. Lebensjahr.
– Bis zum Alter von 12 Jahren spricht man von Kindern (child),
– ab 12 Jahren von Jugendlichen.

Die intensivmedizinische Therapie steht bei Studien an frühgeborenen Kindern im Vordergrund. Bei Neugeborenen untersuchen Studien häufig die Therapie von Anpassungsstörungen und Infektionen. Die Entwicklung von Impfstoffen, die Behandlung von Infektionserkrankungen und akuten Atemwegserkrankungen spielen bei Studien mit Säuglingen und Kleinstkindern eine große Rolle. Bei Kindern rücken chronische Erkrankungen wie Asthma bronchiale, Autoimmunerkrankungen, Allergien, Anfallsleiden, Diabetes mellitus und Herzkreislauferkrankungen in den Fokus. Im Jugendalter werden diese Studienfragestellungen durch die Anwendung oraler Kontrazeptiva und die Behandlung psychischer Erkrankungen wie z. B. das ADHS ergänzt.

Zusätzlich beschäftigt sich die pädiatrische Forschung häufig mit sog. seltenen Erkrankungen, die meist angeboren sind. Ein Beispiel sind angeborene Stoffwechseldefekte. Definitionsgemäß treten diese als »orphan disease« bezeichneten Erkrankungen mit einer Häufigkeit von weniger als 5 in 10.000 Einwohner auf (European Commission 2014).

21.2.1   Forschung an und mit Minderjährigen: ethisch oder unethisch?

Eine entscheidende Voraussetzung für die Teilnahme an einer klinischen Studie ist die Freiwilligkeit und die Erklärung eines »informed consents« als Proband oder Patient (WMA 2013, Artikel 25; ▶ Kap. 5; ▶ Kap. 7).

Dies setzt die uneingeschränkte Geschäftsfähigkeit voraus, die bei Minderjährigen nicht besteht (BGB 2010, §106). Wie im Alltag, so ist auch in medizinischen Belangen, die Einwilligung eines gesetzlichen Vertreters notwendig (BGB 2010, §107).

Anders wie bei Fragen zur Diagnostik und Behandlung einer Erkrankung geht es aber bei Forschung um Maßnahmen, die evtl. keinen direkten Nutzen für das jeweilige Kind haben und mit zusätzlichen, forschungsbedingten Risiken und Belastungen einhergehen.

Bis zum Erlass der EU-Richtline 2001/20/EG und der nachfolgenden Novellierung des Arzneimittelgesetzes (AMG) in Deutschland 2004 waren Studien an Minderjährigen nur unter der Voraussetzungen eines individuellen Nutzen für den einzelnen Studienteilnehmer erlaubt. Dies führte dazu, dass ein großer Teil der Therapien und Medikamente in der Kinder- und Jugendmedizin ohne adäquate Erprobung an Kindern und Jugendlichen eingesetzt wurde (Seyberth 2008a).

Auf der einen Seite gab es in den letzten Jahrzenten bis in die Gegenwart hinein diverse Arzneimittelskandale, die durch fehlendes Wissen über die Auswirkung von Arzneistoffen auf den kindlichen Organismus verursacht wurden. Ein Beispiel ist die versehentliche Überdosierung des Antibiotikums Chloramphenicols bei Neugeborenen, als zur Dosisfestsetzung die Erwachsenendosis anhand des Körpergewichts der Kinder herunter gerechnet wurde. Dadurch kam es zum sog. Grey-baby-Syndrom, einem toxischen Herz-Kreislauf-Versagen (Seyberth 2008a).

Auf der anderen Seite ist der sog. »off-label-use« auch heute noch ein häufiges Problem im kinderärztlichen Alltag. Hierunter versteht man die Anwendung eines Arzneimittels außerhalb der Zulassung für ein bestimmtes Alter, eine Darreichungsform, eine Indikation (z .B. Krankheitsbild) oder Dosisempfehlung. Untersuchungen an europäischen Kinderkliniken zeigten, dass bis zu 80% der Verordnungen außerhalb oder ohne Zulassung erfolgen (Lindell-Osuagwu et al. 2009; Hsien et al. 2008). Diese Verordnungen sind mit einem etwa doppelt so hohen Risiko für unerwünschte Arzneimittelwirkungen verbunden (Turner et al. 1999).

In der Abwägung zwischen der möglichen Gefährdung eines Minderjährigen durch die Teilnahme an einer Studie auf der einen Seite und der medizinischen Gefährdung und Schlechterstellung von Minderjährigen durch fehlende Therapieforschung andererseits hat sich die ethische, politische und rechtliche Einstellung daher über die letzten Jahrzehnte geändert (► Kap. 6). Heute gilt die therapeutische Schlechterstellung von Kindern durch den Einsatz von nichterprobten oder veralteten Therapien als unethischer als der Einschluss von Minderjährigen in Studien ohne potenziellen individuellen Nutzen (Seyberth 2008a; WMA 2013, Artikel 13 und 20). Dies führte dazu, dass nun klinische Studien an Minderjährigen auch bei Vorliegen eines sog. Gruppennutzens denkbar sind. Gemeint ist hierbei das Vorliegen eines potenziellen Nutzens durch die Studienteilnahme für die Gruppe aller Erkrankter, der das Kind angehört, auch wenn dabei das einzelne Kind vielleicht ohne direkten Nutzen bleibt. So kann z. B. die Teilnahme eines Kindes an einer Studie, die die optimale Dosis eines neuen Arzneistoffs untersucht, für das einzelne Kind ohne Nutzen bleiben, verbessert aber die Therapie der Gruppe aller Kinder mit dieser Erkrankung.

Ethische und rechtliche Voraussetzungen für klinische Studien an Minderjährigen

Die Deklaration von Helsinki (WMA 2013), die EU-Direktive 2001/20/EG, das deutsche Arzneimittelgesetz (AMG 2013, §40, 41) und das deutsche Medizinproduktegesetz (MPG 2009, §20) definieren die Rahmenbedingungen, unter denen klinische Forschung mit Minderjährigen stattfinden darf.

> **Checkliste der gesetzlichen Voraussetzungen zur Studiendurchführung an Minderjährigen nach AMG und MPG**
> — Für diagnostische und therapeutische Verfahren oder Prophylaxemaßnahmen muss eine Indikation bei Kindern und Jugendlichen gegeben sein.
> — Durch die Testung an Erwachsenen lassen sich die notwendigen Daten nicht erheben.
> — Handelt es sich um eine diagnostische oder eine prophylaktische Maßnahme, wie z. B. eine Impfung, so muss diese für das jeweilige Kind nach dem Stand der medizinischen Wissenschaft angezeigt sein (Individualnutzen). Handelt es sich um eine

Therapie z. B. ein Arzneimittel bei minder-jährigen Patienten, so muss die klinische Prüfung zumindest für die Gruppe erkrankter Kinder und Jugendlicher einen direkten Nutzen bringen (Gruppennutzen).

- Eine Einwilligung zur Studienteilnahme wird vom gesetzlichen Vertreter nach entsprechender Aufklärung durch den Prüfer und im mutmaßlichen Willen des Kindes abgeben. Der Minderjährige wird, soweit er dazu in der Lage ist, von einem im Umgang mit Minderjährigen erfahrenen Prüfer aufgeklärt. Der Minderjährige gibt je nach Einsichtsfähigkeit sein Einverständnis zur Studienteilnahme.
- Risiko und Belastung durch die Studienteilnahme sind für die beteiligten Kinder und Jugendlichen minimal zu halten. Im Studienprotokoll ist die Risikoschwelle und der Belastungsgrad zu definieren und im Verlauf der Studie regelmäßig zu überprüfen.
- Außer angemessene Aufwandentschädigungen, wie z. B. Fahrtkosten oder Verdienstausfall für die Eltern, sind keine Vorteile zu gewähren.
- Die Beurteilung der Studien durch die jeweilige Ethikkommission bedarf pädiatrischen Sachverstands z. B. durch pädiatrische Mitglieder oder externe Gutachter.

21.3 Aufklärung und Einwilligung bei Kindern und Jugendlichen

Je jünger ein Kind ist, umso geringer ist die Möglichkeit das Kind im Aufklärungsprozess direkt anzusprechen. So ist es bis zum **Kleinstkindalter** üblich, dass ausschließlich die gesetzlichen Vertreter, meist die Eltern, schriftlich und mündlich über die geplante Studie aufgeklärt werden. Der Umfang der Aufklärung ist mit der Aufklärung erwachsener Studienpatienten identisch (AMG, §40). Im Kleinkindalter wird das betroffene Kind mündlich über konkret anstehende Maßnahme aufgeklärt.

Ab dem **Schulalter** werden zusätzliche kurze schriftliche, sehr konkrete Aufklärungstexte verwendet. Das Aufklärungsgespräch des Schulkindes kann, muss aber nicht getrennt von den Eltern stattfinden. Es wird aber auf jeden Fall auf die spezifischen Fragen und Bedürfnissen des Kindes zugeschnitten sein. Die Einsichtsfähigkeit bei Kindern und Jugendlichen lässt sich nicht an einem korrektem Alter festmachen, daher bedarf es der individuellen Einschätzung des aufklärenden Arztes, der nach den Vorgaben des AMG (AMG 2013, §40) in der Betreuung Minderjähriger Erfahrung haben sollte. Er muss entscheiden, in welchem Umfang er das Kind aufklären kann. Chronische Erkrankung z. B. Asthma bronchiale kann schon bei Grundschülern zu hohem Verständnis der eigenen Erkrankung und Mitarbeit bei der Behandlung führen. Andererseits kann eine Behinderung oder auch schlichtes Desinteresse z. B. bei Jugendlichen eine adäquate Einbindung in Aufklärung und Einverständnis schwierig machen.

Die Forschung zeigt, dass Kinder bereits im Alter von 3–4 Jahren Grundbegriffe des Altruismus verstehen können. Ab 9–10 Jahren ist eine konkrete Abwägung von Risiko und Nutzen möglich (Europäische Kommission 2008). Üblicherweise werden für bis zu 3 Altersklassen (z. B. 6–10 Jahr, 10–14 Jahre und 14–18 Jahre) eigene schriftliche Patienteninformationsblätter zur Verfügung gestellt, die die Informationsblätter für die gesetzlichen Vertreter ergänzen. Stehen im Kindesalter die konkreten Belastungen in der Studie wie Blutentnahmen, stationäre Aufnahmen und mögliche Schmerzen im Vordergrund, so sollten Jugendliche auch über weitergehende und länger bestehende Risiken durch die Studienteilnahme, den möglichen individuellen Nutzen und v. a. auch die Notwendigkeit von Verhütungsmaßnahmen aufgeklärt werden (Europäische Kommission 2008).

Eine Einwilligung in schriftlicher Form ist von beiden gesetzlichen Vertretern notwendig. Zusätzlich sollte das Kind oder der Jugendliche, soweit er dazu in der Lage ist, sein schriftliches Einverständnis zur Studienteilnahme abgeben. Entscheidend ist übrigens nicht der Wille der Eltern, sondern jeweils der mutmaßliche Wille des Kindes (AMG 2013, §40 Absatz 4). Eine Ablehnung der Studienmaßnahmen durch das Kind oder den Jugendlichen muss von allen Beteiligten berücksichtigt werden (WMA 2013, Artikel 28). Dies ist bei Kleinkindern und Kindern z. T. sehr schwierig und bedarf der individuellen und situationsbedingten Beurteilung durch das Studienteam. Wie bei Erwachsenen, kann das Einverständnis durch den gesetzlichen Vertreter oder den Minderjährigen jederzeit ohne Angabe von Gründen zurückgezogen werden (WMA 2013, Artikel 24 und 28).

Beispiel

In eine Impfstudie will das Studienteam ein 2 Jahre altes Kind einschließen. Als Studienassistentin haben Sie mit der Mutter einen Termin zum Aufklärungsgespräch vereinbart. Die Mutter erscheint mit dem Kind. Auf Nachfrage, warum der Vater trotz Einladung nicht erschienen ist, erfahren Sie, dass die Eltern aktuell getrennt leben. Reicht das Einverständnis der Mutter?

Nein, um das Kind in die Studie einzuschließen, bedarf es bei einem gemeinsamen Sorgerecht des Einverständnisses beider gesetzlicher Vertreter, also in diesem Fall beider Eltern. Im Falle eines alleinigen Sorgerechts wird dies auf der Patienteneinwilligung vom jeweiligen Elternteil entsprechend dokumentiert.

Beispiel

Bei einer Arzneimittelstudie, in der ein neues Akne-Therapeutikum an Jugendlichen im Alter von 12–18 Jahren getestet werden soll, erscheint eine 17 Jahre 7 Monate alte Patientin alleine zum Aufklärungsgespräch. Kann die Patientin in die Studienteilnahme alleine einwilligen?

Nein, auch wenn das Einverständnis der Patientin selbst für die Studienteilnahme unverzichtbar ist, bedarf es trotzdem bis zur Volljährigkeit der Aufklärung und der Einverständnis der gesetzlichen Vertreter.

Die Patientin fragt Sie, nachdem sie die Patienteninformationsunterlagen gelesen hat, ob es die Möglichkeit zu einem getrennten Aufklärungsgespräch gibt, da sie das Thema Verhütung nicht vor Ihrer Mutter besprechen möchte.

Ja, Sie können der Patientin dies zusichern. Sie hat hierauf einen gesetzlichen Anspruch (AMG 2013, §40) und zudem fördert es natürlich auch die Arzt-Patienten-Beziehung.

21.4 Reduktion von Risiko und Belastung in klinischen Prüfungen mit Minderjährigen

Klinische Prüfungen gehen immer mit einem gewissen Maß an zusätzlichem Risiken und Belastungen für die Studienteilnehmer einher. Bei allen Patientengruppen, die nicht selbst ihr Einverständnis zur Studienteilnahme geben können, wird daher gefordert, die studienbedingte Belastung und das studienbedingte Risiko möglichst gering (WMA 2013, Artikel 27) zu halten. Die GCP-ICH Guideline E11 nennt als Maßnahmen der Risiko- und Belastungsreduktion die Kenntnis aller verfügbaren pharmakologischen-toxikologischen Daten bei den Prüfern, eine spezielle Qualifikation des Studienpersonals, die Reduktion von Patientenzahl und studienbedingter Prozeduren, sowie die Festlegung von Abbruchkriterien für den einzelnen Patienten und die gesamte Studie (ICH 2000).

Hinterfragt man diese Aussage kritisch, so sind dies Forderungen, die eigentlich für Studienteilnehmer jeden Alters gelten sollten.

Der Begriff des minimalen Risikos bedarf einer Definition. Das deutsche Arzneimittelgesetz (2013) formuliert in §41 Absatz 2 Satz 2d das vertretbare Risiko:

» ... wenn zu erwarten ist, dass die Intervention allenfalls zu einer sehr geringfügigen und vorübergehenden Beeinträchtigung der Gesundheit der betroffenen Person führen wird.

In der Empfehlung für die ethische Beurteilung von pädiatrischen Studien der Europäischen Kommission (Europäische Kommission 2008) finden sich hierzu auch Beispiele. Mit keinem oder minimalen Risiko sind demnach klinische Untersuchung, Probensammlung von Speichel und Urin, venöse oder kapillare Blutentnahmen oder subkutane Injektionen verbunden. Nichtsdestotrotz stellt eine Blutentnahme eine Belastung für das Kind dar. Daher wird die Anzahl der Abnahmen möglichst kleingehalten. Diese werden möglichst an Routineblutabnahmen gekoppelt oder es wird Restblut genutzt. Bei mehrmaliger Abnahme wird ein venöser Zugang gelegt und es wird eine Oberflächenanästhesie vor Punktion verwendet (ICH 2000). Grundsätzlich sollte, wenn möglich auf Laboruntersuchungen in nichtinvasiv gewonnenen Proben wie Speichel oder Urin zurückgegriffen werden.

Die o. g. Empfehlung der Europäischen Kommission gibt auch erstmals konkrete Anhaltspunkte für die maximal zulässige Blutmenge, die im Rahmen von Studien bei Kindern abgenommen werden sollte. So soll die Abnahmemenge pro Abnahme nicht mehr als 1% des Körperblutvolumens betragen, innerhalb von 4 Wochen nicht mehr als 3% (Europäische Kommission 2008). Geht man von einem Blutvolumen von 80 ml pro kg Körpergewicht aus, so läge bei einem Neugeborenen mit einem Gewicht von 3,0 kg die abnehmbare Menge bei 2,4 ml. Bei einem Kleinkind mit 10 kg bei 8 ml und bei einem 12-Jährigen mit 40 kg bei maximal 32 ml.

Zusätzliche Belastung und Risiko gehen von Sedierungen bei studienbedingten Maßnahmen aus. So sind z. B. Ultraschalluntersuchungen und Kernspintomographien als studienbedingte Maßnahmen eher unproblematisch. Eine studienbedingte Sedierung ist aber nicht vertretbar. Die Invasivität der studienbedingten Maßnahmen richtet sich nach dem zugrundeliegenden Krankheitsbild und dessen Therapie (Europäische Kommission 2008). So mag bei einem intensivmedizinisch betreuten Kind eine zusätzliche arterielle Blutentnahme nur eine minimale Risiko- und Belastungserhöhung darstellen, die bei einem unkritisch kranken Kind nicht akzeptabel wäre.

Ein anderes Feld der Risiko- und Belastungsreduktion ist die Wahl des Studiendesigns. So soll versucht werden mit einer möglichst geringen Zahl von Patienten und einer möglichst gleichen Verteilung von Risiko, Nutzen und Belastung in den Studienarmen zu arbeiten. Dabei spielt die Wahl der richtigen Kontrollgruppe eine große Rolle

(Europäische Kommission 2008). Üblicherweise werden neue Therapien gegen den sog. »Standard of Care« getestet. Das bedeutet gegen die Therapieform, die zum Studienzeitpunkt der medizinischen Routine oder entsprechenden Leitlinien entspricht (WMA 2013, Artikel 32). Dies schließt eine Testung gegen Placebo nicht grundsätzlich aus. Eine Placebokontrolle ist nach der Deklaration von Helsinki (WMA 2013, Artikel 32) aber nur in Fällen denkbar, in denen entweder keine Standardtherapie vorliegt, sie zusätzlich zur Standardtherapie durchgeführt wird oder durch das Unterlassen einer Therapie kein Schaden für den Patienten entsteht. Ethisch zu rechtfertigen ist der Einsatz von Placebo nur über den potenziellen Gruppennutzen der Studienteilnahme des einzelnen erkrankten Kindes.

Ein Beispiel für ein häufig in der Pädiatrie verwendetes Design ist das sog. »Cross-over«. Hierbei wird der Patient zu Beginn der Studie randomisiert der Behandlungs- oder Kontrollgruppe zugeteilt. In der Mitte der Studienlaufzeit wechselt der Patient in die jeweilig andere Gruppe. Da jeder Patient sozusagen mit sich selbst verglichen werden kann, werden verhältnismäßig wenige Patienten benötigt und jeder Patient erhält sowohl Studien- als auch Kontrolltherapie.

Möglich ist auch ein sog. »Add-on-Design«. Hier erhalten alle Patienten eine Standardtherapie. Zusätzlich erfolgt dann nach randomisierter Zuteilung die Behandlung mit der Studientherapie oder mit Placebo. Solche Studiendesigns werden z. B. in der pädiatrischen Onkologie eingesetzt.

Ein anderer Ansatz ist der »randomized withdrawl«. Alle Patienten erhalten zunächst die Studientherapie. Im Verlauf wird randomisiert einem Teil der Patienten die Therapie entzogen und für einen begrenzten Zeitraum durch Placebo ersetzt. Ein solches Vorgehen setzt die klare Vorgabe von Abbruchkriterien voraus. So würde man bei einer Studie zur Therapie des Asthma bronchiales bei Kindern das Studienmedikament bei guter Symptomkontrolle randomisiert aussetzen, täglich den sog. Peak-flow zu Hause von den Eltern kontrollieren lassen und bei akuter Verschlechterung mit einer abgesprochenen Notfalltherapie reagieren.

Aufgrund der Unterschiede in der Verstoffwechselung und Wirkung von Arzneistoffen in unterschiedlichen Altersgruppen, sind Studien, die

die optimale Dosis eines Medikaments finden unerlässlich. Solche sog. Pharmakokinetikstudien sind für das einzelne Kind häufig ohne direkten Nutzen. Daher werden sie auch nur an erkrankten Kindern durchgeführt. Auch wenn für diese Art Studien die notwendige Patientenzahl sehr gering ist, ist die Belastung durch bis zu stündliche Blutabnahmen über 12–24 Stunden sehr hoch. Ein alternativer Ansatz ist hierbei von älteren auf jüngere Patientengruppen Rückschlüsse zu ziehen. Soweit möglich würde man bei einem Entwicklungsprogramm versuchen, zuerst Erwachsene, dann Jugendliche, Kinder und zuletzt Säuglinge zu untersuchen (ICH, 2000).

Ein weiterer Weg ist in einer Studie zur Wirksamkeit und Sicherheit eines neuen Arzneistoffs bei allen teilnehmenden Patienten nur jeweils zwei Blutproben auf die Menge des Arzneistoffs zu untersuchen. Die erste Abnahme erfolgt bei allen Patienten vor Einnahme des Arzneimittels, eine zweite zu einem zufällig gewählten Zeitpunkt. Durch die Auswertung der Messwerte aller Patienten kann dann eine Populationspharmakokinetik errechnet werden, die Dosisaussagen zulässt (ICH 2000).

Selbstverständlich ist der direkte Kontakt mit dem Kind und seiner Familie der wesentliche Punkt, um studienbedingte Belastung reduzieren. Optimaler Weise erfolgt die Betreuung in auf Kinder spezialisierten Studieneinrichtungen oder noch besser in den Einrichtungen, in denen die Kinder z. B. aufgrund ihrer Erkrankung ohnehin altersgerecht betreut werden. Neben dem kindgerechten Erklären der jeweiligen studienbedingten Maßnahmen können altersentsprechende Spiel- und ggf. Medienangebote dem Kind helfen die Angst vor einer Behandlung zu verlieren.

> **Praxistipp**
>
> Die Reduktion der Behandlungs- und Wartezeit sowie die dauerende Anwesenheit und Einbindung der Bezugspersonen sowie feste Ansprechpartner im Studienteam sind weitere einfache, aber effektive Maßnahmen im Studienalltag die Belastung deutlich zu reduzieren.

Literatur

AMG Gesetz über den Verkehr mit Arzneimitteln (2013) ▶ http://www.gesetze-im-internet.de/amg_1976/__147.html (letzter Zugriff: 04.08.2014)

BGB Bürgerliches Gesetzbuch (2010) ▶ http://www.gesetze-im-internet.de/bgb/ (letzter Zugriff: 04.08.2014)

Europäische Kommission (2008) Ethical considerations for clinical trials onmedical products conducted with the pediatric population. Recommendations of the ad hoc group for the development of implementing guidelines for Directive 2001/20/EC relating to good clinical practice in the conduct of clinical trials on medicinal products for human use. ▶ http://ec.europa.eu/health/files/eudralex/vol-10/ethical_considerations_en.pdf (letzter Zugriff: 27.07.2014)

Europäische Kommission (2014) Public Health. Medicinal products for human use. Orphan medical products. ▶ http://ec.europa.eu/health/human-use/orphan-medicines/index_en.htm (letzter Zugriff: 23.07.2014)

Hsien L, Breddemann A, Frobel AK et al. (2008) Off-label drug use among hospitalised children: identifying areas with the highest need for research. Pharm World Sci 30: 497–502

International conference on harmonisation of technical requirements for registration for pharmaceuticals for human use (2000) ICH tripartite guideline. Clinical investigation of medical products in the pediatric population. ▶ http://www.ich.org/fileadmin/Public_Web_Site/ICH_Products/Guidelines/Efficacy/E11/Step4/E11_Guideline.pdf (letzter Zugriff: 23.07.2014)

Kearns GL, Abdel-Rahman SM, Alander SW et al. (2003) Developmental pharmacology – drug disposition, action, and therapy in infants and children. N Engl J Med 349: 1157–1167

Lindell-Osuagwu L, Korhonen MJ, Saano S et al. (2009) Off-label and unlicensed drug prescribing in three paediatric wards in Finland and review of the international literature. Clin Pharm Ther 34: 277–287

MPG Gesetz über Medizinprodukte (2009) ▶ http://www.gesetze-im-internet.de/mpg/ (letzter Zugriff: 04.08.2014)

Seyberth HW (2008) Physiologische Besonderheiten im kindlichen Organismus. Relevanz für die Arzneimitteltherapie. Monatschr Kinderheilkd 156: 261–267

Seyberth HW (2008) Arzneimittel in der Pädiatrie. Ein Paradigmenwechsel bahnt sich an. Dtsch Ärztebl 105: A1497

Stanton BF, Behrman RE (2011) Overview of Pediatrics. In Kliegman RM et al. (ed) Neslon Textbook of Pediatrics. Elsevier Saunders, Philadelephia

Turner S, Nunn AJ, Fielding K, Choonara I (1999) Adverse drug reactions to unlicenced and off-label drugs on paediatric wards: a prospective study. Acta Paediatr 88: 965–968

WMA (2013) Declaration of Helsinki - Ethical Principles for Medical Research Involving Human Subjects. ▶ http://www.wma.net/en/30publications/10policies/b3/ (letzter Zugriff: 23.07.2014)

Forschung in der Palliativmedizin

Stephanie Stiel

C. Fiedler, B. Raddatz (Hrsg.), *Study Nurse / Studienassistenz*,
DOI 10.1007/978-3-662-45423-7_22, © Springer-Verlag Berlin Heidelberg 2015

22.1   Einleitung und Definition

Die Palliativmedizin widmet sich unheilbar kranken Menschen mit fortgeschrittenem Leiden, unabhängig von der Diagnose. Im Verlauf von nicht heilbaren Erkrankungen treten vielfach komplexe und belastende Symptome auf. Dazu können u. a. Schmerzen, Atemnot, Übelkeit, Erbrechen, Schwäche oder Unruhe gehören. Neben diesen körperlichen Beschwerden kommt es auch häufig zu Problemen im pflegerischen, psychosozialen und spirituellen Bereich. Diesem wird mit einem multiprofessionellen Team begegnet.

Ziel der Palliativmedizin ist es diese Symptome unabhängig von ihrer Ursache zu lindern schwerkranken und sterbenden Menschen ein lebenswertes Leben unter bestmöglicher Stabilisierung und Verbesserung der Lebensqualität zu ermöglichen. Hierbei stehen die Angehörigen gleichermaßen im Fokus. Um die Bedürfnisse von Patienten und Angehörigen zu erfassen, ist eine möglichst individuelle Behandlung, Pflege und Begleitung erforderlich. Es wird angestrebt, die Patienten nach Hause oder in eine geeignete Versorgungseinrichtung wie z. B. in ein Hospiz zu entlassen.

Diesen umfassenden Zielen und Aufgaben entsprechend umfasst ein Palliativteam Mitglieder aus vielen unterschiedlichen Professionen wie z. B. Ärzte, Pflegekräfte, Psychologen, Physiotherapeuten, Sozialarbeiter, Seelsorger, Musik- und Kunsttherapeuten, ehrenamtliche Helfer.

22.2   Integration von Forschung in palliativmedizinische Teams

Insbesondere in universitären Einrichtungen ist Forschung neben der klinischen Patientenversorgung und der studentischen Lehre ein integraler Bestandteil der Palliativmedizin. Um in solch facettenreichen Palliativteams weitere wissenschaftlich ausgerichtete Mitarbeiter aus dem Bereich der Forschung zu integrieren, bedarf es besonderer Bemühungen hinsichtlich:

- Austausch über multiprofessionelle Ideen zu wissenschaftlichen Vorhaben z. B. in Teambesprechungen,
- Transparenz bezüglich der Art und Weise und möglicher Belastungen durch die Durchführung von Projekten an Patienten und Angehörigen z. B. in internen Fortbildungen und Projektvorstellungen für das multiprofessionelle Team sowie
- Beteiligung aller interessierter Mitarbeiter und Berufsgruppen an Projekten z. B. in Forschungsbesprechungen.

Die interdisziplinäre Zusammensetzung der Teams bringt unterschiedliche Erwartungen, Ansprüche und Ziele an die eigene Arbeit aller Mitarbeiter mit. Diese unterschiedlichen Perspektiven können bei der Integration von Forschung zu Konflikten zwischen den Mitarbeitern kommen. Folgende Szenarios sind denkbar:

- Klinisch tätiger Arzt: »Der Patient ist primär zu Gunsten seiner klinischen Betreuung hier und diese Patientenversorgung hat immer Vorrang.«
- Pflegekraft: »Dem Patienten geht es heute wirklich gar nicht gut. Und er hat Besuch von seiner Familie. Lasst ihn bitte in Ruhe!«
- Wissenschaftlicher Mitarbeiter: »Forschung ist Ausdruck einer medizinischen und gesellschaftlichen Gesamtverantwortung und daher notwendig.«
- Hausarzt: »Ich bin nicht über die Studienteilnahme informiert worden und will den Patienten nicht bei jeder Kleinigkeit in die Prüfstelle schicken müssen.«

22.3   Herausforderungen bei der Implementierung von Forschung

In ihrem Ziel, palliativmedizinische Fragestellungen zu untersuchen, stehen Forscher einer Reihe von Herausforderungen gegenüber, von denen hier exemplarisch drei Kernbereiche vorgestellt werden:

- ethische Bedenken,
- methodische Schwierigkeiten sowie
- therapeutische und kommunikative Zielkonflikte.

22.3.1 Ethische Bedenken

Da die Patienten am Ende ihres Lebensweges stehen, hat die Ethik in der Palliativmedizin einen besonders hohen Stellenwert. Schon bei der Planung eines jeden Projekts mit der Einbindung von Patienten oder Angehörigen gilt es zu reflektieren, inwiefern sich der Aufwand der Studienteilnahme und die möglicherweise entstehende Belastung durch die Projektdurchführung vor dem erwarteten Nutzen und dem Erkenntnisgewinn rechtfertigen lassen. Hier braucht es eine gut balancierte Verhältnismäßigkeit in der Risiko-Nutzen-Abwägung und eine gute Vorbereitung der Mitarbeiter in der Projektdurchführung auf evtl. Belastungsreaktionen um einen angemessenen Schutz der doch sehr vulnerablen Zielgruppen sicher zu stellen.

Lösungsansatz Planen Sie z. B. eine Fragebogenerhebung, um die Veränderungen von Symptomlast und Lebensqualität zu Beginn und im Verlauf der palliativmedizinischen Behandlung zu messen, so gilt es allgemein bekannte Gütekriterien eines Messinstrumentes zu beachten. Für den Anwendungsfall in der Palliativmedizin ist es wiederum zusätzlich wichtig, die Machbarkeit, Verständlichkeit, Umfang und Belastung etc. im Detail zu bewerten (◘ Tab. 22.1).

22.3.2 Methodische Schwierigkeiten

Neben ethischen Bedenken steht die palliativmedizinische Forschung zudem vor einer Reihe methodischer Herausforderungen, die sich durch die besonderen Charakteristiken der Stichprobe und die Umstände des Lebensendes ergeben.

Studieninhalte und -designs

Langzeit- und Follow-up-Studien sind durch die sehr limitierte Lebenserwartung der Patienten in der Palliativversorgung meist nicht möglich. Wiederholungstermine mit geplanten, längeren Intervallen sind in weit vorangeschrittenen Krankheitsstadien nicht empfehlenswert. Da sich der Allgemeinzustand und die Mobilität der Patienten bei weiter fortschreitender Erkrankung reduziert und ein hoher organisatorischen Aufwand für z. B. Transporte zur Prüfstelle entstehen könnte.

Folglich werden oftmals einmalige Durchführungstermine während des stationären Aufenthalts von Patienten gewählt, sodass diese Herausforderungen umgangen werden können.

Eine bislang nicht veröffentlichte Auszählung von gewählten Themen und Methoden aller eingereichten Beiträge zum 9. Kongress der Deutschen Gesellschaft für Palliativmedizin von 2012 durch PD Dr. Bernd Alt-Epping (Göttingen) spiegelt die angesprochenen methodischen Herausforderungen wider. Es ist zu erkennen, dass z. B. randomisierte, placebokontrollierte Studiendesigns erst gar nicht gewählt werden. Es ergab sich folgendes Bild:

- **Studieninhalte:**
  - Netzwerke/Spezialisierte ambulante Palliativversorgung (SAPV) und Pflegestrukturen (43)
  - Symptome und Symptombehandlung (21)
  - Methoden-, Lehr- oder Kursevaluation (21)
  - Psychoonkologie, Belastung und Trauer (16)
  - Eigene Behandlungspraxis (z. B. Einsatz von Medikamenten oder Verfahren) (16)
  - Werte, ethische Entscheidungsfindung und Ethikberatung (13)
  - Seelsorge, Rituale und Spiritualität (11)
  - Kommunikation und Advance Care Planning (9)
  - Finalphase (7)
  - Komplementäre Therapien, Musik- und Kunsttherapie (5)
  - Politisches (3)
  - Frühe Integration von Palliativmedizin (3)
  - Physiotherapie (3)
  - Sozialarbeit (2)
  - Humor (2)
  - Gender (2)
  - Palliativmedizinisches Selbstverständnis (1)
- **Studiendesigns:**
  - Retrospektive, deskriptive Analyse eigener Daten (48)
  - Fragebogenerhebung (43)
  - Persönliche Reflexion (23)
  - Qualitative Methoden (Interviews, mixed methods, Fokusgruppen) (23)

◻ Tab. 22.1   Gütekriterien eines Messinstrumentes für den Anwendungsfall in der Palliativmedizin

Konstruktionsmerkmal	Anwendungsbezug Palliativmedizin
Güte des Messinstruments	Ist das Messinstrument für den deutschen Sprachraum validiert?
	Ist die psychometrische Güte zufriedenstellend nachgewiesen?
	Wären Ergebnisse international vergleichbar?
Art und Länge der Instruktionen	Ist die Instruktion leicht verständlich und kurz?
Betrachteter Zeitraum	Erfragt das Messinstrument einen Zeitraum, der meiner Fragestellung entspricht und den Kontext der Patienten erfasst (z. B. heute, letzte Woche, letzten 4 Wochen)
Anzahl der Items	Ist der zeitliche Aufwand zur Beantwortung an die besondere Situation von Patienten in der Palliativversorgung angepasst?
	Sind alle Items wirklich relevant zur Beantwortung der Forschungsfrage oder kann eine Subskala oder wohlmöglich sogar ein Einzelitem genutzt werden?
Format der Item-Formulierung; defizitorientierte vs. ressourcenorientierte Perspektive	Ist das Abstraktionsniveau der Item-Formulierung adäquat?
	Präferien Patienten eine zu beantwortende Frage oder eine Aussage, zu der sie den Grad der Zustimmung angeben?
	Ist eine Item-Formulierung in der »Ich-« oder »Sie-Form« angenehmer?
	Fragen die Items nach Defiziten oder Ressourcen?
Art und Umfang der Antwortskalierung	Lässt die Antwortskala eine Auswertung zu, die die Beantwortung meiner Forschungsfrage erlaubt?
	Ist die Skalierung angemessen ausdifferenziert (z. B. bei VRS), aber nicht zu umfangreich (z. B. bei NRS)?
Subskalen zur Abbildung von Dimensionen z. B. von Lebensqualität	Erlaubt die Auswertungsroutine die Berechnung von Subskalen?
	Liegen Globalwerte vor?
Lebensqualität vs. Symptomerfassung	Erfragt das Instrument relevante, inhaltliche Bereiche?
	Entspricht das Konstrukt des Messinstruments der Fragestellung des wissenschaftlichen Projekts?
	Kann ich Item-Überschneidungen und Wiederholungen beim Einsatz mehrerer Messinstrumente vermeiden?

- Projektbeschreibung ohne Begleitforschung (11)
- Systematische und nichtsystematische Literatursuche (11)
- Fallbeschreibungen/-serien (10)
- Zielgruppenbefragung (7)
- Delphi- und Expertenrunden (4)
- Klinische Interventionsstudie (2)
- Sonstiges (2)

Fallzahlplanung

Im Rahmen der Machbarkeit und Durchführbarkeit von Forschungsvorhaben in der Palliativversorgung ist eine realistische Fallzahl- und Rekrutierungsplanung dringend notwendig. Insbesondere eher kleine Stationskapazitäten von 8–12 Patienten in stationären Versorgungssettings bedingen, dass selbst in zeitumfänglichen Projekten mit Laufzeiten von bis zu mehreren Jahren keine hohen Fallzahlen erreicht werden können. Um diese Herausforderung zu überwinden, ist es zukunftsweisend multizentrische Kooperationen aufzubauen. Ebenso hat sich ein großer Trend hin zu qualitativen Methoden entwickelt, die oftmals kleine Fallzahlen von bis zu 20 Teilnehmern bedürfen und somit eine realistische Durchführbarkeit eher gewährleistet ist.

▪ **Rekrutierungsschemata**

Patienten und ihre begleitenden Angehörigen im stationären Umfeld haben den Wunsch nach einer klinischen Versorgung. Die Relevanz von Forschung ist nachgeordnet. Obwohl die Bereitschaft zur Teilnahme an Forschung von Patienten und Angehörigen in der Palliativversorgung i. A. hoch ist, müssen Wissenschaftler mit Grenzen in der Rekrutierung und Ablehnung von Teilnahme rechnen. Mögliches Desinteresse an Forschung, Ängste oder die Präferenz von Patienten die verbleibende Zeit mit Familie und Freunden verbringen zu wollen, müssen akzeptiert werden. Dennoch wird die Teilnahme an wissenschaftlichen Projekten von Patienten und Angehörigen durchaus als wichtiger gesellschaftlicher Beitrag empfunden oder kann Autonomiegewinn für Patienten bedeuten, da die Studienteilnahme auf Kompetenzen und Fähigkeiten rückschließen lässt. Je nach Thema und Fragestellung des Projekts und der Durchführungsmethodik kann die reine Teilnahme schon einen therapeutischen Gewinn für Patienten und Angehörige bedeuten, weil z. B. eine tiefgehende Reflexion bestimmter Gedanken und Einstellungen hinsichtlich zum eigenen Todeswunsch sowie der Bedürfnisse und Wünsche für die Versorgung am Lebensende stattgefunden hat. Die Hoffnung, anderen Patienten mit neuem Erkenntnisgewinn helfen zu können wird im Rahmen von Altruismus (Selbstlosigkeit) als Teilnahmemotivation auch von Patienten formuliert.

> **Praxistipp**
>
> Insbesondere die direkte, persönliche Ansprache von Patienten und Angehörigen durch Fachpersonal der Abteilung ebnet meist eine vertrauensvolle Basis, um eine mögliche Projektteilnahme zu besprechen. Die Rücklaufquote bei postalischen Befragungen ist meist wesentlich niedriger.

Aufklärung über Studienteilnahme

Die obligatorische mündliche und schriftliche Information und Aufklärung über das jeweilige Forschungsvorhaben und die Notwendigkeit der informierten Einwilligung zur Teilnahme erfordern von den potenziellen Projektteilnehmer die Fähigkeit, das Projekt zu erfassen, Vor- und Nachteile abzuwägen und die Konsequenzen der Teilnahme überblicken zu können. Diese Fähigkeit kann bei vielen Patienten an ihrem Lebensende u. a. durch neuropsychiatrische Symptome und eine allgemeine körperliche und psychische Instabilität eingeschränkt sein.

> **Praxistipp**
>
> Sollten Patienten nach Einschätzung des behandelnden Arzt nicht in der Lage sein informiert in ein wissenschaftliches Vorhaben einzuwilligen, so können Betreuer oder rechtskräftig bevollmächtigte Vertreter des Patienten stellvertretend einwilligen. Meist wird aber in der Palliativmedizin davon abgesehen, eine Betreuung von Patienten einzurichten, sofern es nur um Fragen einer möglichen Studienteilnahme ohne weitere Anliegen zur Klärung z. B. von therapeutischen Maßnahmen, Aufenthaltsort etc. geht.

Datenschutz

▪ **Datenschutz I**

Projekte, die eine retrospektive (rückblickende) Auswertung von Daten integrieren, könnten je nach Studiendesign eine Einwilligung des betreffenden Patienten voraussetzen. Diese Patienten sind jedoch häufig schon zum Zeitpunkt der Studienplanung bzw. -durchführung verstorben. Da aber zu Lebzeiten des Patienten die Studienidee nicht bestanden hat oder gar vorauszusehen war, konnten keine Einwilligungen der potenziellen Studienteilnehmer eingeholt worden. In diesem Dilemma besteht ein ethisches und den Datenschutz betreffendes Problem, was am jeweiligen Standort gut besprochen werden muss.

Daten, die im direkten Behandlungszusammenhang zu Zeiten des stationären Aufenthalts des Patienten erhoben und dokumentiert wurden, dürfen retrospektiv zu wissenschaftliche Zwecken ausgewertet werden.

- **Datenschutz II**

Projekte, die eine Rekrutierung von Angehörigen nach dem Versterben des zugehörigen Patienten benötigen, aber während des stationären Aufenthaltes nicht angekündigt, nicht darüber informiert und nicht darin eingewilligt werden konnte, benötigen besondere Aufmerksamkeit bei der Rekrutierung.

Sofern Angehörigendaten wie Name, Adresse und Telefonnummer im Rahmen des stationären Aufenthalts als Notfallkontakte gespeichert wurden, dürfen diese Daten u. U. zur Studienrekrutierung, nach Absprache mit dem zuständigen Datenschutzbeauftragten und der Ethikkommission, verwendet werden.

Allerdings ist eine postalische Anfrage zu einer möglichen Studienteilnahme notwendig. Es empfiehlt sich eine Information zu einer möglichen Studienteilnahme als Einladung zu versenden und gleichzeitig eine frankierte, adressierte Rückantwortkarte mit zusenden. Diese Antwortkarte kann dann niedrigschwellig ausgefüllt retourniert oder auch gänzlich ignoriert werden. Ein initiales Telefonat zur Studienrekrutierung ist mit einem höheren sozialen Druck verbunden. Von einer direkten telefonischen Einladung wird daher aus Gründen der sozial erwünschten Tendenz zur Einwilligung abgesehen, um Angehörigen eine freiere Entscheidung zu ermöglichen.

> Bei allen vorgestellten methodischen und formalen Hürden und Herausforderungen und den entsprechenden Lösungsansätzen in der palliativmedizinischen Forschung

handelt es sich um individuelle Einzelfalllösungen, die an lokale oder regionale Gegebenheiten gebunden sind. Es empfiehlt sich, jedes wissenschaftliche Vorhaben bereits in der Planungsphase mit Vertretern der jeweiligen Ethikkommission und des Datenschutzes zu diskutieren. Je nach Standort können oben berichtete Vorgaben und Notwendigkeiten abweichend behandelt werden.

22.3.3 Therapeutische und kommunikative Zielkonflikte

Gerade durch die vielen verschiedenen Berufsgruppen und Funktionen innerhalb eines Palliativteams sind Rollenkonflikte möglich. Wenn in der Versorgung tätige, klinische Mitarbeiter zusätzlich in der Information über Projekte oder Durchführung von Studien integriert sind, kann diese Doppelrolle des Therapeuten und Wissenschaftlers für den Patienten und seine Angehörigen irritierend wirken (◘ Tab. 22.2). Je nach Personalressourcen ist es daher lohnenswert, diese zwei Tätigkeitsbereiche zu trennen, sodass Therapeuten nur in behandelnder und versorgender Absicht und Wissenschaftler wiederum nur mit projektbezogenen Interessen an den Patienten und seine Angehörigen herantreten.

22.4 Grenzen von Forschung in der Palliativversorgung

Diese Grenzen der Machbarkeit von Studien an schwerkranken und sterbenden Patienten müssen bereits in der Planungsphase von wissenschaftlichen Vorhaben berücksichtigt werden. Die realistische Schätzung von Fallzahlen, von Umfang und Art der Durchführung etc. sollten immer unter besonderer Reflektion dieser Gegebenheiten erfolgen.
- Körperliche Belastbarkeit (z. B. Müdigkeit),
- psychische, emotionale Belastbarkeit (z. B. Angst, Depressivität),
- kognitive Einschränkungen (z. B. Desorientiertheit, Konzentration),
- reduzierter Allgemeinzustand (z. B. Schwäche),

Tab. 22.2 Therapeutische und kommunikative Zielkonflikte		
Mitarbeiterperspektive	**Patientenperspektive**	**Wissenschaftlerperspektive**
– Ergebnisse der Diagnostik – Behandlungsziele und -Möglichkeiten – Behandlungsablauf – Nebenwirkungen	– Wie konnte das geschehen? – Bin ich falsch behandelt worden? – Was wird aus mir? – Wie geht´s jetzt weiter? – Muss ich sterben? – Was wird aus meiner Familie/Arbeit?	– Ein- und Ausschlusskriterien – Belastung – Formale Inhalte der Information und Aufklärung – Durchführungstermin – Kontakt zu Angehörigen – Koordination mit Teammitgliedern

= Alterserscheinungen (z. B. Sehschwäche, Schwerhörigkeit),
= Desinteresse,
= schlechte Erfahrungen aus vorherigen Studienteilnahmen.

22.5 Legitimation von Forschung mit schwerkranken und sterbenden Menschen

Vor dem Hintergrund besonderer Bedingungen und Gegebenheiten von Patienten in der Palliativversorgung als Zielstichprobe wissenschaftlicher Projekte ist Forschung legitim. In allererster Linie kann eine Studienteilnahme für Patienten einen unmittelbar positiven Effekt haben, da alleine die Auseinandersetzung mit einem spezifischen Thema als anregend wahrgenommen und therapeutisch sinnvoll sein kann. Oftmals sind Patienten erfreut, ihrer Meinung Ausdruck verleihen zu dürfen oder sich mit einer Teilnahme an wissenschaftlichen Projekten für die angenehm wahrgenommene, klinische Versorgung zu bedanken und revanchieren zu können. Für viele Patienten ist eine Teilnahme mit der Hoffnung verbunden, dass andere, nach ihnen kommende Patienten von den erzielten Ergebnissen profitieren.

Forschung in der Palliativmedizin ist dann zulässig, wenn sie eine direkte klinische Relevanz aufweist, also unmittelbar dem teilnehmenden Patienten, anderen Mitpatienten und Patientengruppen die Möglichkeit bietet, von den angestrebten Ergebnissen zu profitieren und wenn sie langfristig zu persönlichen, gesellschaftlichen und sozioökonomischen Nutzen führt. Zudem sollte palliativmedizinische Forschung die besondere Vulnerabilität und Vorsorgenotwendigkeit der Patienten und Angehörigen akzeptieren und berücksichtigen.

> Forschung in der Palliativversorgung ist machbar. Die Planung und Durchführung von wissenschaftlichen Projekten muss auf flexible und verantwortungsvolle Weise an die besonderen Bedingungen und Gegebenheiten der Zielstichprobe anpasst sein.

Literatur

Aktas A, Walsh D (2011) Methodological challenges in supportive and palliative care cancer research. Semin Oncol 38: 460–466

Bradburn J, Maher J (2005) User and carer participation in research in palliative care. Palliat Med 19: 91–92

Fitzsimons D, Strachan PH (2012) Overcoming the challenges of conducting research with people who have advanced heart failure and palliative care needs. Eur J Cardiovasc Nurs 11: 248–254

Gysels MH, Shipman C, Higginson IJ (2008) "I will do it if it will help others:" motivations among patients taking part in qualitative studies in palliative care. J Pain Symptom Manage 35: 347–355

Gysels MH, Evans C, Higginson IJ (2012) Patient, caregiver, health professional and researcher views and experiences of participating in research at the end of life: a critical interpretive synthesis of the literature. BMC Med Res Methodol 12: 123

Henderson M, Addington-Hall JM, Hotopf M (2005) The willingness of palliative care patients to participate in research. J Pain Symptom Manage 29: 116–118

Jordhoy MS et al. (1999) Challenges in palliative care research; recruitment, attrition and compliance: experience from a randomized controlled trial. Palliat Med 13: 299–310

O'Mara AM et al. (2009) Challenges to and lessons learned from conducting palliative care research. J Pain Symptom Manage 37: 387–394

Pautex S, Herrmann FR, Zulian GB (2005) Is research really problematic in palliative care? A pilot study. J Pain Symptom Manage 30: 109–111

Penrod JD, Morrison RS (2004) Challenges for palliative care research. J Palliat Med 7: 398–402

Preston N, Payne S, Todd C (2009) Conducting research in palliative care patients: a burden or an opportunity? Int J Palliat Nurs 15): 524–525

Ree E (2001) The ethics and practicalities of consent in palliative care research: an overview. Int J Palliat Nurs 7: 489–492

Takesaka J, Crowley R, Casarett D (2004) What is the risk of distress in palliative care survey research? J Pain Symptom Manage 28: 593–598

Workshop – Praktische Übungen für die tägliche Arbeit

Kirsten Welz

C. Fiedler, B. Raddatz (Hrsg.), *Study Nurse / Studienassistenz,*
DOI 10.1007/978-3-662-45423-7_23, © Springer-Verlag Berlin Heidelberg 2015

23.1   Übungen

Sie haben nun die Vielfalt der Aufgaben in klinischen Studien mit ihrer Fülle an Fachtermini und einer durchaus beeindruckenden Menge an spezifischen Vorgehensweisen und Regelungen kennengelernt. In diesem Kapitel möchten wir Ihnen eine kleine Sammlung von Hilfestellungen in Form von praktischen Übungen anbieten. Im Rahmen dieses Buches können wir nicht die volle Bandbreite Ihrer Tätigkeit abbilden. Dennoch können diese Übungen Sie in Ihrer täglichen Arbeit unterstützen.

- **Authorized Signature & Delegation Log**

Während des Initierungsbesuchs zum Start der Studie SUPER an der Prüfstelle 010-01, wurde ein kombiniertes Authorized Signature & Delegation Log ausgefüllt. Anhand dieses Formulars wird dokumentiert, wer CRF-Einträge vornehmen darf, welche Aufgaben von welchen Personen übernommen werden dürfen und an welchem Datum die jeweiligen Studienteammitglieder begonnen bzw. die Teilnahme beendet haben.

An der Initiierung am 24.05.2014 nahmen Dr. Alexander Guthson, sein Kollege Dr. Andreas Sorglos und die Study Nurse Renate Kirsch teil. Sie wurden von der Monitorin Monika Mars auf die Studie trainiert. Ein weiterer Prüfer, Dr. Werner Weisnich war leider nicht zugegen, Dr. Guthson versprach das Training mit dem Kollegen zeitnah durchzuführen.

Während der Initiierung wurde das Authorized Signature & Delegation Log ausgefüllt. Leider war die Monitorin bei der Überprüfung des Logs nicht ganz geistesgegenwärtig. Das Log ist fehlerhaft ausgefüllt. Finden Sie die Fehler (◘ Abb. 23.1).

- **Drug Accountability Log**

Das Drug Accountability Log wird in vielen Studien eingesetzt, um die Einnahmetreue (Compliance) des Patienten zu dokumentieren. In der Studie SUPER hat der Patient seine Medikation zurückgebracht und beendet seine Studienteilnahme. Der Patient 10-01-01 hat mit der Medikamenteneinnahme (1-mal am Tag) am 30.05.2014 begonnen und die Studienmedikation am 25.06.2014 zurück in die Praxis gebracht. Vor der Visite hat er die letzte Tablette eingenommen. Bitte berechnen Sie, ob der Patient an jedem Tag die Tablette eingenommen hat und tragen Sie den Prozentsatz der Compliance ein (◘ Abb. 23.2).

Hilfestellung:

$$\frac{\text{Wie viel Tabletten hat der Patient eingenommen}}{\text{Wie viele hätte er einnehmen sollen}} \times 100$$

- **Source Data & CRF**

In dieser Übung tauschen Sie die Rolle: Anstelle der Person, die das CRF ausfüllt, übernehmen Sie die Aufgabe des Monitors. Überprüfen Sie, ob die Eintragungen entsprechend der Krankenakte korrekt sind. Vergleichen Sie den Auszug der Krankenakte mit dem CRF und finden Sie evtl. Fehler im CRF. Dabei sollten Sie immer von der Krankenakte ausgehen (◘ Tab. 23.1; ◘ Abb. 23.3).

Authorized Signature & Delegation Log

Study ID: SUPER	Sponsor: SOBO Pharma
PI Name: Dr. Alexander Guthson	
Site No: 010-01	
Document Number: AB01	Effective Date (Template): 01MAR2014	Related SOP: SOP-XY

Enter all persons who are concerned with the study.

Name (please enter block letters)	Function (e.g. PI, Sub-Inv., Study Nurse)	Signature	Initials	Tasks in the Study (please enter the codes given below)**	Start Date	End Date	Date and Signature of PI*
Dr. Alexander Guthson	PI	*Guthson*	AG	A,B,C,D,E,F	24/05/2014		
Dr. Andreas Segeler	Sub-Inv	*sign*	AS	A,B,C,D,F		25 May 2014	*sign*
Renate Kirsch	Study Nurse	Re. de Kirsch	RK	A,B,C,D,E,G	25 May 2014		*sign*
Dr. Werner Reizmich	Sub-Inv	*Reizmich*	WR	A,B,C	24/05/2014		

* Date of principal investigator (PI) Signature should not be later than start date
** The Study personnel entered in this table is authorized by the PI to do the following tasks (codes):

Assignment of tasks (codes):

A = Obtains the Informed Consent Form
B = Assess Inclusion/Exclusion Criteria
C = Entries and changes to the CRF and/or the Source Documents
D = Medication management
E = Signature of CRFs

F = Performing key trial measurements
G = Administration and management of Clinical Trial Material
H = Others (please specify):

▫ **Abb. 23.1** SUPER-Studie, Authorized Signature & Delegation Log

STUDY: SUPER
DRUG ACCOUNTABILITY LOG

SOBO Pharma

Investigator: **Dr. Alexander Guthson**   Center : 010-01

Patient No.: 10 - 01 - 01

Visit	Number of Tablets Dispensed*	Date dispensed	Dispensed By (initials)	Date Returned	Number of Bottles Returned	Number of Tablets Returned	Compliance %	Check by CRA	Comments
Visit 2	One pack with 35 capsule:	30 MAY 2014	RK	25 Jun 2014	1	14			
Visit 3	No Dispense	n.a.	n.a.	n.a.	n.a.	n.a.	n.a.	n.a.	

Please write the patient number on each bottle

Comments: _____

Date: _____ Signature Investigator: _____   Date: _____ Signature Monitor: _____

▣ **Abb. 23.2**   SUPER-Studie, Medikation

SOBO Pharma	Screening Visit
Case Report Form: SUPER	Patient ID: |1| - |0|1|0|

Date of Screening Visit

|3|0| - |M|A|Y| - |2|0|1|3|4|
(DD)   (MMM)   (YYYY)

Informed Consent

Date Subject Signed Informed Consent: |3|0| - |M|A|Y| - |2|0|1|4|
                                          (DD)   (MMM)   (YYYY)

Demographics

Date of Birth: |1|9|6|4| Age |5|0|
                   (YYYY)

Sex: ☐ Male   ☒ Female

Urine Pregnancy Test

Test performed: ☒ Yes   ☐ No

If test performed, please specify:

Date: |3|0| - |M|A|Y| - |2|0|1|4|
          (DD)   (MMM)   (YYYY)

Result: ☒ Negative   ☐ Positive

Vital Signs

Temperature: |3|6| . |5| °C

Blood Pressure: |1|2|9| / |0|9|2| mm Hg
                    (Systolic)   (Diastolic)

Pulse: |0|7|5| bpm

Body Measurements

Height: |_|_|_| cm

Weight: |0|5|8| kg

◨ **Abb. 23.3**   Super-Studie: Source Data & CRF

SOBO Pharma	Screening Visit
Case Report Form: SUPER	Patient ID: |0|1|0| - |0|1|0|1|

Medical History

Does the patient have any relevant medical history? ☐ Yes ☐ No

No.	Abnormality/Symptom/Intervention	Onset Date (MMM/YYYY)	Ongoing? Yes	Ongoing? No
1	ASTHMA	|M,A,Y| - |2,0,0,9|	☒	☐
2	BLUTHOCHDRUCK	|U,N,K| - |U,N,K,-|	☒	☐

12-lead ECG

Date: |3,0| - |M,A,Y| - |2,0,1,4| Time: |__|__| : |__|__|
      (DD)   (MMM)   (YYYY)   (HH)   (MM)
                                                    (24h clock)

☒ Not performed   ☐ Normal   ☐ Not normal

Medication-Number

|1,2,3,4|

Laboratory Assessment

☐ Not performed   ☐ Performed   Time: |1,0| : |5,5|
                                        (HH)   (MM)
☐ Normal values   ☐ Not normal and clinical significant values

Prior Medication   ☐ No prior medication

Drug	Dose	Reason	Date
Salbutamol	2x 1,5mg	ASTHMA	**Start Date** |U,K| - |M,A,I| - |2,0,0,9| **Stop Date** |T| - |__| - |__|
Amlodipin	2x 5mg	BLUTHOCH- DRUCK	**Start Date** |U,K| - |U,N,K| - |2,0,0,8| **Stop Date** |T| - |__| - |__|

◘ **Abb. 23.3** Fortsetzung

◻ **Tab. 23.1**	SUPER-Studie, Source Data, Frau Marlene Mustermann; geb: 07.09.1964
25.04.2014	Erstvorstellung: laut eigenen Angaben schubförmige Multiple Sklerose seit 1995, erste Symptome traten bereits 1993 auf. MRT-Befunde sind nicht vorhanden. Zurzeit ist Fr. Mustermann ohne Behandlung schubfrei. Verheiratet, keine Kinder
	Allgemein: Keine neurologischen Auffälligkeiten, Asthma seit 1980, nimmt Inhalator verordnet vom Allergologen
	Weitere Diagnosen: Hypertonie, Diabetes. Blutabnahmeerfolgt und auf SUPER Studie angesprochen, Patienteninformation mitgegeben
28.04.2014	Labor o.B.
30.05.2014	Screeningvsite für die SOBO PHARMA SUPER-Studie und Patientin hat die Studiennummer 010-01-01 erhalten. Patientin ist über die Studie umfassend informiert und möchte teilnehmen. Sie hat die Patienteneinwilligung unterschrieben und eine Kopie wurde ihr ausgehändigt. Die Ein-/Ausschlusskriterien sind geprüft und die Patientin ist geeignet für Studie. Außer der MS und oben erwähnten Diagnosen liegen keine weiteren Erkrankungen vor
	Sie nimmt aufgrund des Asthmas Salbutamol (inhaliert 2-mal täglich je 1,5 mg Salbutamol) seit Mai 2009, Amlodipin 5 mg 2-mal tgl. Kopfschmerzen regelmäßig 1- bis 2-mal pro Woche. Dagegen nimmt sie immer eine Ibuprofen 400 mg
	Ergebnis der körperlichen Untersuchung: o.B., Nichtraucher, RR 129/92 mmHg, P 75, 58 kg, 163 cm, 36,4°C, Labor (Serum, Plasma, EDTA) um 10:50 abgenommen, Urin: β-HCG-Dipstick (Schwangerschaftstest) negativ, EKG um 10:55 - normal, MRI zur Kontrolle angesetzt
	SUPER-Medikation ausgehändigt: Nummer 1324

23.2   Auflösung

- **Authorized Signature & Delegation Log**
- Das Startdatum Dr. Andreas Sorglos ist nicht GCP-konform korrigiert worden (einmal durchstreichen, Kürzel, Datum). Durch die Korrektur ist das Startdatum in die Stoppdatumsspalte verrutscht. Zusätzlich ist das Startdatum versehentlich mit dem 25.05.2014 angegeben worden. Die Initiierung war jedoch am 24.05.2014.
- Study Nurse Renate Kirsch: Sie wurde autorisiert für das Einholen der Unterschrift des Patienten auf der Einwilligungserklärung, der Überprüfung der Ein- und Ausschlusskriterien sowie für das Unterschreiben des CRFs – dies sind reine Prüferaufgaben und Study Nurses sind hierfür nicht befugt. Die Autorisierung erfolgte ebenfalls einen Tag nach der Initiierung.
- Dr. Werner Weisnich wurde am Tag der Initiierung autorisiert, war jedoch bei dem Termin nicht anwesend und somit nicht trainiert. Das Studienpersonal muss zwingend zuerst trainiert werden, bevor cs für die Mitarbeit entsprechend der Rolle durch den Prüfer autorisiert wird.

- Dr. Alexander Guthson hat Dr. Weisnich noch nicht per Unterschrift autorisiert. Das Startdatum müsste jedoch korrigiert werden auf jenen Tag, an dem Dr. Weisnich schlussendlich trainiert wurde.

- **Drug Accountability Log**
- Patient hat 35 Tabletten ausgehändigt bekommen und 14 Tabletten wieder zurückgebracht:
  - Der Patient hat 21 Tabletten (35-14=21) eingenommen. Der Zeitraum vom 30.05. bis einschließlich 25.06., ist 27 Tage lang. Somit hat der Patient sechsmal die Einnahme vergessen.
  - Zur Berechnung der Compliance muss man **(21/27)×100 rechnen = 77,8%**. Dieser Patient war somit nicht sehr compliant.

> **Jede Abweichung der Einnahmetreue muss erklärt (z. B. forgotten by mistake) und in der Patientenakte vermerkt werden.**

Als Faustformel zur Errechnung der Compliance gilt Folgendes:

◨ Tab. 23.2   Verwendete Abkürzungen bei der Medikation

Abkürzung	Bedeutung	Lateinischer Ausdruck
bid	2-mal täglich	bis in die
cap	Kapseln	capsula
pil	Pille	Pilula
prn	Nach Bedarf	pro re nata
q2h	Alle 2 Stunden	quaque 2 hora
qid	4-mal täglich	quater in die
tab	Tablette	tabella
tid	3-mal täglich	ter in die
o.d.	1-mal täglich	omni in die

$$\frac{\text{Anzahl der Tabletten, die der Patient eingenommen hat}}{\text{Anzahl der Tabletten, die der Patient hätte einnehmen sollen}}$$
$$\times\,100 = \textit{Compliance in\,\%}$$

- **Source Data & CRF**
  - Die Patientennummer ist falsch: Statt 010-001 ist 1-010 eingetragen.
  - Das Datum der Screeningvisite: die Jahreszahl wurde nicht GCP konform korrigiert: Ein falscher Eintrag sollte sauber durchgestrichen und daneben die Korrektur eingetragen werden.
  - Das Alter ist falsch: Bei Einschluss am 30.05. ist die Patientin erst 49 Jahre alt,
    - Temperatur ist 36,4°C, nicht 36,5°C,
    - Height: Die Größe wurde nicht eingetragen.
  - Medical History/Medizinische Vorgeschichte:
    - Startdatum Asthma ist 1980.
    - Deutscher Eintrag: »Bluthochdruck«, es sollte »Hypertension« lauten,
    - CRF selber ist schlecht konzipiert, denn es sind keine weitere Eintragung möglich z. B. für Diabetes.
  - EKG: erfolgt, es wurde aber mit »not performed« markiert. Zudem wurde die Uhrzeit nicht eingetragen.
  - Labor: falsche Uhrzeit eingetragen, richtige Zeit 10:50 Uhr. Hier noch ein Hinweis: Zu Übungszwecken wurde das CRF gekürzt. Normalerweise wird das Prüfpräparat erst ausgehändigt, wenn die Laborwerte vorliegen.

Die Eignung des Patienten muss vor Einnahme von Studienmedikation abgeklärt werden, dazu gehört auch die Überprüfung der Laborparameter. Normalerweise wird die Studienmedikation daher meist erst ab der zweiten Visite (Baseline) ausgehändigt.

- Prior Medication/Medikation vor Studienbeginn:
  - Dosage: 2 × 1,5 mg oder 2 × 5 mg ist irreführend, im CRF immer mit den entsprechenden Abkürzungen arbeiten: bid – 2-mal täglich (Auswahl meist vorgegeben im Dropdownmenü),
  - Datum: Mai & Bluthochdruck: Eintrag in deutscher Sprache,
  - Startdatum 2008 für Amlodipin geht nicht aus der Krankenakte hervor.
- Studienmedikation: Laut Patientenakte wurde die Nummer »1324« ausgegeben, im CRF ist aber »1234« vermerkt.

An dieser Stelle noch eine nützliche Tabelle bzgl. der verwendeten Abkürzungen bei Medikation (◨ Tab. 23.2).

Literatur

Der Workshop basiert auf der Grundlage der ICH-GCP E6-Richtlinie: »Good Clinical Practice«.

▶ http://www.ich.org/products/guidelines/efficacy/article/efficacy-guidelines.html

Medical English

Kirsten Welz

C. Fiedler, B. Raddatz (Hrsg.), *Study Nurse / Studienassistenz,*
DOI 10.1007/978-3-662-45423-7_24, © Springer-Verlag Berlin Heidelberg 2015

In diesem Kapitel werden englische Begriffe aufgeführt, die häufig in klinischen Studien ohne Übersetzung ins Deutsche als »Fachtermini« verwendet werden.

Abbreviation – Abkürzung

Accountability – Rechenschaft ablegen, Zählung

Accurate – Korrekt

Acknowledgement of receipt (AoR) – Empfangsbestätigung

Active Substance – Wirkstoff

Addendum – Anhang

Adverse Device Effect (ADE) – Unerwünschtes Ereignis im Zusammenhang Medizinprodukten

Adverse Drug Reaction (ADR) – Unerwünschte Medikamentenreaktion

Adverse Event (AE) – Unerwünschtes Ereignis

Age – Alter

Agreement – Übereinkunft, Vertrag, Zustimmung

Airwaybill (AWB) – Frachtschein für Kuriersendungen

Aliquot – Teilprobe, kleines Röhrchen

Allocation – Zuordnung

Ambient – Raumtemperatur

Amendment – Schriftliche Änderung z. B. Studienprotokoll

Amount – Menge, Betrag

Appendix – Anhang (im Protokoll)

Application – Darreichungsform, Gabe

Appropriate – Entsprechend

Approval – Genehmigung

Assessment – Bewertung/Untersuchung

Assessment Schedule – Bewertungszeitplan, synonym zum Visitenzeitplan zur Durchführung der jeweiligen Untersuchungspunkte

Assignment – Zuweisung z. B. zu einer Gruppe, Behandlung

Authority – Behörde

Authorized – Autorisiert, befugt

Baseline-Visit – Studienvisite: die hier erhobenen Messergebnisse werden als Referenz gegenüber den Verlaufsuntersuchungen dienen, zumeist auch Erstgabe der Studienmedikation, Ersteinsatz des Medizinprodukts

Batch-No. – Chargennummer

Batch-Shipment – Sammeltransport z. B. von Blutproben

Blinding – Verblindung z. B. der Behandlungsgruppe

Blood sample – Blutprobe

Case Report Form (CRF) – Fallberichtsbögen

Causal – Kausal, begründend

Change – Änderung

Clinical Chemistry – Klinische Chemie

Clinical Development – Klinische Forschung/Entwicklung

Clinical Investigational Plan (CIP) – Prüfplan in Medizinproduktstudien

Clinical Research Associate (CRA) – Monitor, Referent klinischer Studien

Clinical Study Agreement (CSA) – Vertrag zwischen Sponsor und Prüfstelle über die Durchführung einer klinischen Studie

Clinical Trial Agreement – Prüfervertrag

Close-Out Visit (COV) – Letzte Visite des CRAs am Zentrum, um die Studie zu beenden

Co-Investigator – Nebenprüfer

Collection – Probenentnahme, Sammlung

Comparator – Vergleichspräparat; Vergleichsprodukt

Competent Authority – Behörde

Compilation – Aufstellung, Sammlung

Completeness – Vollständigkeit

Compliance – Einnahmetreue der Medikation

Compound – Präparat

Concomitant Disease – Begleiterkrankung

Concomitant Medication (ConMed) – Begleitmedikation

Condition – Zustand

Conduct – Durchführung

Confidentiality Disclosure/Agreement/Statement (CDA, CA) – Vertraulichkeitserklärung

Confirm – Bestätigen

Confirmation – Bestätigung

Confirmation of Receipt – Empfangsbestätigung

Congenital – Angeboren

Consistent – Übereinstimmend, widerspruchsfrei

Container – Verpackung

Content – Inhalt

Contract – Vertrag

Correspondence – Korrespondenz

Credible – Glaubhaft

Cross over design – Überkreuzwechseln eines Behandlungsarms

Curriculum Vitae (CV) – Lebenslauf

Data – Daten

Data Query Form/Data Clarification Form (DQF/DCF) – Formblatt, mittels dessen das Datenmanagement Rückfragen zum CRF stellt/Antwort erhält

Date – Datum

Date of birth (DOB) – Geburtsdatum

Dated – Datiert

Deficiency – Defizit, Mangel

Definitely – Eindeutig

Delivery – Lieferung

Demographic Data – Allgemeine Angaben über den Patienten wie z. B. Geschlecht, Alter, Familienstand

Deployment – Einsatz

Deterioration – Verschlechterung

Diary – Tagebuch

Disability – Behinderung

Disclosure – Offenlegung, Bekanntgabe

Discontinuation – Abbruch

Dispense – Ausgabe

Dosage – Dosierung

Draw blood – Blut abnehmen

Dosage Schedule – Dosierungsplan

Dropouts – Studienabbrecher nach Randomisierung

Drug – Studienmedikation

Early Termination – Frühzeitiger Studienabbruch

Effect – Wirkung

Effectiveness – Leistungsfähigkeit, Wirkungsgrad

Efficacy – Wirksamkeit

Electronic Data Capture (EDC) – Elektronische Datenerfassung

Eligibility – Eignung

Emergency Codes/-Envelopes – Notfallcodes/-umschläge

End of Study/Trial Visit (EoS/EOT) – Studienabschlussvisite

Enrollment – Studieneinschluss

Ensure – Sicherstellen, gewährleisten

Equipment – Ausstattung, Geräte

Ethics Committee (EC) – Ethikkommission

Ethnicity – Volkszugehörigkeit

Evaluation – Beurteilung, Erhebung

Event – Ereignis

Examination – Untersuchung

Exclusion Criteria – Ausschlusskriterium

Expedite Reporting – Unverzügliche Berichterstattung

Expiry Date – Verfallsdatum

Extension – Verlängerung

Fasting – Nüchtern

Female – Weiblich

Final exam – Abschlussuntersuchung

Financial Disclosure Form (FD/FDF) – Finanzielle Offenlegungsvereinbarung

Finding – Ergebnis, Entdeckung, Fund, Erkenntnis

Flow chart – Flussdiagramm für Studienvisiten

Follow up – Nachverfolgen

Formulation – Darreichungsform

Frequency – Häufigkeit

Frozen Samples – Gefrorene Proben (z. B. Serum)

Frozen transportation – Versand auf Trockeneis

Good Clinical Practice (GCP) – Gute klinische Praxis/Forschung

Guidance – Anleitung

Guideline – Richtlinie

Height – Größe

Hematology – Hämatologie

Hospitalisation – Krankenhauseinweisung

Identification Code (ID) – Identifikationskennung, eindeutige Information zur Erkennung z. B. von Patienten

Impartial Witness – Unparteiischer Zeuge

Implementation – Einführung, Umsetzung

Inclusion Criteria – Einschlusskriterium

Independend – Unabhängig

Indication – Indikation/Befund/Symptom

Informed Consent Form (ICF) – Patienteninformation und Einwilligungserklärung

Initials – Initialen

Initiation Visit – Besuch des CRAs um die Studie an einem Zentrum zu starten

Instruction For Use (IFU) – Bedienungsanleitung

Insurance – Versicherung

Interactive Voice / Web Response System (IVRS / IWRS) – Interaktives Telefon-/internetbasierendes System

Intercurrent illness – Zwischenzeitlich aufgetretene Erkrankung

Intervention – Eingriff, Behandlung

Introduction – Einleitung

Inventory – Inventar, Bestandsliste

Investigational Product/Investigational Medicinal Product (IP/IMP) – Prüfsubstanz

Investigational Medical Device (IMD) – Medizinisches Prüfprodukt

Investigator – Prüfer

Investigator (Site) Folder/File (ISF/IF) – Prüferordner

Investigator's Brochure (IB) – Prüferinformation

Issue – Angelegenheit

Lab Manual – Laborhandbuch

Lab Report – Laborreport

Lab Request Form – Bestellschein für die Laboruntersuchung

Lab Value – Laborwert

Label – Etikett

Lack of efficacy – Wirkverlust

Legally authorized representative – Gesetzlich ermächtigter Vertreter

Legible – Leserlich

Life threatening – Lebensbedrohlich

Longterm – Langzeitlich

Male – Männlich

Malfunction – Fehlfunktion, Störung

Manual – Handbuch

Manufacturer – Hersteller

Master… – Haupt…

Medical Advisor – Medizinischer Berater/Leiter

Medical Chart – Krankenakte

Medical Device – Medizinprodukt

Medical History – Medizinische Vorgeschichte

Medical Record – Krankenakte, medizinische Aufzeichnungen

Miscellaneous – Verschiedenes

Missing data – Fehlende Daten

Monitoring – Überwachung

Monocenter – Studie, die nur in einem Prüfzentrum durchgeführt wird

Multicenter – Studie, die in mehreren Prüfzentren durchgeführt wird

Non-Interventional Study (NIS) – Nichtinterventionelle Studie

Normal Values – Normalwerte, Normwerte bei Laborproben

Notification – Benachrichtigung z. B. einer Behörde über Durchführung einer klinischen Studie

Objective – Ziel, Veranlassung

Observational study – Beobachtungsstudie

Ommission – Weglassen, Auslassen von z. B. Daten im CRF

Ongoing – Ereignis liegt noch vor, andauernd

Open-Label – Offene, entblindete Behandlung

Opinion – Meinung: im Zusammenhang mit der Ethikkommission/Behörde

Order Form – Bestellschein

Outcome – Ergebnis, Resultat

Package – Packung

Participant – Studienteilnehmer

Patient chart – Krankenakte

Patient Identification Log (Pat-ID) – Patientenidentifikationsliste

Payment – Bezahlung

Performance – Leistung

Persistent – Anhaltend

Pharmaceutical Form – Darreichungsform

Physical Examination – Körperliche Untersuchung

Possible – Möglich

Pregnancy Test – Schwangerschaftstest

Premature Discontinuation – Vorzeitiger Studienabbruch

Prevention – Prävention, Vorbeugung

Primary – Hauptsächlich

Principal Investigator (PI) – Hauptprüfer

Print-Out – Ausdruck

Prior Medication – Vormedikation z. B. vor Studienbeginn

Probable – Wahrscheinlich

Procedure – Verfahren, Vorgehen

Processing – Verarbeitung

Prolongation – Verlängerung

Prospective subjects – Zukünftige Studienteilnehmer

Protection – Schutz

Protocol Deviation (PD) – Protokollverletzung

Publication – Publikation/Veröffentlichung

Purpose – Zweck

Quality Assurance (QA) – Qualitätssicherung

Quality Control (QC) – Qualitätskontrolle

Query – Rückfrage, meist im Zusammenhang mit CRF oder Laborwerten

Questionnaire – Fragebogen

Race – Rasse

Randomized – Randomisiert

Reason – Grund

Recommendation – Empfehlung

Reconciliation – Abgleich

Record – Aufzeichnung, Dokumentation

Recruitment – Probanden-/Patientenanwerbung für eine Studie

Reference Range – Labornormbereich

Regulatory – Behördlich, regulatorisch

Relationship to study drug – Zusammenhang mit der Prüfmedikation

Reply – Antwort

Reporting – Berichterstattung

Requisition Form – Anforderungsschein

Requested – Angefordert

Requirement – Anforderung, Bedingung, Erfordernis

Resolution – Auflösung

Resolve – Lösen, Beenden

Responsibility – Verantwortlichkeit

Result – Ergebnis, Resultat

Retrospective subjects – Patienten, die rückwirkend nach Behandlung erst in eine Studie aufgenommen werden

Return shipment – Rückversand

Review – Überprüfung, Durchsicht

Route of Administration – Applikationsart

Run in Phase – Studienvorbereitungsphase um z. B. Vormedikation auszuwaschen

Safety – Sicherheit

Sample – Probe z. B. Blutprobe

Schedule – Zeitplan

Screening – Auswahl, Vorstellung

Screening failure – Nichtbestehen des Screenings

Secondary – Zusätzlich, Sekundär

Selection – Auswahl

Selection Visit (SV) – Besuch des CRAs an einem potenziellen Studienzentrum, um die Studieneignung und Teilnahme zu besprechen

Serious Adverse Event (SAE) – Schwerwiegendes unerwünschtes Ereignis

Seriousness – Ernsthaftigkeit

Serum chemistry – S-Test

Sex – Geschlecht

Shipment – Versand

Sign – Unterschreiben

Signature Page – Unterschriftenseite

Significant – Erheblich, bedeutsam

Singel Dose – Einzelgabe

Site – Prüfzentrum

Site Inventory Log – Zentrums-Bestandsliste z. B. für Medikation

Solution – Lösung

Source Data (SD) – Quelldaten

Source Data Verification (SDV) – Abgleich der Quelldaten mit z. B. CRF-Einträgen

Source Documentation – Quelldokumentation

Source of Referral e.g. advertisement, own practice – Woher kommt der Patient z. B. Anzeige, eigenen Praxis

Specimen – Probe (z. B. Blutprobe)

Sponsor – Auftraggeber einer klinischen Studie

Standard Operating Procedure (SOP) – Standardarbeitsanweisung

Steering Committee (SC) – Lenkungsausschuss, häufig Expertenkomitee für strategische Fragen zur Studie

Storage Requirements – Lagerungsbedingungen

Study Completion Visit – Studienabschlussvisite

Study Personnel – Studienpersonal/Studienteam

Study Protocol – Prüfplan

Subcutanous (s.c.) – Unter die Haut

Sub-Investigator – Nebenprüfer

Subject – Teilnehmer in einer klinischen Studie

Submission – Einreichung z. B. bei der Ethikkommission

Suffer from – Leiden an

Sufficient – Ausreichend

Summary – Zusammenfassung

Supplements – Ergänzungen

Supplies – Nachschub, Materialien

Surgery – Chirurgie, auch Operation (OP)

Suspected Unexpected Serious Adverse Reaction (SUSAR) – Verdachtsfall einer unerwarteten schwerwiegenden unerwünschten Wirkung

Switch-Over – Umstellung der Vormedikation

Synopsis – Zusammenfassung

Table of contents (ToC) – Inhaltsverzeichnis

Tapering – Ausschleichen von Medikation

Termination – Ende

Time of onset – Zeitlicher Beginn eines Ereignisses

Tissue Sample – Gewebeprobe

Titration – Eindosierungsphase eines Medikaments

Topic – Gegenstand, Thema, Abstimmungspunkt

Trade Name (TM) – Handelsname

Treatment – Behandlung

Treatment Period – Behandlungsphase

Trial – Studie

Trial Subjects – Patienten

Trial Supplies – Studienmaterial

Tube – Probenröhrchen

Unexpected – Unerwartet

Unique code number – Eindeutige Kennnummer

Unit – Einheit

Unlikely – Unwahrscheinlich

Unscheduled – Ungeplant

Untoward medical occurrence – Schädliches medizinisches Vorkommnis

Verify – Überprüfen, verifizieren

Vial – Fläschchen

Vital signs – Vitalzeichen z. B. Blutdruck, Puls, Temperatur

Voluntarity – Freiwilligkeit

Vote – Votum (z. B. von EK)

Ward – (Kranken)Station

Wash-Out – Auswaschphase von Vormedikation

Weight – Gewicht

Willingness – Bereitschaft

Withdrawal – Widerruf

Worsening – Verschlechterung

Serviceteil

C. Fiedler, B. Raddatz (Hrsg.), *Study Nurse / Studienassistenz*,
DOI 10.1007/978-3-662-45423-7, © Springer-Verlag Berlin Heidelberg 2015

Nützliche Adressen für die Studienassistenz

- Netzwerk deutscher Study Nurses:
  - ▶ www.kompetenznetz-leukaemie.de, webmaster@kompetenznetz-leukaemie.de
  - Infos, Erfahrungsaustausch, Stellengesuche und -angebote, fachübergreifend
- Onlineportal für Studienassistenten:
  - ▶ www.studynurseonline.de
  - Infos, Schulungen, Stellenangebote und -gesuche, sehr gute Link-Seite (u. a. PEI, forschende Pharmaunternehmen, FDA, …)
- Register klinischer Studien:
  - ▶ www.clinicaltrials.gov
  - von den »National Institutes of Health« der USA geführt
  - ▶ www.studyresults.org
  - gesammelte Studienergebnisse
- Bundesinstitut für Arzneimittel und Medizinprodukte:
  - ▶ www.bfarm.de
  - Antragsformulare, Infos
- Bundesverband der Study Nurses/Studienassistentinnen in der klinischen Forschung:
  - ▶ www.buveba.de
  - Stellenangebote, Vereinsleben, Links
- GCP-Verordnung (GCP-V):
  - ▶ http://www.gesetze-im-internet.de/gcp-v/BJNR208100004.html
- Homepage des Arbeitskreises der Ethikkommissionen:
  - ▶ https://www.ak-ethik-komm.de
  - Hilfreiche Checklisten zur Zusammenstellung der Einreichungsunterlagen für die Ethikkommissionen

Glossar

AE (Adverse Event)/ Unerwünschtes Ereignis – Ein »unerwünschtes Ereignis ist jedes nachteilige Vorkommnis, das einer betroffenen Person widerfährt, der ein Prüfpräparat verabreicht wurde, und das nicht notwendigerweise in ursächlichem Zusammenhang mit dieser Behandlung steht« (§3 Abs. 6 GCP-V siehe auch ICH-GCP 1.2).

Allgemeine Pharmakologie – Beschreibung der allgemeinen Gesetzmäßigkeiten der Wirkungen von Arzneimitteln, die unabhängig von der einzelnen Substanz Gültigkeit haben. Die allgemeine Pharmakologie kann in die Teilbereiche Pharmakokinetik und Pharmakodynamik unterteilt werden.

AMG (Arzneimittelgesetz) – In Deutschland geltendes Gesetz über den Verkehr mit Arzneimitteln (Arzneimittelgesetz – AMG). Aktuell in der Fassung der Bekanntmachung vom 12.12.2005 (BGBl.IS.3394), zuletzt geändert durch Artikel 2a des Gesetzes vom 27.03.2014 (BGBl. I S. 261). Laut §1 AMG ist »der Zweck dieses Gesetzes, im Interesse einer ordnungsgemäßen Arzneimittelversorgung von Mensch und Tier für die Sicherheit im Verkehr mit Arzneimitteln, insbesondere für die Qualität, Wirksamkeit und Unbedenklichkeit der Arzneimittel nach Maßgabe der folgenden Vorschriften zu sorgen«. Die Paragraphen 40–42b »Schutz des Menschen bei der klinischen Prüfung« sind dabei die wichtigsten Paragraphen im Zusammenhang mit klinischen Studien.

Ansteckungsgefährliche Stoffe – Stoffe der Klasse 6.2 der Gefahrgutvorschriften, von denen bekannt oder anzunehmen ist, dass sie Krankheitserreger enthalten.

Antidot(um) – Gegenmittel, z. B. als Substanz zur Neutralisierung von Giften oder spezifischen Wirkstoffen.

Arzneimittelwechselwirkung – Bezeichnung für die quantitative und qualitative Änderung der Wirkung eines Arzneimittels durch eine zweite Substanz, ein zusätzliches Arzneimittel oder Bestandteile der Nahrung. Es kann zu einer Verstärkung oder Abschwächung der Wirkung kommen. Die Wechselwirkungen zwischen gleichzeitig verabreichten Arzneimitteln bzw. Nahrungsmitteln sind in der Pharmakotherapie vielfältig.

Audit – Eine systematische und unabhängige Überprüfung der mit der klinischen Prüfung in Zusammenhang stehenden Aktivitäten und Dokumente zur Feststellung, ob die überprüften, studienbezogenen Aktivitäten gemäß Prüfplan, den Standardarbeitsanweisungen (SOPs, Standard Operating Procedures) des Sponsors, der Guten Klinischen Praxis (GCP) sowie den geltenden gesetzlichen Bestimmungen durchgeführt wurden, und ob die Daten gemäß diesen Anforderungen dokumentiert, ausgewertet und korrekt berichtet wurden (ICH-GCP 1.6).

Audit-Trail – Elektronische Dokumentation, welche die Rekonstruktion aller Modifikationen (Änderungen) an elektronisch erfassten Daten (z. B. elektronischen Krankenakten) ermöglicht. Alle Änderungen der Daten (Ergänzungen sowie Löschungen) werden protokolliert und die ursprünglichen Daten archiviert. Auf diese Weise kann die eintragende Person, das Datum und die Art einer Modifikation jederzeit nachvollzogen werden.

Autorisierungslog – »Authorized Signature Log« – Dokument, in dem die Unterschriften und Kürzel des Studienpersonals niedergelegt werden, welches autorisiert wurde, um Eintragungen und Änderungen im CRF vornehmen zu dürfen. Häufig wird dieses Dokument noch erweitert und die aufgetragenen Verantwortungsbereiche, z. B. Patienteneinschluss, Blutabnahme, usw. den jeweiligen Personen zugeordnet. In diesem Fall handelt es sich um ein kombiniertes »Authorized & Delegation Log.«

Benehmen – Im Benehmen bedeutet, dass die beteiligten Ethikkommissionen bezüglich ihrer Prüfstellen der federführenden Ethikkommission eine Empfehlung zur Bewertung mitteilen sowie ggf. Anmerkungen zum Prüfplan und der weiteren Unterlagen. Die federführende Ethikkommission kann die Empfehlungen und Anmerkungen in ihrer abschließenden Bewertung berücksichtigen.

BfArM – Bundesinstitut für Arzneimittel und Medizinprodukte mit Sitz in Bonn. Das BfArM ist zuständig für die Zulassung von Fertigarzneimitteln, die Registrierung homöopathischer Arzneimittel, die Erfassung und Bewertung sowie Abwehr von Arzneimittelrisiken (Pharmakovigilanz), die zentrale Erfassung und Bewertung von Risiken bei Medizinprodukten, die Überwachung des (legalen) Verkehrs von Betäubungsmitteln und Grundstoffen und die Beratung der Bundesregierung sowie für Forschungsaufgaben. Das Arzneimittelgesetz (AMG), das Medizinproduktegesetz (MPG), das Betäubungsmittelgesetz (BtMG), das Grundstoffüberwachungsgesetz (GÜG) und die dazu gehörenden Verordnungen bilden den rechtlichen Rahmen für die Tätigkeit des BfArM. Weiterhin gehört auch die Bundesopiumstelle (BOPST) zum BfArM. Siehe auch Paul-Ehrlich-Institut.

Bioverfügbarkeit – Unter Bioverfügbarkeit versteht man den Anteil des verabreichten Wirkstoffs, der nach Freisetzen aus der Arzneiform und Lösen (z. B. im Magen-Darm-Trakt), Resorption und First-Pass-Effekt unverändert in den großen Blutkreislauf gelangt und damit zur systemischen Wirkung zur Verfügung steht. Eine intravenöse Verabreichung eines Arzneimittels wird als 100% Bioverfügbarkeit eines Arzneimittels definiert.

Bioäquivalenz – Bioäquivalenz mit einem Referenzarzneimittel besteht dann, wenn die gleiche qualitative und quantitative Zusammensetzung aus Wirkstoffen und die gleiche Darreichungsform wie das Referenzarzneimittel besteht und die Bioäquivalenz mit dem Referenzarzneimittel durch geeignete Bioverfügbarkeitsstudien nachgewiesen wurde. Ein solches Arzneimittel wird als Generikum bezeichnet (Richtlinie 2004/27/EU).

CRF (Case Report Form)/ Prüfbogen – Ein gedrucktes, optisches oder elektronisches Dokument, das genutzt wird, um alle per Studienprotokoll geforderten Daten bezüglich der jeweiligen Studienteilnehmer zu erfassen und an den Sponsor zu übermitteln (ICH-GCP E6 1.11).

Delegationslog – ▶ Autorisierungslog.

Doppelblind – Eine klinische Studie ist doppelblind, wenn sowohl dem Prüfer als auch den Patienten die Information vorenthalten wird, welche Patienten die Interventions- und welche die Kontrollbehandlung erhalten.

Drittmittel – Gelder, die eingeworben werden für die Durchführung von Projekten (z. B. von Sponsoren/Pharmaindustrie, Behörden, BMBF, DFG, Stiftungen).

Drug Account – Als Drug Account wird der Nachweis des Verbleibs und der Bilanzierung der ausgelieferten Studienmedikation bezeichnet.

Einwilligungserklärung – Ein Verfahren, bei dem ein Prüfungsteilnehmer freiwillig seine Bereitschaft erklärt, an einer bestimmten klinischen Prüfung teilzunehmen, nachdem er über alle Gesichtspunkte der klinischen Prüfung informiert wurde, die für seine Teilnahmeentscheidung maßgeblich sein könnten. Die Einwilligung nach Aufklärung wird mittels einer schriftlichen, eigenhändig datierten und unterzeichneten Einwilligungserklärung dokumentiert (ICH-GCP 1.28, ▶ Quelldokumente). Im Sinne der Richtlinie 2001/20/EU Artikel 2j bedeutet der Begriff »Einwilligung nach Aufklärung« Entscheidung über die Teilnahme an einer klinischen Prüfung, die in Schriftform abgefasst, datiert und unterschrieben werden muss und nach ordnungsgemäßer Unterrichtung über Wesen, Bedeutung, Tragweite und Risiken der Prüfung und nach Erhalt einer entsprechenden Dokumentation freiwillig von einer Person, die ihre Einwilligung geben kann, oder aber, wenn die Person hierzu nicht in der Lage ist, von ihrem gesetzlichen Vertreter getroffen wird. Kann die betreffende Person nicht schreiben, so kann in Ausnahmefällen entsprechend den einzelstaatlichen Rechtsvorschriften eine mündliche Einwilligung in Anwesenheit von mindestens einem Zeugen erteilt werden.

Einwilligungsfähigkeit – Die Einwilligungsfähigkeit ist Voraussetzung, um rechtsverbindlich in eine Studienteilnahme einwilligen zu können. Das AMG definiert in §41 Abs. 3a Einsichtsfähigkeit über die Volljährigkeit des Studienteilnehmers und die Fähigkeit »Wesen, Bedeutung und Tragweite der klinischen Prüfung zu erkennen« und seinen Willen danach auszurichten.

Essenzielle Dokumente – Dokumente, die einzeln und zusammen die Bewertung der Durchführung einer klinischen Prüfung sowie der Qualität der erhobenen Daten zulassen (▶ ICH-GCP 1.23 und Abschnitt 8).

Ethikkommission – Vor Beginn einer klinischen Prüfung muss das jeweilige Vorhaben durch eine zuständige Ethikkommission geprüft und positiv bewertet werden. Die konkrete Zusammensetzung der jeweiligen Ethikkommission richtet sich dabei nach dem Recht des Bundeslands. Zumeist bestehen sie zum Großteil aus Medizinern, aber auch Juristen, Theologen und Geisteswissenschaftler sind unter den Mitgliedern zu finden. Übergeordnetes Ziel der Ethikkommissionen ist die Beurteilung von Forschungsvorhaben nach ethischen, wissenschaftlichen und sozialen Gesichtspunkten. Der Hauptaugenmerk liegt dabei immer auf dem Schutz des Individuums.

FDA (Food and Drug Administration) – Behördliche Lebensmittelüberwachungs- und Arzneimittelzulassungsbehörde der Vereinigten Staaten von Amerika.

First-Pass-Effekt – Bezeichnung der chemischen Veränderung (Metabolismus) eines Arzneimittels beim ersten Durchlaufen der Leber nach oraler Gabe. Diese Vorgänge spielen sich vor dem Erreichen des großen Blutkreislaufes, also präsystemisch ab. Das Ausmaß des First-Pass-Effekts kann erheblichen Einfluss auf die systemisch verfügbare Konzentration des Arzneimittels haben.

Flow Chart – Ablaufschaubild über die für den gesamten Studienverlauf notwendigen Untersuchungen. Der Übersichtlichkeit halber erfolgt die Darstellung oft in Tabellenform.

Follow-up-Kontakt/-Visit – Ein nach Studienende durchgeführter Telefonanruf beim Studienpatienten /Studienvisite nach Beendigung der Studienmedikationsgabe.

GCP (Good Clinical Practice, Gute Klinische Praxis) – Als Good Clinical Practice (= Gute Klinische Praxis) bezeichnet man eine Aufstellung international anerkannter Regeln zur Durchführung von klinischen Studien. Sie wurden anhand ethischer und wissenschaftlicher Gesichtspunkte erstellt, um den Schutz der Studienteilnehmer und auch die Qualität der Ergebnisse der klinischen Prüfung zu gewährleisten. Zweck dieser Verordnung ist, die Einhaltung der Guten Klinischen Praxis bei der Planung, Durchführung und Dokumentation klinischer Prüfungen am Menschen und der Berichterstattung darüber.

Gefährliche Güter – Stoffe und Gegenstände, von denen aufgrund ihrer Natur, ihrer Eigenschaften oder ihres Zustands im Zusammenhang mit der Beförderung Gefahren für die öffentliche Sicherheit oder Ordnung, insbesondere für die Allgemeinheit, für wichtige Gemeingüter, für Leben und Gesundheit von Menschen sowie für Tiere und Sachen ausgehen können. Sie sind aufgrund von Rechtsvorschriften als gefährliche Güter einzustufen.

Gesetzlicher Vertreter – Hierunter versteht man eine Einzelperson oder eine juristische Person, die im Namen eines einwilligungsunfähigen Patienten eine rechtsverbindliche Einwilligung zur Studienteilnahme abgeben kann. Hierbei kann es sich z. B. um die sorgeberechtigten Eltern eines Minderjährigen, einen Betreuer oder einen Vorsorgebevollmächtigten handeln.

GMP (Good Manufacturing Practice) – Internationaler Standard für die Herstellung von Arzneimitteln.

Gruppennutzen – Gemeint ist hierbei das Vorliegen eines potenziellen Nutzens durch die Studienteilnahme des Einzelnen für die Gruppe aller Erkrankter, der der Studienteilnehmer angehört.

Halbwertszeit (HWZ, t½) – In der Pharmakologie versteht man unter der Halbwertszeit die Zeit, in der die Konzentration eines Wirkstoffs im Blut (Plasma, Serum), bzw. im Organismus auf die Hälfte seines Anfangswerts abnimmt. Die HWZ ist eine wichtige Größe bei der Beschreibung des Verhaltens von Arzneimitteln im Organismus. Mit Hilfe der Halbwertszeit kann die Verweildauer und jeweilige Konzentration jedes Wirkstoffs im Körper bestimmt werden und somit auch die Dauer seiner Wirkung. Ebenso wird die HWZ benötigt, um die richtigen Dosierungsintervalle der verschiedenen Arzneimittel zu ermitteln.

IATA-DGR – International Air Transport Association – Dangerous Goods Regulations; Regelungen zum Gefahrguttransport im Luftverkehr.

IATA-Training – Training zur Vorbereitung und Verpackung von Laborproben (Blutproben) und biologischen Materialien (z. B. Tumorschnitten) für den Versand, inklusive der notwendigen gesetzlichen Vorgaben, Richtlinien und Zollformalitäten.

Inkubation – »Bebrütung« von z. B. Blutproben bei 37°C in einem Wärmeschrank (physiologisches Temperaturoptimum für Lebewesen).

Inspektion – Eine Inspektion ist die von der zuständigen Behörde oder Bundesoberbehörde durchgeführte Überprüfung von Räumlichkeiten, Ausrüstungen, Aufzeichnungen, Qualitätssicherungssystemen und sonstigen nach Beurteilung der Behörde relevanten Ressourcen, die sich in der Prüfstelle, den Einrichtungen des Sponsors oder des Auftragsforschungsinstituts, den Laboratorien, den Herstellungsstätten für Prüfpräparate oder in sonstigen Einrichtungen befinden können. Sie dient dem Ziel, die Einhaltung der Regeln der Guten Klinischen Praxis (GCP), der Guten Herstellungspraxis (GMP) und der Übereinstimmung mit den Angaben aus den Antragsunterlagen zu überprüfen (Guido Scharf, Gesundheitsamt Düsseldorf, ▶ §64 AMG, §15 GCP-V, Artikel 2l Richtlinie 2001/20/EU und ICH-GCP 1.29).

Interactive Voice/Web Response System (IVRS/IWRS) – Telefon- oder internetbasierte Systeme, die in klinischen Studien für die Randomisierung von Prüfungsteilnehmern und/oder für das Management der Studienmedikation verwendet werden.

International Conference on Harmonisation of Technical Requirements for Registration of Pharmaceuticals for Human Use (ICH) – ICH wurde 1990 von Vertretern der regulatorischen Behörden und der Industrie aus Europa, Japan und USA gegründet. Ziel war und ist es, eine globale Harmonisierung der Anforderungen im Zusammenhang mit Zulassungen von Arzneimitteln zu erreichen. Sitz der ICH ist Genf, Schweiz. Die von der ICH 1996 publizierte ICH-GCP-Leitlinie E6 (R1) Harmonized Tripartite Guideline for Good Clinical Practice gilt seitdem als die global geltende Leitlinie und wurde 1996 in der EU durch den Ausschuss der europäischen Zulassungsbehörde EMA (European Medicines Agency) für Humanarzneimittel (CHMP) übernommen. Die ICH-GCP-Leitlinie hat zwar keinen direkten Gesetzescharakter, ist aber international als der »Goldstandard« für GCP anerkannt.

Interventionsgruppe – Patienten, die im Rahmen einer klinischen Prüfung die zu untersuchende Behandlung erhalten, werden als Interventionsgruppe bezeichnet (▶ Kontrollgruppe).

Investigator – ▶ Prüfer

Investigator's Brochure, /Prüferbroschüre – Eine »Prüferinformation ist die Zusammenstellung der für die klinische Prüfung am Menschen relevanten klinischen und nichtklinischen Daten über die in der klinischen Prüfung verwendeten Prüfpräparate« (§3 Abs. 4 GCP-V, ▶ ICH-GCP 1.36 und in ICH-GCP das gesamte ▶ Kapitel 7).

Investigator Initiated Trial (IIT) – Prüferinitiierte Studien bzw. nichtkommerzielle klinische Prüfungen, die von Wissenschaftlern ohne Beteiligung der pharmazeutischen Industrie durchgeführt werden (▶ Erwägungsgründe Richtlinie 2001/20/EU).

Kernprozess – Der Begriff »Kernprozess« beschreibt alle Abläufe, die direkt der Erfüllung der zentralen Ziele eines Unternehmens dienen (z. B. Entwicklung, Produktion, Logistik; ▶ DIN EN ISO 9001). Sie dienen unmittelbar der Erzeugung des gewünschten »outputs«, also des Produkts oder der Dienstleistung. Sie sind auf der operativen Ebene angesiedelt und wirken damit geschäftsbestimmend (T. Brandt, Erfolgsmessung im Projektmanagement, Symposion Publishing, 2004).

Kit – Standardisierte Zusammenstellung von z. B. Blutabnahmeröhrchen für die jeweilige Studienvisite.

Klinische Prüfung (nach AMG) – Jede am Menschen durchgeführte Untersuchung, die dazu bestimmt ist, klinische oder pharmakologische Wirkungen von Arzneimitteln zu erforschen, nachzuweisen oder Nebenwirkungen festzustellen oder die Resorption, die Verteilung, den Stoffwechsel oder die Ausscheidung zu untersuchen, mit dem Ziel, sich von der Unbedenklichkeit oder Wirksamkeit der Arzneimittel zu überzeugen.

Klinische Prüfung (nach MPG) – Das MPG beinhaltet keine Definition der klinischen Prüfung. Die klinische Prüfung muss jedoch gemäß einem definierten und methodisch einwandfreien Verfahren unter Beachtung existierender Normen, Leitlinien und Gesetzen erfolgen [Quelle: Gesetz über den öffentlichen Gesundheits- und Veterinärdienst, die Ernährung und den Verbraucherschutz sowie die Lebensmittelüberwachung (Gesundheitsdienst- und Verbraucherschutzgesetz - GDVG) – Artikel 29].

Kontrollgruppe – Die Kontrollgruppe erhält während der Studie keine Behandlung bzw. eine Vergleichsmedikation, sollte sich darüber hinaus aber nicht von der Interventionsgruppe unterscheiden. Am Studienende werden Interventions- und Kontrollgruppe verglichen, um den Effekt der Interventionsbehandlung zu untersuchen (▶ Interventionsgruppe).

Koordinierungszentrum für Klinische Studien (KKS) – Wissenschaftliche Dienstleistungseinheit an einer Medizinischen Fakultät/einem Universitätsklinikum mit der Aufgabe, die Planung und Durchführung medizinischer Forschungsprojekte am Menschen bedarfsgerecht zu unterstützen. Als wissenschaftliche Einrichtung stellt ein KKS am Ort der Krankenversorgung, Forschung und Lehre personelle, räumliche und logistische Ressourcen für die medizinische Forschung zur Verfügung, um sowohl wissenschaftsinitiierte (Investigator Initiated Trials, kurz IITs) als auch kommerzielle klinische Studien fachgerecht zu begleiten.

Lab Manual (Laborhandbuch) – Hier befinden sich eine Übersicht der Materialien, eine genaue Verarbeitungsvorschrift der Proben, die Normwerte, die Maßeinheiten, die Methodik (Testverfahren) und die Qualitätszertifikate des Labors.

LKP – Leiter der klinischen Prüfung (nach AMG §40).

Metabolismus (Biotransformation) – Die chemische Veränderung von Arzneimitteln im Organismus wird Metabolismus, die chemisch veränderten Substanzen Metabolite genannt. In der Leber, in geringerem Ausmaß auch in der Niere, der Lunge und in Zellen des Magen-Darm-Trakts existieren dafür zwei große Enzymsysteme. Diese verändern unspezifisch Substanzen, häufig in zwei aufeinanderfolgend ablaufenden Phasen. Das Ziel des Organismus ist, die Substanzen wasserlöslicher, also leichter ausscheidbar zu machen. Die Metabolite sind häufig nicht mehr pharmakologisch wirksam.

Minimales Risiko – Unter Risiko versteht man unerwünschte und negativ erlebte Folgen einer Studienteilnahme, die sich körperlich, psychisch, ökonomisch, sozial oder ökologisch auswirken können und mit einer gewissen Wahrscheinlichkeit eintreten werden [vgl. Hüppe A, Raspe R (2012), Handreichung zur Abwägung von Nutzen- und Schadenspotenzialen aus medizinischen Forschungsstudien an und mit Menschen in Raspe H et al. (Hrsg.) Empfehlungen zur Begutachtung klinischer Studien durch Ethik-Kommissionen, Deutscher Ärzteverlag, Köln, S. 217]. Nach AMG §41 liegt ein minimales Risiko für Studienteilnehmer dann vor, »wenn nach Art und Umfang der Intervention zu erwarten ist, dass sie allenfalls zu einer sehr geringfügigen und vorübergehenden Beeinträchtigung der Gesundheit der betroffenen Person führen wird«.

Min-Max-Thermometer – Ein Thermometer, das über einen bestimmten Zeitraum die minimale und die maximale Temperatur der Umgebungsluft misst und diese speichert. Der Zeitraum der Messung wird vom Benutzer selbst definiert, indem das Thermometer manuell zurückgesetzt wird, sodass eine neue Messung starten kann (z. B. durch Reset-Knopf).

Monitoring – Die Überwachung des Fortgangs der klinischen Prüfung sowie die Sicherstellung, dass diese gemäß Prüfplan, Standardarbeitsanweisungen (SOPs), Guter Klinischer Praxis (GCP) sowie der geltenden gesetzlichen Bestimmungen durchgeführt, dokumentiert und berichtet wird (ICH-GCP 1.38).

Monozentrisch (nach AMG und MPG) – Die klinische Prüfung wird lediglich in einer einzigen Prüfstelle durchgeführt.

Multizentrisch (nach AMG und MPG) – Die klinische Prüfung wird in zwei oder mehr Prüfstellen durchgeführt.

Nationaler Krebsplan – 2008 wurde durch das Bundesministerium für Gesundheit, die Deutsche Krebsgesellschaft, die Deutsche Krebshilfe und die Arbeitsgemeinschaft Deutscher Tumorzentren der Nationale Krebsplan initiiert. Er soll der flächendeckenden Verbesserung der Versorgung von Krebspatienten dienen. Im Nationalen Krebsplan sind vier Handlungsfelder hinterlegt: 1. Weiterentwicklung der Krebsfrüherkennung, 2. Weiterentwicklung der onkologischen Versorgungsstrukturen und der Qualitätssicherung, 3. Sicherstellung einer effizienten onkologischen Behandlung (Schwerpunkt zunächst auf onkologischer Arzneimitteltherapie) und 4. Stärkung der Patientenorientierung. Für die Bearbeitung dieser Handlungsfelder wurden 13 Ziele mit weiteren Teilzielen formuliert und Empfehlungen zu ihrer Umsetzung erarbeitet. Der Stand der Umsetzung kann auf dem Internetauftritt des Bundesministeriums für Gesundheit eingesehen werden.

Note-to-file – »Information, die in den Ordner eingefügt wird«, um einen Zustand zu dokumentieren, der nicht »GCP-konform« ist. Die Note-to-file dient der Dokumentation einer Abweichung von der Standardprozedur innerhalb der Studiendurchführung.

Notfallkuvert – Verschlossene Kuverts, auf denen die Patienten- oder Randomisierungsnummer aufgedruckt ist. Im Kuvert befindet sich ein Dokument, auf dem der Behandlungsarm des entsprechenden Prüfungsteilnehmers aufgeführt ist.

Nuremberg Code of Medical Ethics – Im Rahmen des Urteils im Nürnberger Ärzteprozess 1947 verabschiedeter Katalog von zehn ethischen Maximen für zulässige Forschung am Menschen als Reaktion auf Humanexperimente und »Medizin ohne Menschlichkeit« im Dritten Reich (»Nürnberger Kodex«).

Originaldaten/Quelldaten (Source data) – Alle Informationen aus Originalaufzeichnungen (z. B. Arztbriefe, Anamneseblätter, Krankenakte, Laborberichte, EKG-Befunde) und beglaubigten Kopien der Originalaufzeichnungen von klinischen Befunden, Beobachtungen oder anderen Aktivitäten im Rahmen einer klinischen Prüfung, die für die Nachvollziehbarkeit und Bewertung der klinischen Prüfung erforderlich sind. Originaldaten befinden sich in Originaldokumenten (Originalaufzeichnungen oder beglaubigten Kopien) (ICH-GCP 1.51).

Originaldokumente/Quelldokumente – Im Sinne der ICH-GCP ▶ Kap. 1.52 sind Originaldokumente, -daten und -aufzeichnungen z. B. Krankenakten, Patientenkarteien, Laborberichte, Arztberichte, Tagebücher der Prüfungsteilnehmer oder Selbstbeurteilungsskalen, Aufzeichnungen zur Abgabe von Arzneimitteln, Originalaufzeichnungen von automatisierten Geräten, beglaubigte Kopien oder Abschriften, Microfiches, Fotonegative, Mikrofilme oder magnetische Datenträger, Röntgenbilder, Prüfungsteilnehmerakten sowie Aufzeichnungen der an der klinischen Prüfung beteiligten Apotheke, Labors und medizinisch-technischen Abteilungen.

Orphan-disease – Es handelt sich um seltene und schwerwiegende Erkrankungen, die nur mit einer Häufigkeit von unter 5:10.000 Einwohnern in Europa auftreten. Meist sind es angeborene Erkrankungen. Aufgrund der Seltenheit der Erkrankungen werden die Erforschung und die Entwicklung von Therapien von staatlicher Seite besonders unterstützt. Ein Arzneimittel, das für eine seltene Erkrankung eingesetzt wird, bezeichnet man auch als »orphan drug«.

Patientenproben – Patientenproben im Sinne der Gefahrgutvorschriften sind von Menschen oder Tieren entnommene Proben, bei denen eine minimale Wahrscheinlichkeit besteht, dass sie Krankheitserreger enthalten.

Paul-Ehrlich Institut (PEI) – Bundesinstitut für Impfstoffe und biomedizinische Arzneimittel – zuständig für die Zulassung von biomedizinischen Arzneimitteln und für die Genehmigung von klinischen Studien mit diesen Arzneimitteln. Biomedizinische Arzneimittel sind Impfstoffe und Sera für Mensch und Tier, Allergenpräparate, monoklonale Antikörper, Arzneimittel aus Blut, Arzneimittel für neuartige Therapien (somatische Zelltherapeutika, Gentherapeutika, Tissue Engineering Produkte) und Gewebezubereitungen. Es ist die Bundesoberbehörde (BOB), die für alle Arzneimittel zuständig ist, die nicht vom BfArM betreut werden.

Pharmakodynamik – Beschreibung der Wirkung des Arzneimittels auf den Organismus. Dazu wird der Wirkmechanismus, also die biochemische und physikalische Beeinflussung von körpereigenen Funktionen durch Arzneimittel im Organismus gezählt. Weiterhin wird die Dosisabhängigkeit der Arzneimittelwirkung festgestellt (Dosis-Wirkungs-Beziehung).

Pharmakokinetik – Beschrieben wird die zeitabhängige Wirkung des Organismus auf das Arzneimittel. Dabei wird der Verlauf (die »Bewegung«) des Arzneimittels bzw. der Wirkstoffkonzentration im Körper und die dafür benötigte Zeit untersucht. Die Pharmakokinetik kann in die einzelnen Stadien Resorption, Verteilung, Metabolismus und Ausscheidung (Exkretion) unterteilt werden. Die Pharmakokinetik der Arzneimittel wird von vielen Faktoren wie Lebensalter, krankhaften Veränderungen und Wechselwirkungen durch andere Arzneimittel oder Nahrungsmittel beeinflusst.

Pharmakologie – Die Pharmakologie befasst sich im weitesten Sinne mit den Wirkungen körpereigener und körperfremder Stoffe auf Organismen. Die Stoffe können eine erwünschte oder unerwünschte Wirkung erzeugen.

Placebo – Placebo bezeichnet eine Scheinmedikation, die in Aussehen und Geschmack von der Interventionsbehandlung nicht zu unterscheiden ist und die eingesetzt wird, um die Verblindung während einer klinischen Studie aufrechtzuerhalten.

Post-trial benefit – Nutzen für Probanden oder Patienten nach Ende einer Forschungsstudie. Wichtiger Diskussionspunkt etwa bei der Reform der Deklaration von Helsinki (1964/2013) in Bezug auf die weiteren Behandlungsmöglichkeiten nach Studienende in Entwicklungsländern; Maxime gegen »Safari-Research« im Sinne von Forschung, die billige lokale Gegebenheiten ausnutzt und danach Menschen ohne Therapie zurücklässt (z. B. bei HIV-Versuchen).

Primärer Endpunkt – Das vorrangige Ziel einer klinischen Studie wird vor Studienbeginn in Form eines primären Endpunkts definiert. Anhand dieses Parameters wird am Studienende über den Erfolg oder Misserfolg der Interventionsbehandlung entschieden.

Primärgefäß – Dies sind z. B. Blut- oder Urinröhrchen, auch Erstverpackungen genannt. Zum Weitertransport werden diese in die Sekundärverpackung gegeben (▶ Sekundärverpackung).

Probandenversicherung – Die Probandenversicherung ist eine Pflichtversicherung in klinischen Studien nach §40 Abs. 1 Nr. 8 AMG und §20 Abs. 1 Nr. 9 MPG, die im Falle der Tötung, Körper- und Gesundheitsverletzung bei Durchführung einer Studie haftet, sofern kein anderer haftbar gemacht werden kann. Als Zugunstenversicherung besteht dabei ein verschuldensunabhängiger Anspruch des Probanden an die Versicherung.

Prüfer (nach AMG und MPG) – »Ein Prüfer ist in der Regel ein für die Durchführung der klinischen Prüfung bei Menschen in einer Prüfstelle verantwortlicher Arzt oder in begründeten Ausnahmefällen eine andere Person, deren Beruf auf Grund seiner wissenschaftlichen Anforderungen und der seine Ausübung voraussetzenden Erfahrungen in der Patientenbetreuung für die Durchführung von Forschungen am Menschen qualifiziert. Wird eine klinische Prüfung in einer Prüfstelle von einer Gruppe von Personen durchgeführt, so ist der Prüfer der für die Durchführung verantwortliche Leiter dieser Gruppe. Wird eine Prüfung in mehreren Prüfstellen durchgeführt, wird vom Sponsor ein Prüfer als Leiter der klinischen Prüfung benannt« (Arzneimittelgesetz in der Fassung der Bekanntmachung vom 12.12.2005 [BGBl. I S. 3394], das zuletzt durch Artikel 2 des Gesetzes vom 19.10.2012 [BGBl. I S. 2192] geändert worden ist.« [§4 (25) AMG]).

Prüferordner (Investigator Folder) – Der Prüferordner enthält alle relevanten Dokumente einer klinischen Studie, die die Prüfstelle betreffen.

Prüfplan (Studienprotokoll) – Ein »Prüfplan ist die Beschreibung der Zielsetzung, Planung, Methodik, statistischen Erwägungen und Organisation einer klinischen Prüfung…« (§3 Abs. 2 GCP-V).

Prüfpräparat – »Darreichungsformen von Wirkstoffen oder Placebos, die in einer klinischen Prüfung am Menschen getestet oder als Vergleichspräparate verwendet oder zum Erzeugen bestimmter Reaktionen am Menschen eingesetzt werden. Hierzu gehören Arzneimittel, die nicht zugelassen sind, und zugelassene Arzneimittel, wenn diese im Rahmen einer klinischen Prüfung am Menschen in einer anderen als der zugelassenen Darreichungsform oder für ein nicht zugelassenes Anwendungsgebiet oder zum Erhalt zusätzlicher Informationen über das zugelassene Arzneimittel eingesetzt werden« (§3 Abs. 3 GCP-V).

Qualifikation/Kompetenz – Sind die nachgewiesenen persönlichen Eigenschaften und die nachgewiesene Eignung zur Anwendung von Wissen und Fertigkeiten (DIN EN ISO 9000-2005).

Qualitätskontrolle – Arbeitstechniken und Aktivitäten, die innerhalb des Qualitätssicherungssystems eingesetzt werden, um nachzuweisen, dass die Anforderungen an die Qualität der prüfungsbezogenen Aktivitäten erfüllt wurden (ICH-GCP 1.47).

Qualitätsmanagement – Das erfolgreiche Führen und Betreiben einer Organisation erfordert, dass sie in systematischer und klarer Weise geleitet und gelenkt wird. Ein Weg zum Erfolg kann die Einführung und Aufrechterhaltung eines Managementsystems sein, das auf ständige Leistungsverbesserung ausgerichtet ist, indem es die Erfordernisse aller interessierten Parteien berücksichtigt. Eine Organisation zu leiten und zu lenken umfasst neben anderen Managementdisziplinen auch das Qualitätsmanagement (DIN EN ISO 9000:2005).

Qualitätsmerkmal – Ist die kennzeichnende Eigenschaft, inhärentes Merkmal eines Produkts, Prozesses oder Systems. Es bezieht sich auf eine Anforderung (inhärent bedeutet »einer Einheit innewohnend«, insbesondere als ständiges Merkmal, ▶ DIN EN ISO 9000-2005).

Qualitätssicherung – Alle geplanten und systematischen Maßnahmen, die implementiert sind und sicherstellen sollen, dass die klinische Prüfung gemäß der Guten Klinischen Praxis (GCP) und den geltenden gesetzlichen Bestimmungen durchgeführt wird, und dass die Daten entsprechend erhoben, dokumentiert (aufgezeichnet) und berichtet werden (ICH-GCP 1.47).

Quelldaten (Source Data) – ▶ Originaldaten.

Quelldatenabgleich (Source Data Verification) – Vergleich der im Prüfbogen (CRF) dokumentierten Daten mit den Originaldaten.

Queries – Rückfragen vom Datenmanagement zur Datenerhebung der Studienassistenz/des Prüfers.

Randomisierung/Randomisation – Randomisierung ist die zufällige Zuteilung der Patienten in die Behandlungsgruppen. Ziel ist es, strukturgleiche Gruppen zu erhalten, die sich nur durch die Gabe bzw. Vorenthaltung der Interventionstherapie unterscheiden.

Retest – Ein nochmaliges Durchführen einzelner Blutabnahmen aufgrund abgewichener Laborwerte.

Risikoadaptiertes Monitoring – Bei dieser Art des Monitorings werden nicht alle zu einem Patienten erhobenen Daten zu 100% vom Monitor mit den Originaldaten abgeglichen, sondern nur ein zuvor festgelegter Prozentsatz oder Daten für eine bestimmte Anzahl von Patienten. Der Umfang der geprüften Daten ist abhängig von Aspekten wie der Komplexität der Studie, der Studienphase und der Sicherheit des Prüfpräparats. Vor Studienbeginn erstellt der Sponsor zunächst eine Risiko-Analyse, die in eine Empfehlung bzw. eine benötigte Strategie für das Monitoring mündet. Die Patientensicherheit sowie die Validität der Daten muss hierbei gewährleistet bleiben. In der Folge werden bestimmte Daten vom Monitor vor Ort geprüft, während für andere Einträge eine sog. Prüfung auf Plausibilität ausreichend ist. Die Plausibilitätsprüfung wird vom Monitor mit Hilfe von elektronischen Dokumentationssystemen am PC, aber auch vom Datenmanagement durchgeführt. Ein risikoadaptierter Ansatz sieht in der Regel eine Mischung aus Besuchen vor Ort und Telefonterminen mit der Prüfstelle vor.

Risikomanagement – Umfasst ganz allgemein sämtliche Maßnahmen zur systematischen Erkennung, Analyse, Bewertung, Überwachung und Kontrolle von Risiken.

Schwerwiegendes unerwünschtes Ereignis (Serious Adverse Event, SAE) – »Schwerwiegendes unerwünschtes Ereignis oder schwerwiegende Nebenwirkung ist jedes unerwünschte Ereignis, oder jede unerwünschte Arzneimittelwirkung, das oder die tödlich oder lebensbedrohend ist, eine stationäre Behandlung oder deren Verlängerung erforderlich macht oder zu bleibender oder schwerwiegender Behinderung oder Invalidität führt oder eine kongenitale Anomalie oder einen Geburtsfehler zur Folge hat« (§3 Abs. 8 GCP-V siehe auch ICH-GCP 1.50).

S3-Leitlinie – S3-Leitlinien werden von Expertengremien für häufige Erkrankungen erarbeitet und beschreiben das fachlich korrekte Vorgehen bei dieser Erkrankung. Diese Leitlinien bieten die höchste medizinische, evidenzbasierte Qualität, da alle abgegebenen Empfehlungen auf der kritischen Überprüfung und Abwägung der Forschungslage beruhen.

Sekundärverpackung – Auslaufgeschützte Umverpackung um das Primärgefäß (▶ Primärgefäß).

Site Management Organisation (SMO) – Spezifische Dienstleistungseinheit zur Unterstützung von Prüfzentren für die Optimierung des Studien- und Patientenmanagements, z. B. durch den Auf- und Ausbau von lokalen Studieneinheiten und die Entsendung qualifizierten Personals zur Vorbereitung und Durchführung klinischer Studien. Im universitären Bereich vielfach Teil des Leistungsportfolios eines KKS/ZKS.

Sponsor – Eine natürliche oder juristische Person (auch Firma, Institution, Organisation), welche die Verantwortung für die Veranlassung, Organisation und Finanzierung einer klinischen Prüfung bei Menschen übernimmt. Ihre Aufgaben werden in Deutschland durch das AMG und die ICH-GCP geregelt.

Standardarbeitsanweisung – Standard Operating Procedure, SOP. Detaillierte, schriftliche Anweisung(en), um die einheitliche Durchführung einer bestimmten Tätigkeit sicherzustellen (ICH-GCP 1.55).

Standard of care – Wörtlich übersetzt handelt es sich um den Standard der Versorgung. Gemeint ist die medizinische Versorgung des Patienten, die zum Studienzeitpunkt der medizinischen Routine oder entsprechenden Leitlinien entspricht. Die Kenntnis dieses Standards ist wichtig für die Definition der Therapie in der Kontrollgruppe einer Studie.

Studiensupport – Wissenschaftliche und organisatorische Unterstützung bei der Planung, Durchführung und Veröffentlichung klinischer Forschungsprojekte nach Guter Klinischer Praxis (GCP) für Prüfer, Organisationen und Unternehmen. Im wissenschaftlichen Kontext häufig durch ein universitär verankertes KKS/Zentrum für Klinische Studien.

Substudien – Im Rahmen einer klinischen Prüfung durchgeführte optionale Analysen, z. B. zur Pharmakokinetik (Einwirkung des Organismus auf einen eingenommenen Wirkstoff). Da hierfür meist zusätzliche Blutproben benötigt werden, müssen die Patienten der Teilnahme auf einer separaten Einwilligungserklärung zustimmen. Die Teilnahme an diesen Untersuchungen kann vom Patienten jedoch ohne Folgen für die Beteiligung an der Hauptstudie abgelehnt werden.

SUSAR-Meldungen – Meldung von Verdachtsfällen unerwarteter, schwerwiegender Nebenwirkungen (Suspected Unexpected Serious Adverse Reaction; SUSAR).

Trial Master File – Auf Seiten des Sponsors muss jegliche Dokumentation bzgl. der Produktion eines Prüfpräparates/Prüfproduktes, alle Behördengenehmigungen der Länder zur Durchführung der Studie, das Studienprotokoll, Korrespondenz mit Ethikkommissionen und deren Beurteilungen, Dokumente zum statistische Analysenverfahren, der abschließende Studienreport etc. aufbewahrt werden. Diese Unterlagen werden auf Seiten des Sponsors im sog. »Trial Master File« (TMF) aufbewahrt.

Trockeneis – Tiefkalter, unter Druck gepresster Kohlendioxidschnee, der als Kohlendioxid fest (Carbon dioxide solid) bezeichnet wird.

Tumorkonferenz/Tumorboard – Interdisziplinäre Besprechung der Behandlungspartner zur Festlegung der leitliniengerechten und individuell passenden Therapie bei Tumorpatienten. Diese Fallbesprechungen tagen regelmäßig zu festgelegten Zeitpunkten. Sie sind somit eine zentrale Einrichtung und die Voraussetzung für die Zertifizierung von onkologischen Organzentren.

Vakzinierung – Impfung zum Schutz des Menschen; abgeleitet von vacca (lat. für Kuh). Edward Jenner (1749–1823) prägte den Begriff »vaccination« im Rahmen der Pockenschutzimpfung.

Verblindung – »Das bewusste Vorenthalten der Information über die Identität eines Prüfpräparates in Übereinstimmung mit den Angaben des Prüfplanes« (§3 Abs. 10 GCP-V).

Vivisektion – Eröffnung des menschlichen Körpers bei lebendigem Leibe; zu Forschungszwecken unter Missachtung von Ethik und Menschenrechten etwa in Alexandria (Hellenismus) und bei NS-Experimenten durchgeführt. (Manche Tierversuchsgegner haben sich auch als »Antivivisektionisten« bezeichnet).

Vulnerable Patienten – Besonders schutzbedürftige, »verletzliche« Personen oder Gruppen bei der Forschung am Menschen, z. B. Kinder, Schwangere, Patienten mit psychiatrischen Erkrankungen, ethnische Minderheiten oder betroffene Krankheitsträger bei spezifischen genetischen Tests etc.

Wirkspiegelmessungen (Therapeutisches Drug Monitoring) – Die Messung der Konzentrationen des Arzneimittels im Blut (Plasma, Serum). Diese ist von großer klinischer Bedeutung, insbesondere bei Arzneimitteln mit geringer therapeutischer Breite, da hier geringe Abweichungen der Plasmakonzentrationen entweder zu erheblichen unerwünschten Wirkungen führen, oder bei zu geringen Konzentrationen die gewünschte Wirkung nur unvollständig eintritt. Wirkspiegelmessungen werden auch zur Überprüfung der Compliance des Patienten angewendet. Manches »Therapieversagen« ist auf die unvollständige, oder nicht regelmäßige Einnahme der Medikamente durch den Patienten zurückzuführen.

ZKS – Zentrum für klinische Studien.

Stichwortverzeichnis